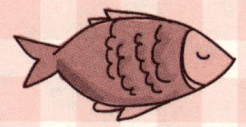

44种排毒养颜食物，300多道排毒养颜食谱，让您一日三餐吃出美丽！

怎么吃排毒养颜

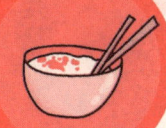

田建华 易 磊 ◎主编

中医专家告诉您天然排毒养颜秘诀

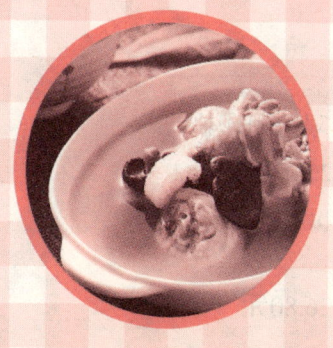
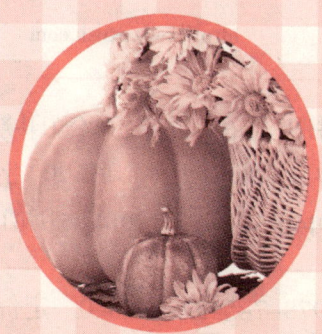
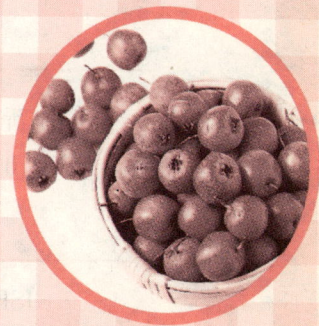

上海科学普及出版社

图书在版编目（CIP）数据

怎么吃排毒养颜 / 田建华，易磊主编. —上海：
上海科学普及出版社, 2014.5

ISBN 978-7-5427-6076-0

Ⅰ.①怎… Ⅱ.①田… ②易… Ⅲ.①毒物—排泄—
食物疗法 Ⅳ.①R247.1

中国版本图书馆CIP数据核字(2014)第063714号

责任编辑　王佩英

怎么吃排毒养颜
田建华　易　磊　主编
上海科学普及出版社出版发行
（上海中山北路832号　邮政编码200070）
http://www.pspsh.com

各地新华书店经销　北京振兴源印务有限公司印刷
开本 710×1000　1/16　印张 20　字数 251 000
2014年5月第1版　2014年5月第1次印刷

ISBN 978-7-5427-6076-0　　定价：26.80元

前　言

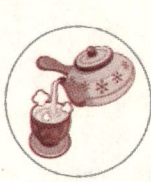

目前，环境污染日趋严重，如空气中的重金属微粒、粉尘和细菌、水污染、装修污染、电器辐射、蔬菜和水果中残留的农药等，都有累积特性，使人出现"毒性"状态。当体内的毒素累积到一定程度而不加以改善，就会影响人体气血运行、代谢平衡、脏腑功能、精神状态，加速人体老化。一些深层毒素潜伏性极强，隐藏于身体各个器官及血液中，导致人体毛孔扩张、面色晦暗无光、新陈代谢紊乱、脸上长斑等。对于女性来说，还会导致痛经、月经不调等症。因此，健康面临威胁时，排毒就成为了我们每日必不可少的功课。

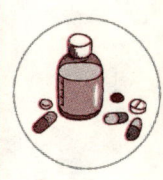

排毒的理念既是解决健康问题的症结，又顺应了人们期望健康和美丽的愿望。人体外表的美丽和身体内部的健康是合二为一的。"有诸内者，必形诸外"，身体健康了，气色会更好，情绪会更佳，自然就美丽了，所以人的健康是美丽的基础，注重内调外养才是打造美丽容颜的法宝。

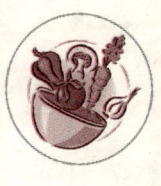

排毒养颜最好的方法是用日常生活中常见的一些食物，通过科学合理的饮食，有目的、有选择地进食一些具有排毒、解毒功效的食物，这样就会获得医食兼优的

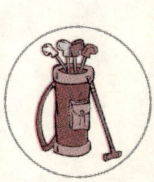

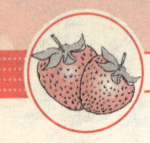

享受，达到良好的排毒养颜效果。

　　基于此，我们精心编写了这本《怎么吃排毒养颜》。本书从读者的需求出发，首先介绍毒素的基本常识，人体内的排毒通道、常见的排毒养颜方法和需要警惕的排毒误区等，然后介绍合理饮食排毒养颜、主要排毒器官的养护佳肴、日常美容养颜调理美食、巧用中药养颜养气血、一年四季怎么排毒养颜、不同肤质的排毒养颜方略等内容，最后，从治疗的角度，详细讲解了常见"中毒"症状的对症饮食调养方法，并将祖国传统医学和现代医学的有关知识进行融会贯通，向读者提供了多种有效、简便、安全的排毒养颜方法。这些实用易做的排毒养颜美食，如能对症选用，一定能够使您拥有健康的身体和美丽的人生。

　　阅读本书，去感悟、洞悉排毒养颜的饮食奥秘，进而身体力行，运用正确、简单、实用的饮食调理方法，让自己拥有健康、美丽的身体。

编　者

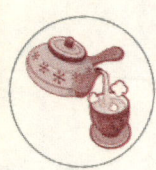
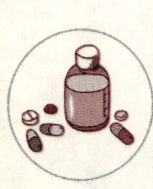
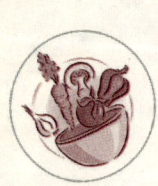
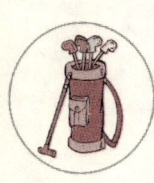

目 录

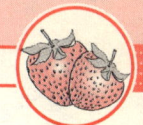

第一章 排毒是养颜的根本

第一节 认识毒素，了解毒素 ……………… 2

中医说的"毒"是什么 …………………… 2
人体的毒素是如何生成的 ………………… 5
毒素对人体健康的影响 …………………… 6
男性同样需要排毒 ………………………… 7
五脏功能对女性容颜的影响 ……………… 9
五脏有毒的表现形式 ……………………… 11
五脏六腑排毒的最佳时间 ………………… 15

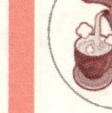

第二节 人体内的排毒通道 ……………… 21

皮肤：保护人体的"天然屏障" ………… 21
淋巴系统：清除体内毒素的主力军 ……… 22
肺脏：在一呼一吸间排出毒素 …………… 23
肝脏：人体最大的解毒器官 ……………… 24
肠道：承担着最多的排毒任务 …………… 26
肾脏：人体排毒的重要器官 ……………… 27

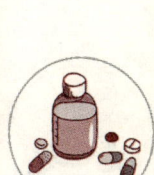

第三节 常见的排毒养颜方法 …………… 29

饮食排毒养颜 ……………………………… 29

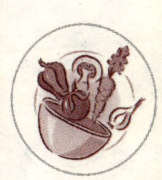

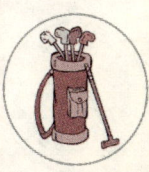

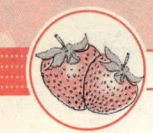

运动排毒养颜 …………………………… 30

中药排毒养颜 …………………………… 31

刮痧、按摩排毒养颜 …………………… 31

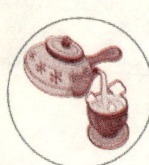

第二章 合理饮食是排毒养颜的首选

第一节 良好的饮食习惯有利于排毒养颜 …… 34

合理膳食，平衡营养 …………………………… 34

合理烹调，美味健康 …………………………… 41

食物入口，细嚼慢咽 …………………………… 43

饮食安全，一定要知 …………………………… 43

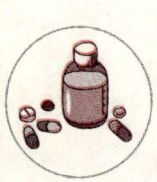

排毒养颜，餐后良方 …………………………… 46

第二节 排毒养颜应慎吃的食物 ……………… 49

慎吃食物1：烧烤类食物 ……………………… 49

慎吃食物2：腌制类食物 ……………………… 50

慎吃食物3：油炸类食物 ……………………… 51

慎吃食物4：方便类食品 ……………………… 51

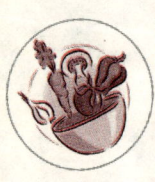

第三节 五谷杂粮，每餐必备的排毒养颜佳品 … 53

燕麦：通便排毒，抑制色斑 …………………… 53

薏苡仁：利水消肿，美容抗衰 ………………… 55

小米：滋阴养血，养胃安眠 …………………… 56

玉米：防治便秘，光润肌肤 …………………… 58

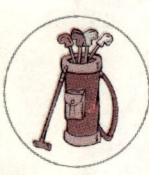

目 录

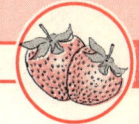

红豆：润肠通便，健美减肥……………………… 60
黑豆：利水消肿，乌须黑发……………………… 62
绿豆：清热解毒，美肤养颜……………………… 63
豌豆：清洁大肠，防癌抗癌……………………… 65

第四节　应季蔬菜，肠胃清新的原动力………… 68

葱：发汗利尿，解瘀化毒………………………… 68
白菜：养胃生津，利大小便……………………… 70
洋葱：开胃杀菌，防癌抗衰……………………… 72
莲藕：消瘀解热，调中开胃……………………… 74
芹菜：利水解毒，凉血消肿……………………… 76
韭菜：温补肾阳，行气活血……………………… 78
大蒜：排毒清肠，增进食欲……………………… 80
生姜：止呕除湿，解毒消肿……………………… 82
冬瓜：清热解暑，防止肥胖……………………… 84
南瓜：补中益气，清热解毒……………………… 86
丝瓜：解毒通便，润肌美容……………………… 88
黄瓜：清热利水，解毒消肿……………………… 89
苦瓜：清热解毒，清心明目……………………… 91
红薯：润肠通便，美容养颜……………………… 93
山药：健脾固肾，滋润肌肤……………………… 95
番茄：清热解毒，养颜抗衰……………………… 98
胡萝卜：养血排毒，补肝明目…………………… 100
白萝卜：清热顺气，消肿散瘀…………………… 102

第五节　时令水果，排毒养颜魅力先锋………… 104

梨：润肺清燥，利尿降压………………………… 104

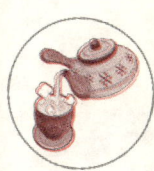
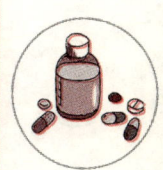
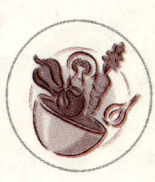
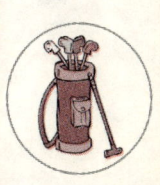

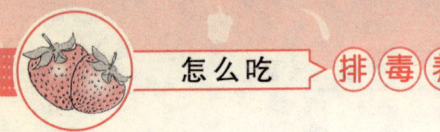

樱桃：补中益气，养颜驻容 …………… 106
葡萄：舒筋活血，健脾和胃 …………… 108
苹果：润肺生津，健脾益胃 …………… 110

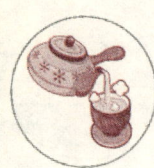

草莓：润肠通便，利咽生津 …………… 112
橙子：生津止咳，开胃下气 …………… 114
桃子：润肠通便，养颜抗衰 …………… 116
山楂：消食化积，活血散瘀 …………… 117
香蕉：润肠通便，降脂减肥 …………… 119
西瓜：消烦止渴，通利小便 …………… 121

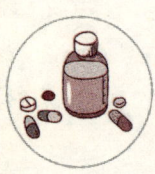

红枣：补血养血，驻颜祛斑 …………… 123
核桃：健脑益智，延缓衰老 …………… 125

第六节 菌藻食物，排毒养颜的食中圣品 …… 128

海带：散结消痰，祛脂降压 …………… 128
紫菜：清热化痰，软坚散结 …………… 130

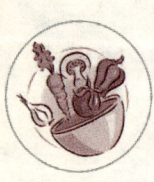

银耳：生津止咳，润肤养颜 …………… 132
香菇：益智安神，容颜悦色 …………… 134
金针菇：补益肠胃，抗癌解毒 ………… 135
黑木耳：润燥利肠，养血驻颜 ………… 137

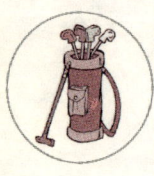

第三章 主要排毒器官的养护佳肴

第一节 护肝排毒餐 ……………………… 142

胡萝卜炒鸡胸肉 ………………………… 142

目 录

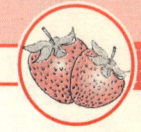

芹菜炒香干 …………………………… 142
红枣枸杞子猪肝汤 …………………… 143
羊肝菠菜鸡蛋汤 ……………………… 143

第二节　清肠排毒餐 ………………… 144

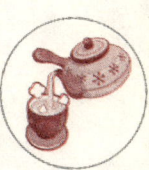

韭菜炒春笋 …………………………… 144
苦瓜拌芹菜 …………………………… 144
香椿炒鸡蛋 …………………………… 145
蒜香茄子 ……………………………… 145

第三节　养肾排毒餐 ………………… 146

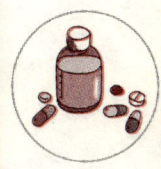

粳米猪肾粥 …………………………… 146
羊肉萝卜汤 …………………………… 146
枸杞子酒 ……………………………… 147
木耳炒西芹 …………………………… 147

第四节　淋巴排毒餐 ………………… 148

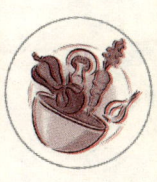

香菜拌竹笋 …………………………… 148
香菇炖鸡 ……………………………… 148
白菜清汤 ……………………………… 149
虾仁烧芹菜 …………………………… 149

第五节　养肺排毒餐 ………………… 150

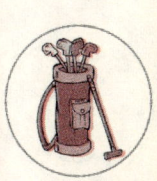

双椒拌木耳 …………………………… 150
苦瓜炒肺片 …………………………… 150
川贝雪梨猪肺汤 ……………………… 151
蜜汁百合酿苹果 ……………………… 151

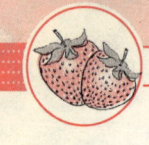

第六节　护肤排毒餐 …… 153

　　茄子炒青椒 …… 153
　　韭菜炒绿豆芽 …… 153
　　黄豆芽猪血汤 …… 154
　　木瓜猪蹄汤 …… 154

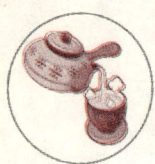

第四章　日常美容养颜调理美食

第一节　美白：一白遮百丑 …… 156

　　黄瓜炒木耳 …… 156
　　西芹炒杏仁 …… 156
　　薏苡仁百合红枣粥 …… 157
　　番茄柠檬汁 …… 157
　　胡萝卜苹果净面饮 …… 157

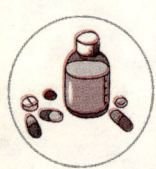

第二节　保湿：做个水润美人 …… 159

　　桃仁黑芝麻糊 …… 159
　　香蕉粥 …… 159
　　素炒胡萝卜丝 …… 159
　　蜂蜜雪梨粥 …… 160
　　雪梨番茄汁 …… 160

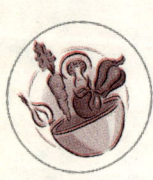

第三节　祛斑：斑点无处可逃 …… 161

　　木瓜炖银耳 …… 161

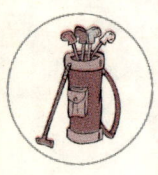

目 录

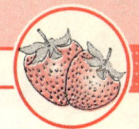

爽脆西芹……………………………………… 161
薏苡仁粥……………………………………… 162
桃花猪蹄粥…………………………………… 162
木瓜蜜奶汁…………………………………… 163

第四节 去痘：吹响"战痘"的号角……… 164

香菇烧苦瓜…………………………………… 164
木耳炒肉片…………………………………… 164
海带绿豆汤…………………………………… 165
杏仁百合粥…………………………………… 165
凉拌苦瓜……………………………………… 165

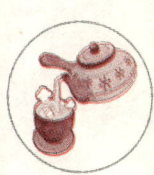

第五节 丰胸：美化胸部曲线……………… 166

香嫩猪蹄……………………………………… 166
黄豆猪蹄汤…………………………………… 166
花生卤猪蹄…………………………………… 167
木瓜炖鲫鱼…………………………………… 167
金针排骨汤…………………………………… 167

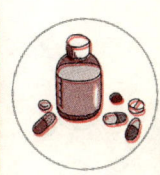

第六节 美眼：明眸亮眼吃出来…………… 168

兔肝杞贞汤…………………………………… 168
金银花饮……………………………………… 168
银杞明目汤…………………………………… 168
奶酪鸡蛋羹…………………………………… 169
猪肝枸杞子汤………………………………… 169

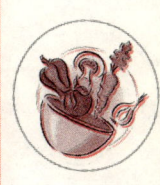

第七节 美发：让头发秀美飘逸…………… 170

乌发粥………………………………………… 170

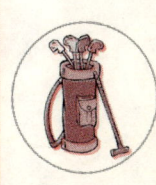

黑豆柠檬片	170
杜仲羊肉生发汤	171
黑芝麻粥	171
蜜枣核桃羹	171

第八节 瘦身：吃出曼妙身材 … 172

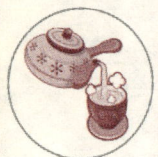

黄豆粳米粥	172
木耳豆腐汤	172
红豆陈皮汤	172
凉拌木耳黄瓜	173
玉米青豆炒腊肠	173

第九节 补血：吃出好气色 … 174

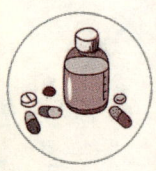

凉拌藕片	174
菠菜炒猪肝	174
红枣玫瑰粥	175
小米牛奶粥	175
山药拌枸杞子	175

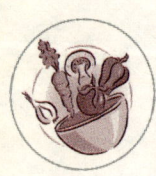

第十节 抗衰：越吃越年轻 … 177

番茄沙拉	177
柿子椒炒肉片	177
胡萝卜炒菠菜	178
炒黄花菜	178
燕麦玉米粒粥	179

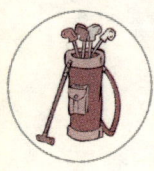

第五章 巧用中药养颜养气血

第一节 有益五脏的养颜中药 ················ 182

桑椹：补肝益肾，生津润肠 ················ 182
白芍：养肝柔血，缓中止痛 ················ 183
桂圆：滋阴补血，清热散结 ················ 185
黄精：补益肝肾，润肺养阴 ················ 186
百合：补心安神，清热润燥 ················ 188
酸枣仁：宁心安神，补虚解烦 ·············· 189
柏子仁：养心安神，润肤美颜 ·············· 191
决明子：清热明目，润肠通便 ·············· 192
何首乌：补肝益肾，养血祛风 ·············· 193

第二节 滋阴益体的养颜中药 ················ 195

杏仁：滋阴润燥，美容润肠 ················ 195
当归：润肠补血，排毒祛痘 ················ 196
桃花：利水活血，除病益颜 ················ 198
茯苓：长阴益气，渗湿利水 ················ 199
白芷：滋养肌肤，润泽皮肤 ················ 200
益母草：活血清热，解毒祛斑 ·············· 201
玫瑰花：降脂减肥，润肤养颜 ·············· 202

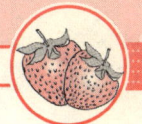
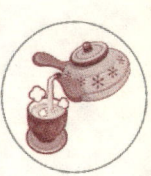
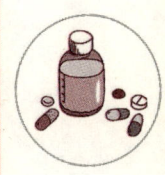
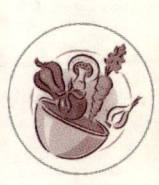
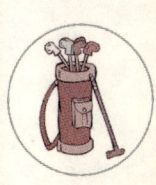

第六章 排毒养颜也要四季轮回

第一节 春季：水润面容明媚春花 …… 206

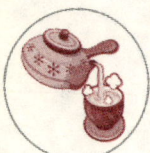

春季怎么吃排毒补水 …… 206
春季排毒养颜菜 …… 207
春季排毒养颜汤 …… 208
春季排毒养颜羹 …… 209
春季排毒养颜粥 …… 209
春季排毒养颜茶 …… 210

第二节 夏季：冰肌玉肤清凉仲夏 …… 212

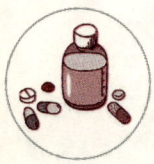

夏季怎么吃排毒降暑 …… 212
夏季排毒养颜菜 …… 213
夏季排毒养颜汤 …… 214
夏季排毒养颜羹 …… 215
夏季排毒养颜粥 …… 215
夏季排毒养颜饮 …… 216

第三节 秋季：饱满笑颜秋意风华 …… 218

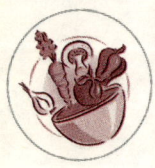

秋季怎么吃排毒去火 …… 218
秋季排毒养颜菜 …… 219
秋季排毒养颜汤 …… 220
秋季排毒养颜羹 …… 221
秋季排毒养颜粥 …… 222

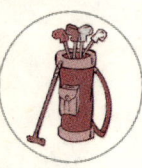

目 录

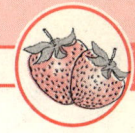

　　秋季排毒养颜饮 …………………………… 222

第四节　冬季：紧致抗衰暖冬幸福 ………… 224

　　冬季怎么吃排毒滋补 ……………………… 224
　　冬季排毒养颜菜 …………………………… 225
　　冬季排毒养颜汤 …………………………… 226
　　冬季排毒养颜羹 …………………………… 227
　　冬季排毒养颜粥 …………………………… 227
　　冬季排毒养颜茶 …………………………… 229

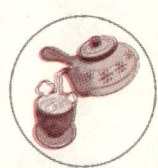

第七章　不同肤质的排毒养颜方略

第一节　油性肤质：清洁控油兼顾补水 ……… 232

　　什么是油性肤质 …………………………… 232
　　护肤细节宜知道 …………………………… 233
　　对症养颜膳食方 …………………………… 235

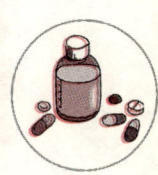

第二节　干性肤质：补足水分才能抗衰老 …… 238

　　什么是干性肤质 …………………………… 238
　　护肤细节宜知道 …………………………… 239
　　对症养颜膳食方 …………………………… 240

第三节　中性肤质：日常保养千万不能马虎 … 243

　　什么是中性肤质 …………………………… 243

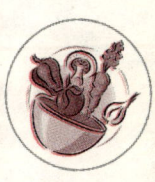

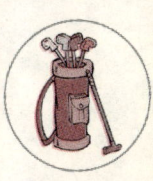

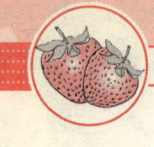

护肤细节宜知道 …………………………………… 244
对症养颜膳食方 …………………………………… 245

第四节　混合性肤质：皮肤防燥尤为重要 …… 248

什么是混合性肤质 ………………………………… 248
护肤细节宜知道 …………………………………… 249
对症养颜膳食方 …………………………………… 250

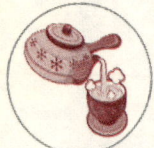

第八章　常见"中毒"症状的对症饮食调养

第一节　感　冒 …………………………………… 254

引发感冒的原因 …………………………………… 254
可对抗感冒病毒的食物 …………………………… 255
感冒排毒食疗方 …………………………………… 255

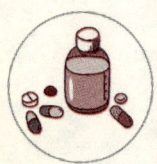

第二节　哮　喘 …………………………………… 257

引发哮喘的原因 …………………………………… 257
可对抗哮喘的食物 ………………………………… 258
哮喘排毒食疗方 …………………………………… 260

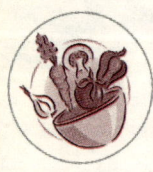

第三节　慢性支气管炎 …………………………… 262

引发慢性支气管炎的原因 ………………………… 262
慢性支气管炎患者的饮食原则 …………………… 262
慢性支气管炎排毒食疗方 ………………………… 263

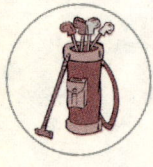

目 录

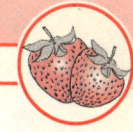

第四节　胃　痛 …………………………… 264
　　引发胃痛的原因 …………………………… 264
　　胃痛患者的饮食原则 ……………………… 264
　　胃痛排毒食疗方 …………………………… 265

第五节　糖尿病 …………………………… 267
　　引发糖尿病的原因 ………………………… 267
　　有降糖作用的食物 ………………………… 268
　　糖尿病排毒食疗方 ………………………… 269

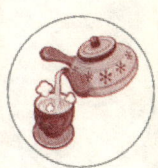

第六节　高血压 …………………………… 271
　　容易诱发高血压的因素 …………………… 271
　　可对抗高血压的食物 ……………………… 271
　　高血压排毒食疗方 ………………………… 273

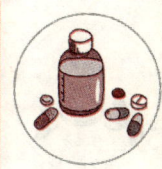

第七节　高脂血症 ………………………… 275
　　高脂血症的主要危害 ……………………… 275
　　有降脂作用的食物 ………………………… 276
　　高脂血症排毒食疗方 ……………………… 277

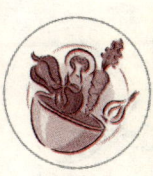

第八节　动脉硬化 ………………………… 279
　　引发动脉硬化的原因 ……………………… 279
　　动脉硬化患者的饮食原则 ………………… 279
　　可延缓动脉硬化的食物 …………………… 280
　　动脉硬化排毒食疗方 ……………………… 280

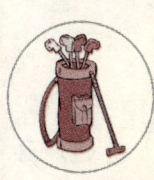

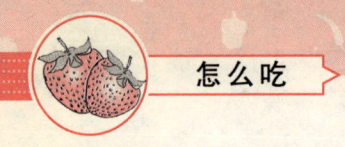

第九节 肥胖症 …………………………… 283

引发肥胖症的原因 …………………… 283
可防治肥胖的食物 …………………… 283
肥胖症排毒食疗方 …………………… 285

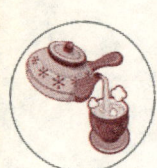

第十节 便　秘 …………………………… 287

引发便秘的原因 ……………………… 287
有利于排便的食物 …………………… 288
便秘排毒食疗方 ……………………… 289

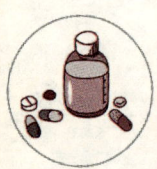

第十一节 黄褐斑、雀斑 ………………… 291

色斑产生的原因 ……………………… 291
防治黄褐斑、雀斑的食物 …………… 292
防治色斑的排毒食疗方 ……………… 293

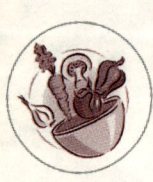

第十二节 痤　疮 …………………………… 295

痤疮产生的原因 ……………………… 295
防治痤疮的食物 ……………………… 295
痤疮排毒食疗方 ……………………… 296

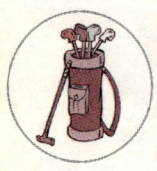

第十三节 失　眠 …………………………… 298

容易诱发失眠的因素 ………………… 298
有安神作用的食物 …………………… 299
失眠排毒食疗方 ……………………… 299

第一章

排毒是养颜的根本

俗话说,"百病皆因毒作祟"。科研人员对人体毒素检测后发现,在使人致病和衰老的种种后天因素中,危害最大的因素莫过于人体内的垃圾!人体内的垃圾是指人从外界摄入食物、空气和水之后,在新陈代谢过程中未被排出体外的,残存并积滞在体内的各种废物。这类废物会导致人体慢性中毒,因此,也把这些垃圾称为人体内的毒素。当毒素侵入皮肤时,会使皮肤变黄,长色斑、干涩、粗糙、晦暗和无光等。当毒素攻击身体其他器官时,会造成身体疲劳,导致机体功能下降,出现心悸,口臭、上火、便秘等不适症状。可见,排毒刻不容缓,排毒是养颜的根本。

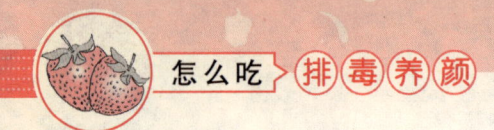

第一节 认识毒素，了解毒素

中医说的"毒"是什么

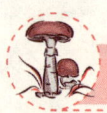

现代医学观点认为，凡是少量物质进入机体后，能与机体组织发生化学和物理作用，破坏正常生理功能，引起机体暂时或永久的病理状态，称此物质为毒物。

祖国传统医学认为"毒"的概念范畴广，种类多，凡是不能及时排出体外、对人的机体和精神产生不良作用的物质都可以称为"毒"，即各种对身体的细胞、组织、器官有损害的物质都称为"毒"。包括来源于体外的、机体所不能适应的寒热温凉或风雨雾瘴，以及来源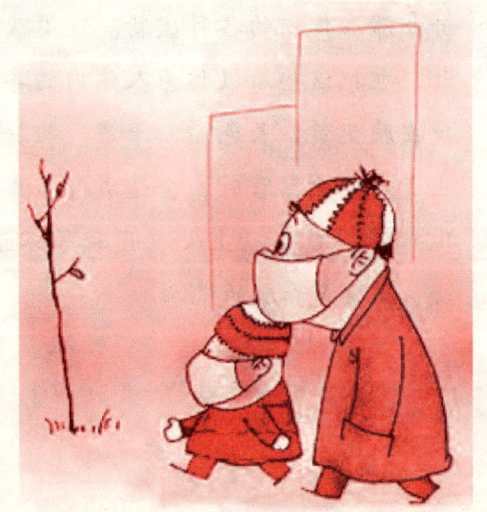于体内的、机体所不能及时转化的各种代谢堆积物等。夏季天气炎热时的中暑就是暑毒；冬季严寒伤人就是寒毒；水肿得很厉害就是水毒；虫类致病就是虫毒。中医学认为造成人体致病的毒素来源主要有以下几种：

1. 食积之毒

中医学认为，脾主运化，胃主受纳腐熟。两者一个是升清，一个是降浊。平时人们每天进食，食物经脾胃一升一降消化分解，有用物质被人体吸收，为人体提供必需的营养；但如果人的脾胃功能失调，吃进去的食物就不易被人体消化利用，形成食积，时间长了食积就会酝酿成毒，会进一步损伤脾胃，对身体健康就会造成危害。食欲不振、嗳气、反酸、胸闷、大小便不畅等都与食积之毒有关。

2. 瘀血之毒

"瘀血之毒"在中医学中又叫"气滞血瘀"，各种因素引起的血液积滞，血液不能正常循环就会形成瘀血，瘀血使血液失去正常功能，就会对人体产生毒害。形象地说，血管堵了，堵的部位不同，人得的病就不一样。如堵在脏器叫"肿瘤"；堵在子宫叫"肌瘤"；堵在乳腺叫"增生"；堵在皮肤上叫"疙瘩"。瘀血会引起对细胞、肌肉的养分供应不足，引发腰酸背痛，高血压、糖尿病等慢性疾病就与瘀血之毒堆积有关。

3. 水液之毒

中医学称人体内的水液为"津液"。津液是机体一切正常水液的总称，包括各脏腑形体官窍的内在液体及其正常的分泌物，如胃液、肠液、唾液、关节液等，是构成人体和维持生命活动的基本物质之一。津液的新陈代谢过程是通过肺、脾、肾、膀胱、三焦等脏腑相互配合完成的。

津液滋润关节和各个器官，如果津液出现代谢障碍就会成为对人体有害的湿毒。湿毒能阻碍血行，且湿毒重浊黏滞，一旦为病，病势缠绵难愈，平时要提高警惕。常见的小便不畅、大便泻而不爽、痤疮、湿疹、身体倦怠无力、头昏等症，都与湿毒密切相关。

4. 热毒

《黄帝内经》中称："阴胜则阳病，阳胜则阴病。阳胜则热，阴胜则寒"、"阳虚则外寒，阴虚则内热"。所谓阴阳，主要指人体内冷热变化的程度。一般来说，内热多一些的为阴虚阳盛，内热少一些的为阴盛阳虚，内热适中者为阴阳平衡。

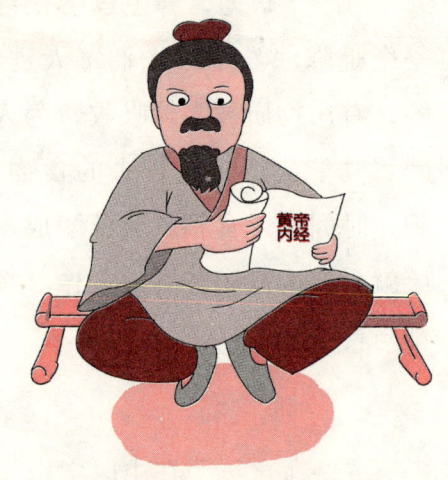

中医学认为，阴阳是相对的，又是相互消长、相互转化的，各种因素导致体内阴虚阳亢，就会产生"热毒"。平时提到的"肝火旺"、"胃热"等都是热毒影响的结果。热毒症状多表现为口苦咽干、口臭、咽喉疼痛、面部生油、易生痤疮、易流鼻血、手脚汗多、大便干燥、痔疮甚至便血等。

5. 寒毒

各种因素导致体内阴盛阳虚，就会产生寒毒。人体内的血液，得温则流通，遇寒则凝滞。当体内有寒毒时，人体血管中的血液就流通不畅，甚至引起瘀血阻滞或血管梗死等。

6. 药物中的毒素

俗话说：是药三分毒。药物本身是治病的，但多数药物都有一定的毒性，如药物使用不当，不仅治不好病，反而会变成毒素。中、西药都会产生毒副作用，轻者使人感到身体不适，重者会危及人的生命。

7. 情志之毒

人们常说的七情指喜、怒、忧、思、悲、恐、惊，七情适度才不致伤身，否则就会成为情志之毒，进而损害人的健康。如过喜伤心、过怒伤肝、过思伤脾、过悲伤肺、过恐伤肾。

8. 其他之毒

食物中、环境中、日用品中等伤及人体的物质都被称作毒。

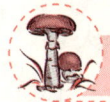 人体的毒素是如何生成的

中医学认为，人体的毒素从总体上分为两类，一是外来之毒，二是内生之毒。

1. 外来的毒素

凡是来源于身体之外的有害身体健康的物质，均归于外来之毒的范畴。如祖国医学中的外感风、寒、暑、湿、燥、火等，现代医学中的病原微生物如细菌、病毒等。大气污染，水污染，农药、化肥对食品的污染，化学药品的毒副作用，噪声、电磁波、超声波等对人体的干扰，汽车尾气等，均是外来之毒。

2. 内生的毒素

凡是来源于人体内的、人体不需要，乃至有害于健康的物质统归于内生之毒的范畴，其来源主要有三方面：

（1）机体在代谢过程中产生的各种代谢废物。由于其在生命过程中无时无刻不产生，因此它是内生之毒的主要来源，也是机体排毒系统功能紊乱时存留体内危害人体健康的主要毒素。

正常情况下，人吃的食物经过食管、胃、十二指肠、小肠、大肠，最后通过肛门排出体外，整个过程一般会在24小时内完

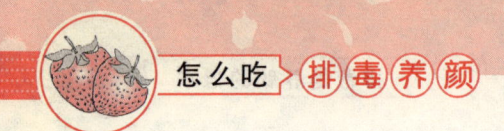

成，这样废物就不会在肠中停留太久。当人由于劳累、紧张或其他生理原因出现代谢功能失调、内分泌紊乱时，人体的废物就不能被及时排出体外，这些残余的废物滞留在肠内就会腐坏，肠中的细菌会不断分解废物，从而在人体内就会产生毒素。这些毒素经结肠再吸收，又经血液循环进入不同的器官，从而导致人体内出现各种中毒现象。

（2）那些本为人体正常所需要的生理物质，由于代谢障碍超出其生理需要量，也可成为致病物质形成毒素，如过高的血糖、血脂。这些毒素累积于体内，导致新陈代谢紊乱及内分泌失调，进而引发多种疾病，如习惯性便秘、肝炎、癌症、高血压、心脏病、肥胖症、糖尿病等。

（3）本为生理性物质，由于改变了它所应存在的部位也会成为一种毒素，如胃液是人体正常的消化液，当进入腹腔引起腹膜炎时，也归于内生之毒。

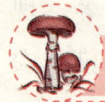 ## 毒素对人体健康的影响

对于生病的主要原因，以往人们认为是营养不足、生活方式不当、病毒或细菌的侵袭等。但近年来，医学家和营养学专家认为，人体内部滞积的各种毒素，会造成人体慢性中毒。这一因素是人类罹患各种疾病和早衰的首要因素。

人体积存的毒素不仅破坏人体正常的消化吸收，而且毒素也会随着血液循环到人体各个器官，从而损坏循环系统、泌尿系统及消化系统。俗话说，百病由毒发。当人体内的毒素积累到一定量的时候，将严重威胁人们的身体健康。

毒素隐藏于身体各个器官及血液中，导致人体内分泌失调，

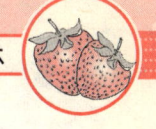

第一章 排毒是养颜的根本

血液循环不畅，影响人体正常的新陈代谢活动，女性就会出现面色晦暗无光、毛孔扩张、新陈代谢紊乱、长褐斑、痛经、月经不调、肥胖、心情烦躁等。毒素的堆积让很多女性容颜憔悴、气色不佳。因而，对于女性来说，排毒刻不容缓。如果让毒素一直积存在体内，会加速人体老化，甚至引发癌症。

某些毒素作用于人的中枢神经和内分泌系统，会影响人的精神状态，引起失眠、精神委靡，还会使人情志改变，如忧虑烦躁、神情淡漠、易怒等。

毒素还能破坏人体脏腑的正常功能，使脏腑间不能协调统一工作，从而引发一系列全身或局部的病理变化。此外，毒素

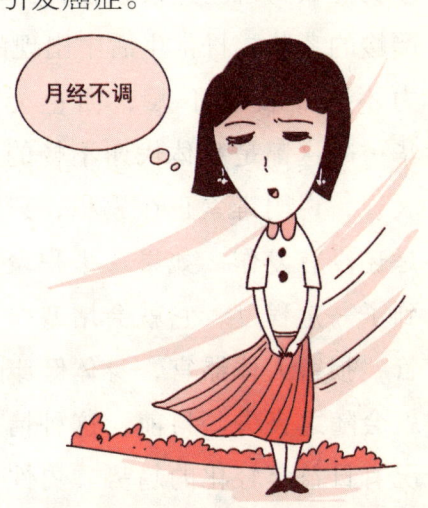

还会加重脏器负担引起脏器衰竭。如人体内多个脏器都与排毒有关。肝脏是人体最大的解毒器官。血液流经肝脏时，一些有害物质可被肝脏产生的酶分解。皮肤是人体最大的排毒器官，能够通过出汗等方式排除其他器官很难排除的毒素。肾脏是人体最重要的排毒器官，可过滤掉血液中的毒素并通过尿液排出体外，但如果"中毒"太深，造成肝、肾、皮肤负担过重，就会引起脏器中毒，甚至引起脏器衰竭。

男性同样需要排毒

很多人认为女性需要养颜，所以排毒是女性的"专利"，而男性不需要养颜，所以也无须排毒。而事实上，男性特别是中年

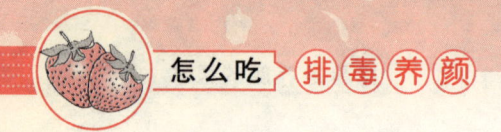

男性，是更需要排毒的人群。

　　人们需要搞清楚的是，排毒的目的不只是养颜，更重要的是保证身体的健康。男性要奔波事业，要经历成功与挫折，要应酬，对自己的生理、心理状态，男性往往没有空去顾及。加上很多男性认为自己还很强壮，更是容易忽略。其实，身体正经历着严峻的考验，日常生活中出现的诸如记忆力衰退、臃肿不适、精力不济、食欲不振、面色无华……这都是身体代谢不畅的表现，说明毒素正在累积，只是还没有发作。如果毒素积聚到了一定程度，它就会堵塞血管，损害人体器官，身体健康就会随之丧失。目前，这种情况有日益年轻化的趋势。男性在三四十岁就因脑中风而入院的事随处可见。而年轻男性中由于工作的压力过大而患神经衰弱、便秘的人也很多。

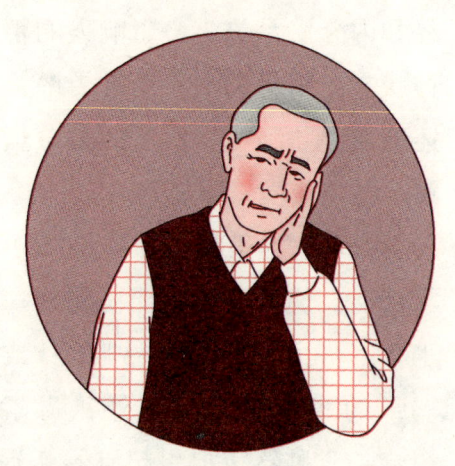

　　出于种种原因，许多男性还在硬撑着，对于有限的精力和健康来说，这样的做法无疑是极其错误的，等到年纪稍大时便会尝到苦果。压力较大的男性更应该珍重自己，一方面不要盲目加压，在紧张与松弛间寻找平衡点；另一方面要每天多吃一些水果、蔬菜，适量饮水，都有助于男性排出毒素，增强免疫力。男性只有轻装上阵，以健康的体魄、充沛的精力才能迎接方方面面的挑战。所以男性同样需要排毒。

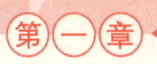
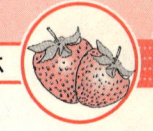

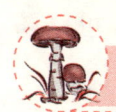 五脏功能对女性容颜的影响

《黄帝内经》中说："阴平阳秘，精神乃治。得神者昌，失神者亡。"说的就是脏腑功能平衡是美容的关键。许多女性面色无华、苍白或灰暗、皮肤粗糙、斑点丛生或皱纹层叠，往往缘于五脏功能失调。一些化妆品可能对改善女性容颜有一时之效，但也只是治标不治本。要想养颜美容，首先应增强脏腑的生理功能，五脏是人之本，脏腑气血旺盛，则肤色红润光泽，肌肉结实丰满。所以内养五脏是女性容颜不衰的根本。

1. 心与容颜

《素问·灵兰秘典论》说："心者，君主之官，神明出焉。"这里将心比做人体的君主。这么说主要是因为心主血脉，是全身气脉的总枢纽，负责气血的总调配。打一个通俗的比喻，心脏和血液的关系，就好比鱼与水的关系，要想让"鱼儿"活蹦乱跳，身体里就得有足够的血液供应。

心主血脉，其华在面，即心气能推动血液的运行，从而将营养物质输送全身。而面部又是血脉最为丰富的部位，心脏功能盛衰都可以从面部的色泽上表现出来。若心气旺盛，心血充盈，则面部红润光泽。若心气不足，心血方少，面部供血不足，皮肤得不到滋养，面色就会苍白无华；心血亏虚则面色萎黄；心血瘀滞则面色灰暗。可见，只有实现了"心"的健康，才能让女性容光焕发，实现外在的美丽。

2. 肝与容颜

中医学认为，肝"主藏血"，能调节血流量和顺畅全身气

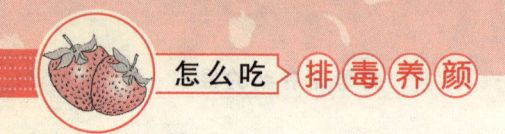

机,以供机体活动的需要。肝内贮存一定的血液,既可以濡养自身,以制约肝的阳气而维持肝的阴阳平衡,气血和调,又可以防止出血。

肝还"主疏泄",即疏泄全身的气、血及津液。当肝疏泄功能正常时,人会精神焕发,头脑清醒,面色红润光泽,眼睛明亮清澈。当肝脏疏泄失职时,气机不调,血行不畅,血液瘀滞于面部,就会表现为面色发青或出现黄褐斑,眼部不适、头晕脑涨等症状。因此,要想做个气血充盈的素颜美人,就要先安抚好肝脏。

3. 脾与容颜

中医学认为,脾为后天之本,气血生化之源。《素问·经脉别论》记载"食气入胃,散精于肝……浊气归心,淫精于脉"和"饮入于胃,游溢精气,上输于脾,脾气散精,上归于肺"等。大意是人体摄入的食物在胃肠内转化为水谷精微后,需要脾的运化和调节作用而通达全身每一处末梢,以营养五脏六腑及各组织器官。

脾胃功能健运,则气血旺盛,面色红润,肌肤弹性良好;如果脾失健运,脾胃之气不足,那么主升清及统血的功能就不足,就会产生不思饮食、神疲乏力、面色苍白或萎黄不泽等现象。因此,女性要想拥有美丽的身材、红润的面容,就要保护好脾的功能不受损。

4. 肺与容颜

有句古话叫"一白遮三丑",这说明美白很重要。女性美白最好从养肺入手。因为肺主皮毛,人体通过肺气的宣发和肃降,使气血、津液得以布散全身。如果肺功能正常,不仅能及时提供身体所需的新鲜氧气,促进毛孔排泄,使皮肤呼吸自如,还因肺

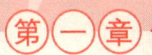 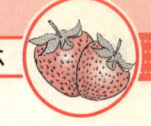

"朝百脉"的特性,能够推动血液的循行,加速血液循环,使人的面貌容光焕发。肺功能一旦失调了,五脏肺腑的功能也会受到阻碍,身体健康会每况愈下,肌肤也会变得干燥,面容憔悴而苍白。

《红楼梦》中就有一个明显的例子,林黛玉年纪轻轻就体弱多病,患上了肺病,总是耐力不足,伴有心慌气短,肌肤干燥无光泽,面容憔悴而苍白。

5. 肾与容颜

中医学认为,肾为"先天之本",主骨生髓,主生殖,能化育无数生命(精子、卵子),意即为生命的发动机。这里的"精"并不是男性的精液,而是指人体的精气。女性从月经开始来潮至月经停闭,整个生理阶段主要取决于中医学所说的"肾",也就是取决于"肾精"的盛衰。

当肾精充盈,肾气旺盛时,五脏皆会运行正常,使人气血旺盛,容貌不衰。肾气虚衰时,就会导致气血化生缺乏来源,不但会打乱了正常的生理规律,而且也会造成体内的气血供养不足,容颜失去女性应有的光泽、红润,变得灰暗,鬓发斑白,齿摇发落,皱纹满面,未老先衰,健康和美丽也就不复存在。

五脏有毒的表现形式

人体各部分以五脏为中心,通过经脉、气血、津液与人体五官、皮肤、须发、四肢九窍构成一个有机整体。中医学认为,人体的每个主要器官都有自己的五行,即金、木、水、火、土,五行五脏平衡,才能维持人体的健康。

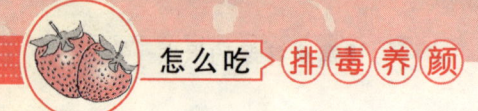

在中医学看来，人体内有很多毒素，这些毒素堆积在五脏之内，就会加速五脏的衰老，然后由五脏供养的皮肤、筋骨、肌肉、神经也就跟着一起衰老了。"有诸内必形诸外"，即人体内在的改变会从外表反映出来。虽然毒素看不见，摸不着，但人们可以按照五脏所反映出来的病症，找出毒素的藏身之处，尽快把它排出体外，为人体的健康保驾护航。

1. 心脏有毒的表现

心是属"火"的排毒器官。心的生理功能是主血脉、主神明，在体合脉，开窍于舌，其华在面。面部的色泽荣枯是心气心血盛衰的反映。

（1）舌头上长溃疡。中医学认为舌和心脏的关系最为密切，所以舌头上长了溃疡，通常认为是心脏有内火或是火毒。

（2）额头上长痘。额头是心脏管辖的一个"属地"，心火旺盛成为火毒时，这个"属地"就会长出很多痘痘。

（3）失眠或心悸。心脏处于不停的工作中，当火毒滞留于心而无法排出时，睡眠就不会安稳。

（4）胸闷或胸口有刺痛感。心脏内出现瘀血也是一种毒素，就像是在公路上堵车，轻的时候人会感到胸闷，重的时候人的胸口就会有刺痛感。

2. 肝脏有毒的表现

肝是属"木"的排毒器官。肝的生理功能是主疏泄、主藏血，在体合筋，开窍于目，其华在爪。筋附于骨节，筋的扩张和

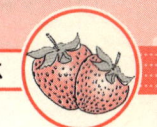

收缩，全身关节才能活动自如，而筋必须得到肝血濡养才能强健及伸缩活动。

（1）指甲表面有凸起的棱线，或是向下凹陷。中医学认为"肝主筋"，指甲是"筋"的一部分，所以毒素在肝脏蓄积时，指甲上会有明显的信号。

（2）乳腺出现增生，经前乳腺的胀痛明显增加。乳腺属于肝经循行路线上的要塞，一旦肝经中有"毒"存在，乳腺增生随即产生，尤其在经血即将排出时，会因气血的充盛而变得胀痛明显。

（3）情绪容易抑郁。肝脏是体内调控情绪的脏器，一旦肝内的毒不能及时排出，阻塞气的运行，就会产生明显的不良情绪。

（4）偏头痛，脸部的两侧长痘痘，还会出现痛经。脸部两侧以及小腹，是肝经和它的搭档胆经的地盘，一旦肝的排毒不畅快，"自己的后院"就会"先着火"，就会在身体上反映出来。

3. 脾脏有毒的表现

脾是属"土"的排毒器官。脾的生理功能是主运化、主统血，在体合肉，开窍于口，其华在唇。全身肌肉的营养要依靠脾输布和化生营养物质来供养。

（1）面部长色斑。长斑的女性通常消化系统能力弱一些。

（2）白带过多。白带多与"脾阳虚"有关，脾主管体内排湿，如果湿气过多，超出了脾的排湿能力，就会出现体内湿气过盛，冲击了带脉。带脉是管白带和一些妇科病的，它的约束力不够了，那么白带增多是其中的一个体现。

（3）脂肪堆积。脂肪堆积是由于脾的消化功能不佳，不能及时把垃圾毒素排出体外而产生的。脂肪在中医学里叫痰湿，有效的减肥必须围绕恢复脾胃正常代谢痰湿来进行，否则就会反弹。

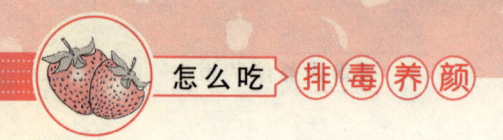

（4）口气明显，唇周长痘或溃疡。口唇周围都属于脾，当脾中的毒素无法排出体外，蓄积的毒素就要找机会从这些地方爆发出来。

4. 肺脏有毒的表现

肺是属"金"的排毒器官。肺的生理功能是主气司呼吸，主宣发肃降，在体合皮，开窍于鼻，其华在毛。肺通过宣发作用，将气血和津液输布到皮肤毫毛，并调节汗孔开合，调节体温和抵抗外邪。

（1）皮肤呈锈色，晦暗。中医学认为肺管理全身的皮肤，肺功能良好的人，皮肤就会润泽、白皙，肺功能不好，肺中的毒素比较多时，毒素会随着肺的作用沉积到皮肤上，使肤色看起来没有光泽。所以要想皮肤好，排肺毒是根本。

（2）便秘。中医学认为，肺脏和大肠是一套系统，当上面肺脏有毒素时，下面肠道内也会有不正常瘀积，于是就出现了便秘。

（3）多愁善感，容易悲伤。毒素在肺，会干扰肺内的气血运行，使得肺脏不能正常舒畅胸中的闷气，人就会被压抑得多愁善感起来。《红楼梦》中的林黛玉就是一个典型的代表。

5. 肾脏有毒的表现

肾是属"水"的排毒器官。肾的生理功能是主藏精、主水，在体合骨，开窍于耳和二阴，其华在发。骨为人体的支架，人体骨骼的生长、发育、修复等均依赖肾精的滋养。

（1）月经量少，或经期短，颜色暗。月经的产生和消失，都是肾功能是否旺盛的表现，如果肾脏中积累了很多毒素，经血就会减少。

（2）水肿。肾脏管理体内的液体运行，肾脏堆积毒素后，排出多余液体的能力就会降低，人就出现了水肿。

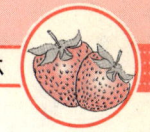

（3）下颌长痘。脸部下颌部位由肾管辖，肾的排毒能力不足，多余的毒素会表现在下颌部位。

（4）容易疲倦。身体内的毒素消耗了肾的能量，肾脏提供能量减少，人就会出现体倦，神疲思睡，四肢无力的状况。

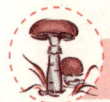 **五脏六腑排毒的最佳时间**

排毒的目的不只是养颜，更重要的是保证身体的健康。懂得善用人体排毒时间表，能更有效地清除体内垃圾和毒素。

十二时辰与五脏六腑是对应的，在十二时辰中，每个时辰都与一条经络、一个脏腑一一对应，它们的任务就是排毒。只要人们在正确的时间做正确的事，供养好自己的先天真元，离疾病就会越来越远。

1. 子时：23~1时：胆排毒时间

子时气血流注胆经，阳气始发，阳气就像一颗刚长出嫩芽的种子，十分脆弱，所以这时一定要养阳。

胆的主要任务是排泄胆汁，为胆解毒。胆汁是一种消化液，能加速脂肪的代谢，在胆经当令时胆汁如能分泌正常，脾胃才好。

胆囊壁每24小时就会分泌出大约20毫升稠厚的黏液，除了能保护胆囊的黏膜不受侵蚀外，还有滑润作用，有利于胆汁的排出。

人如果在这段时间没入睡，就会阻碍胆排毒，胆汁的分泌液会受到阻碍，进而导致体内毒素聚集，胆气虚弱。胆若出现问题，易患失眠、结石病，所以此时应熟睡，以利于胆的排毒，也利于人体养阳。

2. 丑时：1~3时：肝排毒时间

丑时肝经最旺，肝藏血，具有解毒的功能。此时肝要把废旧的血液淘汰掉，再生新鲜的血液，所以在这个时间段应该熟睡，不要熬夜，否则就会严重影响和阻碍肝脏的排毒，久而久之肝脏肯定会受损，体内的毒素也无法顺利排出，就容易引发肝病，所以一定要保证夜间充足的睡眠。

3. 寅时：3~5时：肺排毒时间

凌晨3~5时，肺经最旺，肺经"主一身之气"，此时肺开始重新分配气血，肺分配气血也要在熟睡中进行，所以这时人也要沉睡。

寅时，人的肺开始排毒了，平时咳嗽的人，此时就会加重咳嗽。但是，此时却不应该立即服用止咳药，以免影响肺的排毒，抑制肺部废积物的迅速排出。

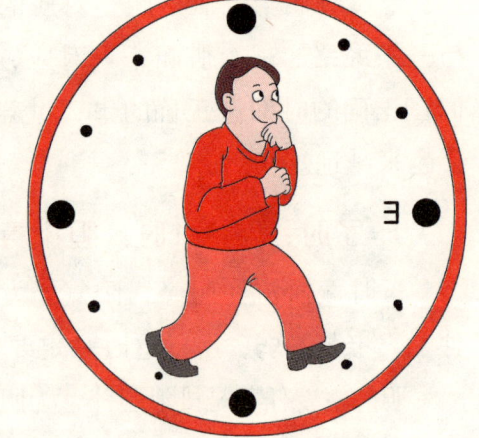

人若在此时醒来，就说明肺气不足或气血亏虚了。"气为血之帅"气行则血行，气虚则血虚。肺气不足，血就失去了前进的动力，这样气血就无法濡养人体。神由气血来养，气血虚了，神无所养，就会出现心神难安，这时人就醒了，不能入睡。

4. 卯时：5~7时：大肠排毒时间

卯时大肠经最旺，大肠好比一个"运输大队长"，主要负责把身体的废物排出体外。

食物残渣停留在大肠内，部分水分被肠黏膜吸收，其余的在细菌的发酵和腐败作用下形成粪便，此过程会产生有毒物质，

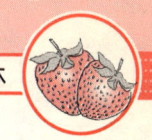

加上随食物或空气进入人体的有毒物质，粪便中也就含有大量毒素。

这段时间尽量要进行排便，让大肠完成排毒，这对身体健康有利。如果在这段时间常无便意，肠内的毒素不能及时排出，就不会给身体营造一个洁净、通畅的内环境，病邪就会乘虚而入。大肠与肺相表里，肺主皮毛，大肠出问题肺一定会受牵连，人就会面色不好或长痘痘。

大肠对女性来说很重要，如果它不能得到很好的排毒和修复，毒素积累到一定程度不但会皮肤上长痘痘、色斑，还会增加患直肠癌的概率。

5. 辰时：7~9时：胃排毒时间

辰时胃经最旺，此时胃最容易接纳食物，所以7时就要吃早饭了。中医学认为，辰时气血流注胃经，如此时不吃早餐，胃就没有食物供给脾运化，脾失健运，就会造成脾胃气血不足，脾胃是人的后天之本，一旦脾胃受伤，其他脏腑也会受到牵连。

胃是人体最大的消化器官，有储存、转运、消化食物的功能。胃有时也会兼职排毒，通过呕吐迫使体内的毒素排出。日常饮食不规律、工作压力大等，都会使胃变得越来越脆弱。

人一定要养成按时吃早餐的习惯，而且一定要吃得丰富才能达到养胃的效果，否则不仅一天的营养会匮乏，胃也不能好好工作，把夜间的废物毒素排出。早餐要做到营养合理搭配，最好能够吃一些养胃的食物，比如小米粥、花生、核桃、苹果、胡萝卜等，不要空腹吃过酸、过辣的食物，以免对胃造成刺激。要保持心情愉快，紧张、焦虑等不良情绪都会对胃造成刺激。

6. 巳时：9~11时：脾脏排毒时间

巳时脾经最旺，脾的生理功能是主运化，早餐在这时开始消化。在人体的脏腑中，脾像个不辞辛苦的"大管家"，消化、吸收和传输营养物质到身体的各个器官。如果脾出了问题，其他脏腑就不能正常运作，乱了方寸，人就会得所谓的富贵病，如糖尿病。养好脾不仅能让人们有一个好身体，而且能让皮肤变得红润有光泽，气色好，整个人看起来也会漂亮。

7. 午时：11~13时：心脏排毒时间

午时心经当令，阳气最旺，这时要做两件重要的事，一是吃午饭，二是睡午觉。

吃午餐的最佳时间是11时30分~12时30分，人吃进去的食物，经牙齿嚼碎后伴着口腔津液被送入胃部，经胃液消化分解后进入小肠，小肠是食物消化、吸收最主要的场所。人体所吸收的营养成分，大部分都是在小肠完成的。小肠在13~15时开始工作。在小肠没开始工作时就吃好午饭，到小肠开始工作时，吃进去的食物就能被最大限度地消化，身体所需的养分也能补上去。且午餐一定要重质量，营养价值要高，品种要丰富。要注意荤素搭配，三份素菜一份荤菜较合适。如不吃午餐，身体就没有足够的能量来维持下午的工作。

午时阳气最旺，阴主静，阳主动，这时小睡半小时，可养心经，下午工作起来就会效率高，精力足。另外，此时是心脏跳动速度的高峰期，不宜做剧烈运动。

如果午时不做好上述两件事，就会损害心经，时间长了，就会导致身体机能降低或亢进，从而引发心脏病变、精神疾病等。

8. 未时：13~15时：小肠排毒时间

未时小肠经最旺，小肠主吸收，它将午餐中食物的精华吸收并分配给各个器官，然后把毒素排出。

"心与小肠相表里"。心是脏，主血脉，主神志；小肠是

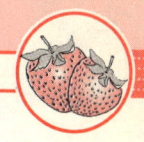

腑，主化物，升清降浊。两者互为表里，在生理上相互联系，在病理上相互转变。如心火过盛，滋生热毒，就会移热于小肠，出现小便短赤、尿血等热毒症状；如小肠有热毒，也可引起心火亢盛，出现心中烦热、面红、口舌生疮等热毒症状。

此时可以做些简单的运动，比如踢腿，可以刺激小肠经，让小肠更好地蠕动。

9. 申时：15~17时：膀胱排毒时间

申时膀胱经最旺，膀胱与肾互为表里，如果膀胱有问题，肾就不好，肾不好，膀胱也受影响。

申时膀胱经最活跃，所以这时养膀胱很重要。膀胱经是一个排泄毒素的通道，膀胱在这时排毒达到高峰，是通过尿液排出体内毒素的最佳时间。且此时排毒也排得最彻底，所以此时应多喝水，能有效清洗膀胱，帮助身体排出毒素。

10. 酉时：17~19时：肾脏排毒时间

酉时肾经最旺，肾是排毒的器官，如肾功能不足，身体的毒素就无法清除。

此时喝一杯水也有助于排毒，还可以清洗肾和膀胱。这段时间为一天中锻炼的最佳时机，可以加快肾脏排毒。比较适合的运动有慢跑、快走等。另外，扭腰也是很好的锻炼方式，扭腰可以刺激肾脏，从而起到按摩的作用。晚餐可以吃些黑木耳、海带，不仅可以补肾还可以排毒，一举两得。

11. 戌时：19~21时：心包排毒时间

戌时心包经最旺，心包是心外面的那层薄膜，就像心脏的围墙一样，当外界邪气侵犯心肝时，心包对心脏会起到保护作用，所以要重视对心包经的养护。

此时是血液循环旺盛的时间，这个时段可以去散步，但忌剧烈运动，散步回来再喝一杯水，以保持血管的排毒功能。不可以拍打心包经，或者手臂的肘窝处，这个部位反映心脏的供血能力以及大脑的血液循环。除此之外还可以活动中指，因为中指对应着心包经，做弹中指的动作可以活动心包经。

12. 亥时：21~23时：免疫系统和内分泌系统排毒时间

亥时三焦经最旺，是免疫系统的集中排毒时间，也是人休息的最佳时间。

每天这个时候，身体内的免疫系统就会活跃起来。如果此时不想睡，也应放松身心，保持宁静和好的心情，忌焦虑，这样免疫系统就会很顺利地完成排毒工作，人的免疫力就会增强。到23时30分就一定要睡了，这样才能提高免疫功能，为免疫系统争取更多的排毒时间。

为了自己身体的健康，一定要合理安排好自己的作息时间，别打乱身体各器官的排毒过程。

第二节 人体内的排毒通道

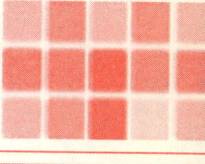

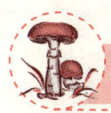 **皮肤：保护人体的"天然屏障"**

1. 皮肤的功能

皮肤是人体最大的排毒器官，皮肤上的汗腺和皮脂腺，能够通过出汗等方式排出一部分乳酸、尿素等其他器官难以排出的毒素。

皮肤是身体排毒的重要途径，但皮肤受"内毒"影响较明显，当体内毒素累积过多时，皮肤也会首先报警。肤色黯淡、干涩无光、痘痘频频、油腻严重——这些都是身体中毒的迹象。

皮肤是人体与外界接触的第一道防线，主要功能是保护身体、防止病菌侵入。另外，皮肤还有新陈代谢和调节体温的功能。以排汗的方式排出盐、尿素等废物，从而调节体温，维持身体的恒温。因此，皮肤也是排毒见效最明显的部位。

2. 护肤的策略

（1）除做好日常的清洁外，每周至少进行一次使身体出汗的有氧运动，从而加速血液循环和身体代谢，保证皮肤能及时排出毒素。

（2）每周最好还要洗一次蒸汽浴或桑拿浴，这样能加快新陈

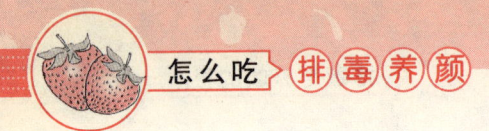

代谢,从而达到排毒养颜的目的。蒸桑拿时要注意饮水,浴前喝一杯水可帮助加速排毒,浴后喝一杯水能补充水分,同时排出剩下的毒素。

(3)由于皮肤的再生能力强,只要强化内在饮食和外在的防护就会快速修复。所以要让皮肤具有防护能力,就要多摄取富含维生素的食物,如西蓝花、胡萝卜、番茄、猕猴桃等,平时还要多喝水。从饮食和护肤品等多方面同时摄取维生素,内外兼顾,就能有效缓解并预防皮肤中毒。

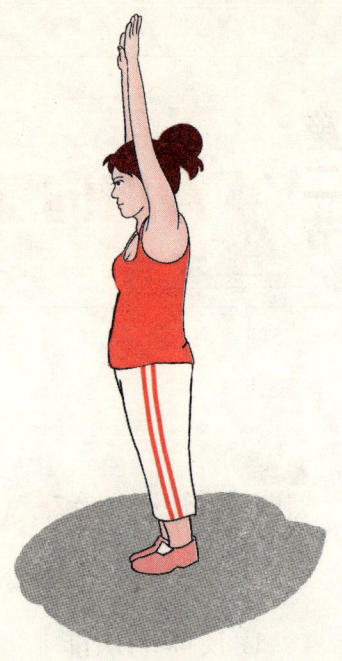

淋巴系统:清除体内毒素的主力军

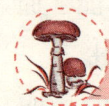

1. 淋巴系统的功能

淋巴系统是除动脉、静脉以外人体的第三套循环系统,充当着体内毒素回收站的角色。

淋巴系统除了能保护人体免受病菌及外界不良因素的侵害外,还具有排毒功能,是人体最重要的排毒免疫系统,可以预防和清除体内的各种毒素和有害因子。

淋巴排毒主要通过分布在全身各处的淋巴因子来进行,淋巴因子是清除体内毒素的主力军,它将毒素集中到淋巴管,全身各处流动的淋巴液将体内代谢产生的毒素回收到淋巴结,毒素从淋巴结被分解过滤到血液中,再由血液运送到皮肤、肝脏、肺脏、肾脏等,进而被排出体外。体内毒素积聚多的人,淋巴结处会经

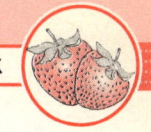

常起痘痘。

淋巴器官包括淋巴结、扁桃体、脾和胸腺，脾是体内最大的淋巴器官，这些器官的健康对于淋巴系统的排毒至关重要。

当淋巴循环不规律时，新陈代谢就会受到阻碍，代谢产生的废物和毒素就会使身体出现酸痛、肥胖、水肿等。如废物和毒素积存太多，淋巴循环就不畅通，会进一步加重水肿等，从而导致恶性循环。

2. 养护淋巴系统的策略

（1）淋巴系统是人体最大的免疫力系统，要想让淋巴系统正常工作，平时在饮食上多摄取些能提高免疫力的食物，如油菜、莴笋、空心菜、牛肉、菌菇类、大蒜、蜂蜜等。

（2）保证睡眠时间，保持情绪稳定。巨大的心理压力会使人体免疫力下降，影响淋巴系统的正常运作。

（3）经常运动。经常运动可促进淋巴液的循环，使淋巴液中的毒素及时排出。

（4）多按摩、勤洗澡。按摩和洗澡对保持淋巴循环的畅通有好处，天冷时洗热水浴不方便时可每天用热水泡脚代替。

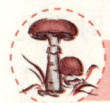

肺脏：在一呼一吸间排出毒素

1. 肺的功能

肺是人体进行气体交换的器官，它将新鲜的氧气输送给人体，同时将废气二氧化碳和一些毒素排出体外，是十分重要的排毒器官之一。

同时肺脏也是最易积存毒素的器官之一，人每天吸入大量空气到肺中，空气中的细菌、病毒、粉尘等有害物质也随之进入到肺脏。不但肺要受到伤害，有毒物质还能潜入血液，随血液循环使全身都受到伤害。

2. 养肺策略

（1）饮食保养。可多吃一些有利于肺脏排毒的食物。

萝卜是肺脏的排毒食品。中医学认为，大肠和肺的关系最密切，肺排出毒素程度取决于大肠是否通畅，萝卜能帮助大肠排便，生吃或拌成凉菜都可以。

蘑菇、百合可提高肺脏抗毒能力。肺脏不喜欢燥气，在燥的情况下，容易积累毒素。蘑菇、百合有很好的养肺滋阴的功效，可以帮肺脏抗击毒素。

多吃黑木耳，因为黑木耳含有的植物胶质有较强的吸附力，可以清痰排肺毒、清洁血液，经常食用还可以有效清除体内污染物质。

（2）排汗解毒。肺管理皮肤，所以痛痛快快地出一身汗，让汗液带走体内的毒素，肺也会清爽起来。除了运动以外，出汗的方法还可以是热水浴，浴前在水中加一些生姜和薄荷精油，使汗液分泌得更畅快，排出身体深处的毒素。

（3）可借助咳嗽清除肺部的毒素。早上在空气清新的地方练习深呼吸，深吸气时先缓缓抬起双臂，然后突然咳嗽，同时迅速垂下双臂使气流从口鼻喷出，将痰液咳出。如此反复多遍，每天坚持这样做，能使肺保持清洁，帮助排毒。

肝脏：人体最大的解毒器官

1. 肝脏的功能

肝脏是人体最大的解毒器官，几乎参与体内的一切代谢过程，能将包括有害物质在内的非营养性物质排泄掉。各种毒素都要经过肝脏的一系列反应后，变成无毒或低毒物质。肝脏正常运作，就能防止各种毒素影响身体。

2. 护肝策略

（1）多吃青色的食物。按中医五行理论，青色的食物可以通达肝气，起到很好的疏肝、解郁、缓解情绪作用，属于帮助肝脏排毒的食物。中医专家推荐青色的橘子或柠檬，连皮做成青橘果汁或是青柠檬水，直接饮用即可。

（2）枸杞子可提升肝脏的耐受性。除了排毒之外，还能提升肝脏抵抗毒素的能力，具有很好的保护肝脏的作用。食用时以咀嚼着吃最好，每天吃6~12克。

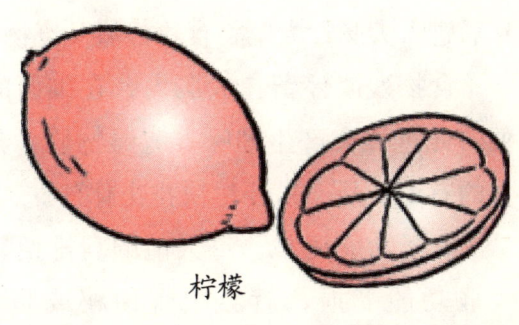

柠檬

（3）眼泪排毒法。古人就懂"怒伤肝"的道理，情绪不舒畅时，尽快找一个途径宣泄负面情绪，否则会导致肝脏气血失调，影响肝的疏泄功能。相对于从不哭泣的男人，女人寿命更长，这不能不说可能和眼泪有关系。中医早已有了这个认识，而且也被西方医学所证实。作为排泄液的泪液，同汗液和尿液一样，里面确实有一些对身体有害的毒素。所以，难受时、委屈时、压抑时就干脆哭出来。

（4）休息好，不要过度劳累和熬夜。夜里23时至翌日1时是肝脏的最佳排毒时间，这时及时休息能补充和恢复体能，能促进肝脏更好地发挥作用。

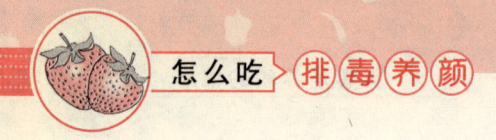

肠道：承担着最多的排毒任务

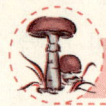

1. 肠道功能

肠道是人体最大的排毒器官，人体内大部分的毒素都是通过肠道排出去的，排毒必须与人体肠道清洁相结合。肠道具有吸收营养和排出废物的双重功效。

食物被胃液分解消化后就进入小肠，小肠黏膜吸收营养物质，然后进入大肠，大肠将食物残渣及废物和大部分毒素排出体外。

食物残渣停留在大肠内，在细菌的发酵和腐败作用下形成粪便，此过程会产生吲哚等有毒物质，再加上随食物或空气进入人体的有毒物质，需要尽快排出体外。

大肠功能正常，每天能顺利排便，有害物质就会排出体外。大肠功能受损，就会出现便秘或腹泻，有害物质就无法顺利排出。

2. 肠道保养策略

（1）饮水冲洗肠道。肠道中的粪便毒素很多，如硫化氢和吲哚等，若不及时排出，会被机体重新吸收，损害人体的健康，因此应保持大便通畅。水是体内废物和毒素排出的运输介质，清晨起床后至少要喝200毫升水，多活动活动，能起到清刷胃肠的作用，通过排便，清除毒素。

（2）以天然食品取代精加工食物，少吃辛辣生冷食物，保持大便顺畅，不要一味吃肉类。

（3）平时多吃富含膳食纤维的食物，比如糙米、蔬菜、水果等，都能增加肠道蠕动，减少便秘的发生。

（4）养成晨起排便的习惯，这样可缩短废物和毒素在肠道

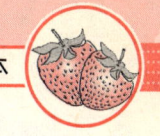

中停留的时间，减少毒素的吸收。早晨是人体大肠蠕动最快的时刻，早晨把前一天的食物残渣全部排泄掉，全天都会很轻松。

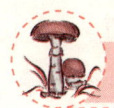
肾脏：人体排毒的重要器官

1. 肾脏功能

肾脏是人体内排毒的重要器官，它过滤血液中的毒素和蛋白质分解后产生的废料，并通过尿液排出体外。肾脏排泄血液中废物的过程同时也是形成尿液的过程，它通过过滤使有毒废物和一些水分变成尿液，这是肾脏的主要功能之一。肾脏还担负着保持体液中水分和体内钾、钠平衡的任务，控制着和许多排毒过程相关的体液循环，维持机体内环境的恒定。肾脏通过将身体内的毒素及时排出，可起到净化和改善体内环境的作用。

2. 养肾策略

（1）不要憋尿。尿液中毒素很多，若不及时排出，会被重新吸收入血液，危害全身健康。

（2）充分饮水。充分饮水可以稀释毒素在体液中的浓度，而且可促进肾脏新陈代谢，从而将更多的毒素排出体外。但水不等于甜饮料，甜饮料喝多了会使身体摄取大量的糖分和热量，对身体没有好处。特别建议每天清晨空腹喝一杯温开水，这样还有助于肠道蠕动，防止便秘。

（3）少吃盐。饮食摄入的盐95%需要肾脏来代谢，摄入的盐越多，肾脏的负担就越重。

（4）多吃一些对肾脏排毒有利的食品。冬瓜富含汁液，进入人体后，会刺激肾脏增加尿液，排出体内的毒素。食用时可用冬瓜煲汤或清炒，味道尽量淡一些。山药、黄瓜、樱桃等蔬果也有

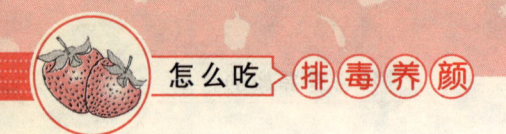

助于肾脏排毒。

（5）注意保暖。气温下降会使血管收缩，影响肾脏血流。所以天气变化时要注意防寒保暖。同时，要避免感冒等呼吸道疾病，因为感冒等呼吸道疾病也有损肾脏，从而影响肾脏排毒。

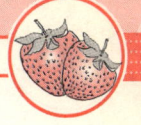

第一章 排毒是养颜的根本

第三节 常见的排毒养颜方法

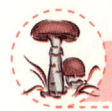 饮食排毒养颜

食物排毒养颜指的是在中医学理论的指导下，应用食物四性（寒、热、温、凉）和五味（酸、甜、苦、辣、咸）等对人体产生的作用来进行排毒养颜的一种方法，它是一种最健康的排毒养颜方法。通过调节日常饮食习惯，借助天然食物，既能排除体内毒素，又安全、美味、方便。

《黄帝内经》中早有"谷肉果菜，食养尽之，无使过之，伤其正也"的说法，认为饮食不足或调理不当，可诱发某些疾病。吃对了食物，身体健康了，外来细菌、病毒就没有了生存的环境。平常吃饭，五谷杂粮、瓜果蔬菜的均衡饮食是排毒治病的最佳良方。

正常情况下，人体具备一定的解毒、排毒能力，但当毒素超出了人体自身的解毒、排毒能力，或当人五脏功能衰退，尤其是肝、肾、淋巴三大解毒、排毒系统出现故障时，就易导致体内毒素堆积。而且随着年龄的增长，人体自身的解毒、排毒能力也会越来越弱，因此，日常生活中要多注重饮食排毒养颜。

现代中医学认为，有目的地多吃一些具有解毒、排毒功能的食物，是排除体内毒素的一种有效方法。如绿豆可解酒毒；新鲜

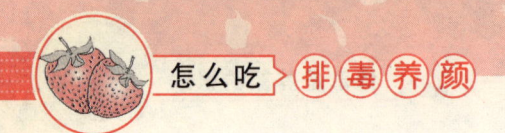

蔬果菜汁进入人体可使体液呈碱性，从而将积聚在细胞中的毒素溶解，然后排出体外；芹菜、苹果、香蕉、粗粮中含有大量的不溶性或可溶性膳食纤维，这些膳食纤维可增加肠道中的有益菌，能增加排泄物的水分，使其易于排出体外；早上起来空腹喝一大杯开水或是蜂蜜水，也可起到润肠通便、排毒养颜的功效。

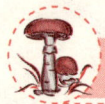 运动排毒养颜

运动排毒养颜指通过各种不同的运动锻炼方式，加强、促进、调节脏腑气血功能，增强机体新陈代谢，以达到疗疾、健身、美形、驻颜的一种方法。运动能使人肌肤红润、有光泽和富于弹性，使人充满生命活力的自然美。运动是排毒的一种好方法，唯一的缺点是不能马上见效。因此通过运动排毒养颜要持之以恒，并掌握新陈代谢的诀窍。

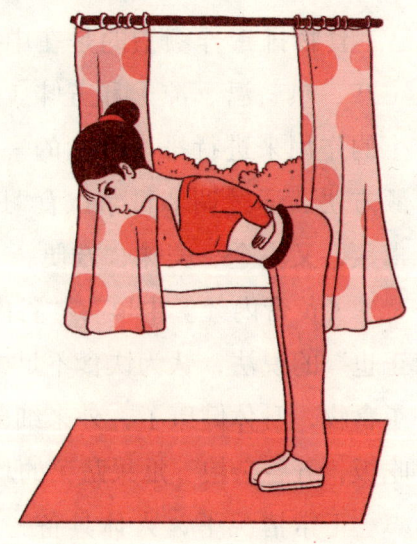

新陈代谢是人身体中的"小发动机"，它每时每刻不停地为人的身体燃烧热量，保持体内各部位的正常运转。新陈代谢的快慢决定人们消耗热量的比例。如果新陈代谢快，人的热量也消耗得快；如果新陈代谢慢，则吸收的相当一部分热量将储存在体内，时间长了，人就会发胖。

运动能提高代谢率，代谢率提高的同时就在排毒，建议白领女性每天快走30分钟，最好每天做一套健身操，促进机体新陈代谢，加速体内多余脂肪分解，使体内的"垃圾"通过流汗、排便彻底释放。

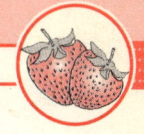

需要注意的是,运动出汗也不宜过多,大量出汗会使钙、盐、酸、碱等对身体有益的元素流失。运动的同时,要时刻补充水分,但不宜喝碳酸饮料。

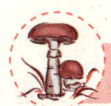 中药排毒养颜

中医学认为,人是一个有机的整体,颜面五官、须发、指甲都只是整体的一部分,要想让某个局部变美,得先使整体阴阳平衡、脏腑安定、经络通畅、气血流通。

早在古代,人们就开始用中草药来排毒养颜,在皮肤护理上,以天然的植物疗法作为温和养生的保养方式。它强调由内而外,从根本上呵护、修复细胞,还原肌肤的健康本质。

中药中含有多种氨基酸、甜菜碱、叶酸、生物碱及人体所需的微量元素,具有改善皮肤营养、补气美肤、延缓衰老等作用。我国运用中草药进行美容已有数千年的历史,它靠的是本身的药性和药味使人体功能产生变化,标本兼治,达到健康美容的目的,很多美容中药已被现代医学证实确实有很好的疗效。

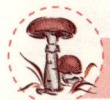 刮痧、按摩排毒养颜

刮痧是运用水牛角刮痧工具在人体经络的循行部位及特定穴位上进行刮拭,通过反复刺激皮肤表面特定部位的神经末梢,调节神经系统兴奋与抑制反应,促使皮肤毛细血管扩张,加速血液及淋巴液循环,同时增强局部血管功能,加快代谢产物排泄,从而达到排毒的功效。采用刮痧排毒会使人青春常驻,对40岁以上女性效果尤其显著。

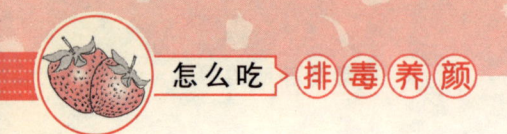

按摩是指在人体的穴位上，运用推、拿、揉、压、搓、打、滚、指压等手法，来达到舒筋、健体、防治疾病、延年益寿的一种保健方法。

穴位是人体盛津液的部位，也是可以诊断五脏六腑功能的重要部位，是气息流动的要害部位，如同铁路的中转枢纽一样，而顺着穴位连接的路就是经络。因为气息是通过经络流动的，如进行经穴按摩，可以使气的流动和血液的循环更通畅，使人体的机能更活跃。

按摩的作用是增进血液循环，给组织补充营养，增加氧气的输送，促进细胞新陈代谢；使皮肤组织密实而富有弹性；排除皮下过多的水分，消除肿胀和皮肤松弛现象，有效延缓皮肤衰老；使人体得到充分休息，消除疲劳，减轻肌肉的疼痛，令人精神焕发。

对女性来说，有效的穴位按摩可以起到排毒、美容养颜、提高生理机能、延缓衰老过程的良好效果，也是保持女性健康与活力的最有效的美容方法之一。

第二章

合理饮食是排毒养颜的首选

　　毒素对人体的攻击无时不在，为了健康和美丽，我们的排毒养颜工作一刻也不能放松。如果把排毒养颜当作一件轻松的事来对待的话，那么合理饮食是排毒养颜最有效、最简单的方法。那么，排毒养颜，我们应怎么吃？吃什么？

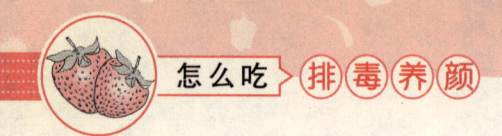

第一节 良好的饮食习惯有利于排毒养颜

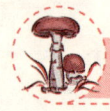 合理膳食，平衡营养

1. 合理膳食是排毒养颜的基础

健康是美丽的基础，无论皮肤、头发、肌肉、骨骼，均需要营养素的滋养。只有合理地摄取营养，才能满足人体各部分的生理需要，才能容光焕发，充满活力，才能有健康和美。

生命在于运动。即使在静卧的时候，人体内仍进行着各种运动：心脏的跳动、肺脏的呼吸、肌肉的伸缩、胃肠道的蠕动、细胞内的物质代谢等运动都需要热量，会消耗营养物质，需要全面合理地吸取营养。

随着人们生活质量的提高，营养不良已经不再是危害人体健康的主凶。现代人一般不缺营养，缺的是对营养物质有效的吸收和对过剩营养素的代谢。人类的食物是多种多样的，各种食物所含的营养成分不完全相同，每种食物都至少可提供一种营养物质。各种食物都吃，才能满足人体各种营养需要，达到合理营养、促进健康的目的，这就需要人们必须对食物有所了解。营养学家将食物分为以下5类：

（1）谷类食物——必食

谷类食物是中国传统膳食的主体，是人体能量的主要来源。明代李时珍在所著的《本草纲目》中指出："五脏更相平也，一脏不平，所胜平之。故云：安谷则昌，绝谷则亡。"谷，指主食；昌，指身体健康。这句古语充分道出了主食的重要性。

其实，"安谷则昌"的思想和现代营养学的理论也是一致的。现代营养学理论也认为，五谷杂粮等是整个膳食结构的基础。在食物多样化的前提下，日常饮食应以谷类为主。

谷类包括米、面、杂粮，谷类食物主要提供糖类（碳水化合物）、蛋白质、膳食纤维及B族维生素。坚持谷类为主是为了保持我国膳食的良好传统，避免高能量、高脂肪和低碳水化合物膳食的弊端。人们应保持每天摄入适量的谷类食物，一般成年人每天摄入250～400克为宜。另外，要注意粗细搭配，经常吃一些粗粮、杂粮和全谷类食物。稻米、小麦不要研磨得太精，以免所含维生素、矿物质和膳食纤维流失。

（2）蔬菜、水果和薯类——多食

新鲜蔬菜水果是人类平衡膳食的重要组成部分，也是我国传统膳食的重要特点之一。蔬菜水果热量低，是维生素、矿物质、膳食纤维和植物化学物质的重要来源。薯类含有丰富的淀粉、膳食纤维以及多种维生素和矿物质。多食用薯类，对保护心血管健康、增强抗病能力及预防癌症等方面具有十分重要的作用。

富含蔬菜、水果和薯类的膳食对保持身体健康，保持肠道正常功能，提高免疫力，降低患肥胖、糖尿病、高血压等慢性疾病风险具有重要作用。成年人每天应吃蔬菜300～500克，水果

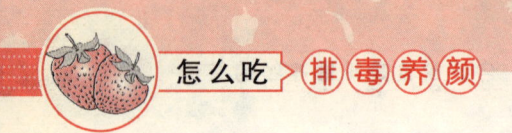

200~400克，并注意增加薯类的摄入。若摄入量不足，或者摄取品种过于单一，就会出现精神困顿、身体疲乏等现象，严重缺乏时还会引发一些疾病。

（3）奶类、大豆或其制品——适量食用

奶类包括牛奶、酸奶、奶酪等。奶类营养成分齐全，组成比例适宜，人体容易消化吸收。奶类除含丰富的优质蛋白质和维生素外，含钙量较高，且利用率也很高，是膳食钙质的极好来源。各年龄人群适当多饮奶有利于骨健康，建议每人每天平均饮奶300毫升，高血脂和超重肥胖倾向者应选择低脂、脱脂奶。

"五谷宜为养，失豆则不良"揭示了豆类的营养价值；"可一日无肉，不可一日无豆"，则明确揭示了豆类食品在平衡膳食中的重要性绝不亚于肉类；同时绿豆、红小豆、豌豆、黑豆、刀豆还被用作中药。中医"药食同源"的理念，在大豆上体现得最为集中。大豆含丰富的优质蛋白质、必需脂肪酸、多种维生素和膳食纤维，且含有磷脂、低聚糖、异黄酮、植物固醇等多种植物化学物质。大豆中的黑豆被称为"肾之谷"，中医学认为它具有补肾强身、解毒、润肤的功效，对肾虚、水肿有较好的食疗作用。健康成年人每人每天应摄入30~50克大豆或相当量的豆制品。

（4）鱼类、肉类及蛋类——少食

肉类分为畜肉类和禽肉类两大类。猪肉为畜肉类中的主要食品，畜肉类中的肥肉和荤油为饱和脂肪酸，是高热量、高脂肪食物，建议少吃。禽肉类主要包括鸡肉、鸭肉、鹅肉。

鱼、禽、蛋和畜肉中的瘦肉均属于动物性食物，是人类优质蛋白质、脂类、脂溶性维生素、B族维生素和矿物质的良好来源，是平衡膳食的重要组成部分。鱼类脂肪含量一般较低，且含有较多的不饱和脂肪酸；禽类脂肪含量也较低，且不饱和脂肪酸含量较高；蛋类富含优质蛋白质，各种营养成分比较齐全，是很经济

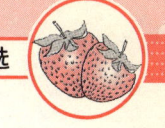

的优质蛋白质来源；畜肉中瘦肉脂肪含量低，含铁量高且利用率好，所以建议食用瘦肉。

目前部分城市居民食用动物性食物较多，尤其是食入的猪肉过多，应适当多吃鱼、禽肉，减少猪肉摄入量。但动物性食物一般都含有一定量的饱和脂肪和胆固醇，摄入过多可能增加患心血管病的危险性。

健康的成年人每人每天摄取的量应为：鱼虾类50~100克，禽畜肉类50~75克，蛋类25~50克。

（5）油类、糖类及盐类——限食

人们日常食的油主要有动物油和植物油两大类。一般来说，多数动物油中饱和脂肪酸的含量较高，而植物油中则是不饱和脂肪酸的含量居多。从维护人体健康的角度出发，应少吃动物油，提倡吃植物油。

常见食用油的具体功效为：大豆油性温，具有滋养、润肠的作用，多食可防便秘；花生油性平，有补脾、润肺、润肠的作用；麻油性凉，含芝麻素、维生素E等物质，能补肝肾，益气血，壮筋骨；猪油性凉，有补虚、润燥、解毒的作用；羊油性温，有补虚、润燥、祛风、化毒的作用。

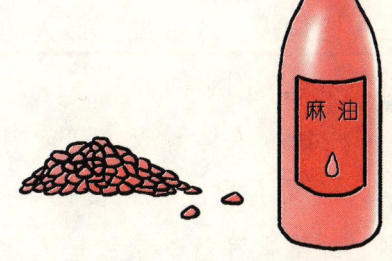

食用油是人们生长发育中不可或缺的物质，是为人体提供能量的重要物质之一。食用适量的油不仅能提供人体所需的脂肪酸，促进脂溶性维生素吸收，还能软化食物纤维，减少食物体积，提供饱腹感，预防胆结石的发生。缺少或不足，人体发育就会缓慢，乃至生病。但是食用油所含的热量较高，如果过多食

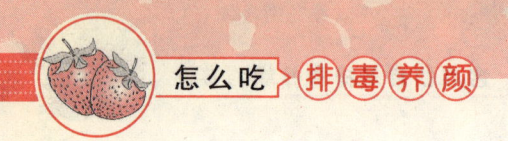

用，可引起体重的增加，对心脑血管不利。因此提倡每人每天油摄入量不宜超过25克。

盐不仅是重要的调味品，也是维持人体正常发育不可缺少的物质，但盐也不能过量食用。膳食盐的摄入量过高与高血压的患病率密切相关，因此建议成人每天盐的摄入量不宜超过6克。

食用油和食用盐摄入过多是城乡居民共同存在的营养问题。为此，人们应养成清淡少盐的膳食习惯，即膳食不要太油腻，不要太咸，不要摄食过多的动物性食物和油炸、烟熏、腌制食物。

总之，健康成年人只要均衡摄入以上五种不同类型的食物即可达到营养均衡的目的。营养均衡的人每月的体重变化正负不超过2千克，无需减肥或节食，同样也不需要额外补充营养素。

2. 合理膳食的基本要求

人们每天都会从食物中摄取不同的营养素，关键还在于如何平衡。现代医学研究也证明，人体所需的营养素，只有以科学的搭配比例摄入才能发挥最大的功效，所以如何平衡地摄取充足的营养素是一门学问。

为保证人体健康，膳食中应含有人体需要的数量充足的营养素，但又不能过剩。食物中的蛋白质、脂肪、糖类、无机盐、水、纤维素等营养素，是人体健康和容颜美所必需的营养素，这些营养素的主要来源是食物。因此，全面合理地从食物中摄取营养成分，是排毒养颜最重要的物质基础。

机体是统一的整体，虽然每一种营养素各有不同的作用，但新陈代谢的每一步都需要多种营养素的配合，因此一种或几种营养素失衡将对人体的保健与美容产生直接或潜在的影响，而机体某方面或某部分的健康美容往往又受到多种营养素的影响。许多影响美容的表征，影响健康的疾病都与营养失衡有关。营养合理的膳食的基本要求如下：

蛋白质、脂肪和糖类是产生热量的主要营养素，但各自所起的作用不同，三者在能量代谢中既互相配合又互相制约。在膳食中，必须合理搭配这三种营养素，保持三者平衡，才能使能量供给处于最佳状态。一般来说，最科学的蛋白质、脂肪与糖类的搭配比例是1∶1∶4.5。每日三餐的热量分配为总热量的30%、40%、30%，即人们常说的早餐吃好、午餐吃饱、晚餐吃少。

（1）蛋白质

应摄入足量的优质蛋白质，优质蛋白质所含的氨基酸构成平衡，能满足生长发育和机体更新修复的需要。

蛋白质可以说是生活中的第一营养素，通常成人每人每天需要摄入30~45克蛋白质才能保证机体的正常运转。人们应摄入不同类型的蛋白质，一般来说，动物蛋白质要优于植物蛋白质。

（2）脂肪

脂肪由碳、氢和氧元素组成，它既是人体组织的重要构成部分，又是提供热量的主要物质之一。食物中的脂肪在肠胃中被消化、吸收后大部分又再度转变为脂肪。它主要分布在人体皮下组织、大网膜、肠系膜和肾脏周围等处。

很多人把脂肪当做自己美丽的天敌，实际上这是错误的观念。由膳食摄入适量的脂肪可保持适度的皮下脂肪，使皮肤丰润、富有弹性和光泽，增添容貌的光彩和身体的曲线美。脂肪还有助于防止皱纹的产生。

脂肪来源最好是植物性食物或奶类，减少动物性脂肪的摄取。而食用油应采用品质好的植物油，如橄榄油、大豆油、麻油、红花油、菜子油、葵花子油、玉米胚芽油等。要尽量避免高温油炸和油脂酸，猪油、牛油、羊油、经氢化处理的植物油、饱

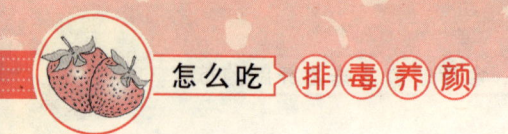

和度高的椰子油和棕榈油等,若过量摄取对健康和养颜不利,应减少摄入。

此外,坚果类食物,如花生、芝麻、开心果、核桃、松仁等,也含有大量的脂肪,而且不易被人察觉,所以要控制脂肪的摄入量,也要注意控制这些食物的摄入。

(3) 糖类

糖类欲称碳水化合物,是含醛基或酮基的多羟基化合物以及它们的缩聚产物和某些衍生物的总称,是自然界存在最多、分布最广的一类重要的有机化合物,主要由碳、氢、氧所组成。它是为人体提供热能的3种主要营养素中最廉价的营养素。

碳水化合物是生命细胞结构的主要成分及主要供能物质,并且有调节细胞活动的重要功能。如果膳食中缺乏碳水化合物将导致全身无力、疲乏,血糖含量降低,产生头晕、心悸、脑功能障碍等,严重时会导致低血糖昏迷。但是,当膳食中碳水化合物过多时,就会转化成脂肪贮存于体内,使人过于肥胖而导致各类疾病的发生,如高血脂、糖尿病等。

对于想保持优美身材的女性来说,适当的碳水化合物既不能缺少,也不能摄入过多,更不能采用拒绝摄入碳水化合物的方式来减肥。

(4) 维生素

膳食必须提供充足的维生素,各种维生素之间还要保持平衡,以满足人体正常代谢的需要。

维生素在人体内的含量很低,但生理作用却很大,它参与人体物质与能量的代谢,调节广泛的生理与生化过程,从而维持了人体正常的生理活动。

人体如果缺乏了维生素,会引发皮肤干燥、粗糙、过度老化等不良后果,还可能引发代谢性疾病等。

（5）矿物质

膳食要提供比例合适的矿物质，以构建身体组织和保证正常生理功能。

矿物质实际上是无机元素，包括钙、磷、钾、钠、铁、碘、铜、硒等元素。膳食中的微量元素对排毒养颜是非常重要的。在美容护肤方面，铁、锌、碘、硒等矿物质或微量元素起着重要作用，当供应不足时，可影响人体的新陈代谢，造成皮肤功能障碍，进而影响人体皮肤健美。

（6）膳食纤维

膳食纤维被称为人类的第七大营养素。膳食纤维进入人体后一般不被消化和吸收，而是通过刺激肠壁，增加肠蠕动，吸收水分，保持肠道润滑。膳食中要摄入适量的膳食纤维，膳食纤维可以清洁消化壁和增强消化功能，同时稀释和加速食物中的致癌物质和有毒物质的移除，能保护消化道和预防结肠癌；膳食纤维还可减缓消化速度和加速胆固醇排泄，从而让血液中的血糖和胆固醇的含量控制在最理想的水平。

从美容的角度出发，膳食纤维的体积大，可促进肠蠕动，减少食物在肠道中停留的时间，保持肠道润滑，缓解便秘；提高膳食中膳食纤维的含量，可使摄入的热能减少，在肠道内营养的消化吸收也下降，最终使体内脂肪消耗而起到减肥作用。

合理烹调，美味健康

食物在烹调过程中损失一部分营养是不可避免的，但采取一些保护性措施，可使菜肴保存更多的营养素。如在炒菜时加一点醋，既可调味，又可减少一些维生素的流失，还能增加钙

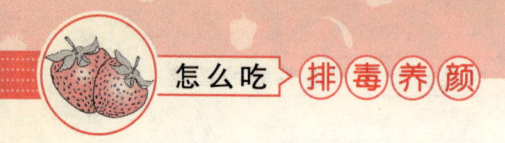

的吸收。

合理的烹调可以使食品色、香、味俱全，不仅增强食欲，而且使人获得营养，有益健康。

1. 蔬菜的合理烹调

（1）先洗后切

洗蔬菜时尽量要用流水冲洗，先洗后切，切后的蔬菜不要在水中浸泡，以免蔬菜中的水溶性维生素和无机盐流失。

（2）急火快炒

蔬菜在油的高温下，炒10~15分钟以内，维生素C的保存率为50%~70%；炖煮菜时，由于加热时间较长，维生素C的保存率比急火快炒时大大降低。所以胡萝卜素含量较高的深色蔬菜，如菠菜、胡萝卜等应急火快炒，避免长时间炖煮，这样既可减少维生素的流失，又可促进胡萝卜素的吸收。

（3）先焯后炒

有些蔬菜，如菠菜、竹笋、青蒜、毛豆等含有较多的草酸，在烹调前最好先用沸水焯1~2分钟再炒，可除去大部分草酸。如长期吃含草酸高的蔬菜，除引起缺钙、贫血外，还可能产生肾结石。

（4）炒好即食

炒好的蔬菜应尽快食用，连汤带菜吃，不要反复加热。否则，菜中的营养素会大量流失，而细菌和亚硝酸盐含量却会增加。

2. 主食的合理制作

在主食的制作方面，煮饭、煮粥、煮豆，都不宜放碱，因为碱容易加速维生素C和B族维生素的破坏，还会中和胃酸，降低胃酸的杀菌力。

蒸煮米饭时，米的淘洗过程可使营养素损失。淘米次数越多，浸泡时间越长，淘米水温越高，营养素损失越严重。因此，

第二章 合理饮食是排毒养颜的首选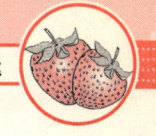

淘米时要轻洗,不宜次数太多,浸泡时间不宜太长,淘米水温不宜太高,以减少营养素的损失。

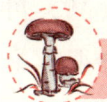
食物入口,细嚼慢咽

很多人吃饭的时候喜欢狼吞虎咽,一顿饭不到10分钟就解决了,但是却给肠胃带来了不小的负担。所以民间谚语也说,"吃得慌,咽得忙,伤了胃口害了肠。"告诉人们吃得太快,肠胃就要遭殃,所以吃饭的时候一定要细嚼慢咽。

食物在口腔中慢慢咀嚼是整个消化过程中重要的环节,咀嚼能反射性地引起唾液的分泌,唾液中的淀粉酶又可以帮助食物消化,其溶菌酶和一些分泌性抗体还能杀菌消毒,同时引起良性连锁反应,排出更多毒素。同时,细嚼还可使食物磨碎成小块,并与唾液充分混合,以便吞咽,从而进入体内消化道也可增加食物消化吸收,减少胃肠疾病的发生。

咀嚼可以中和各种毒性物质,食物在口腔内咀嚼时间的长短,决定了食物包含的毒素进入人体的比例差异。咀嚼时间越长,唾液杀菌的功效才越能发挥出来,所以说吃饭时要细嚼慢咽是很有科学道理的。

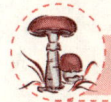
饮食安全,一定要知

俗话说:"病从口入",说明了注意饮食卫生的重要性。但一些人却认为"不干不净,吃了没病"。在广大农村,特别是边远的地方,这更是需要人们高度重视的一个问题。自古以来,饮食卫生一直为人们所重视,把注意饮食卫生看成是养生防病的重

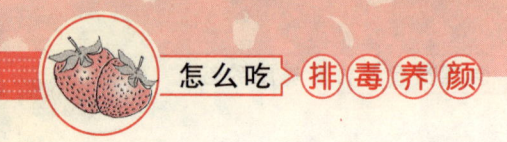

要内容之一。归纳起来,主要有以下几点:

1. 食物宜新鲜、清洁

在食品采购上,应该讲究食品卫生。新鲜、清洁的食品,可以补充机体所需的营养,饮食新鲜而不变质,其营养成分很容易被消化、吸收,对人体有益无害。食品清洁,可以防止病从口入,避免被细菌或毒素污染的食物进入机体而发病。《论语·乡党》中就有"鱼馁而肉败不食,色恶不食",张仲景在《金匮要略》中进一步指出:"秽饭、馁肉、臭鱼食之皆伤人"。这都是告诫人们,腐败、不洁和变质的食物不宜食用,食用就会对身体有害。新鲜、清洁的食品才是人体所需要的。

如果进食被细菌、病毒等被污染的食物,可引发多种胃肠道传染病,细菌性痢疾等。

如果进食被寄生虫污染的食物,可引起肠道寄生虫病,出现腹痛、面黄肌瘦、嗜食异物等症;若蛔虫窜进胆道,还可出现上腹部剧痛,一会儿发作、一会儿停止等症状。

如进食腐败变质的食物,可出现剧烈的腹痛、呕吐、腹泻等中毒症状,甚至昏迷或死亡。

如进食有毒的食物,如毒蘑菇、生扁豆等,会导致食物中毒,出现腹痛、呕吐、腹泻、昏迷等中毒症状,甚至危及生命。

2. 宜以熟食为主

日常生活中大部分食品不宜生吃,需要经过烹调加热后变成熟食,才能食用,其目的是使食物更容易被机体消化吸收。同时,也使食物在加工变热的过程中,得到清洁、消毒,除掉一些致病菌。

肉类食物生吃不但营养成分不容易被吸收,也十分危险。如

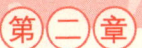

淡水鱼未煮熟可能带有肺吸虫、肝吸虫等，未煮熟的畜肉可能带有旋毛虫、绦虫等。日常的肉、禽、鱼、奶等动物性食物必须加热熟透再吃。

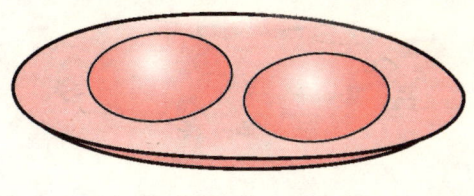

有的人认为生鸡蛋和刚挤出的牛奶含有更多的营养成分，因此不加热而直接食用。这种认识是错误的，会对健康造成影响，甚至引发疾病。

3. 注意日常饮食卫生

（1）一定要养成饭前便后洗手的习惯，以减少病从口入的机会。

（2）生吃蔬菜水果时，最好把蔬菜和水果在淡盐水里浸泡10分钟，再用清水冲洗干净，以避免蔬菜、水果表面的农药残留。不吃没有清洗的蔬菜和水果。

（3）家用餐具上常会沾染各种病菌，因此，餐具要经常消毒。消毒前，应先将餐具洗净，用热水或碱除去油垢，使消毒效果更好。炊具使用后应立即洗净，保持清洁；加工冷荤凉菜的用具容器应当事先消毒并保持专用。擦拭餐具的抹布使用时间不应超过一天，再次使用前应消毒。

（4）生、熟食品要分开存放和加工。生食品中常带有许多细菌、寄生虫卵等，而经过加工的熟食中则没有细菌、寄生虫卵等，在加工、储存过程中一定要将它们分开。如用切过生食品的刀再切熟食，就会将生食品上的细菌、寄生虫卵污染到熟食品上，并且在熟食品上大量繁殖，危害人体健康。因此，一定要将生熟食品分开存放和加工，这样可以有效地预防食物中毒。

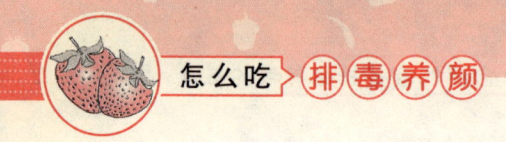

排毒养颜,餐后良方

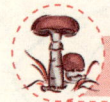

1. 吃烧烤后吃根香蕉或吃个猕猴桃

烧烤类食品会产生较多的苯并芘等致癌物。而香蕉和猕猴桃可增加免疫力,预防癌症。

香蕉内含一种叫植物凝血素的蛋白质,在免疫系统上,可以进一步刺激T细胞分化,增强人体的免疫力,而且它在肠胃道会直接被吸收,不像其他蛋白质那样被分解,所以更具抗癌功效,从而保护胃肠。猕猴桃有很好的抗氧化作用,能有效抑制烧烤食物在体内转化为致癌物质。

2. 吃得油腻,喝杯芹菜汁

如果一餐中吃的油腻食物较多,可喝杯糖分低、纤维素含量高的芹菜汁,因为芹菜中的纤维素可以使脂肪加速分解、消失,还可缩短粪便在肠内的运转时间。

3. 吃火锅后喝杯酸奶

火锅汤温度高,配料咸辣,对胃肠的刺激大。吃火锅后喝点酸奶,可以有效保护胃肠道黏膜。因为酸奶中含有乳酸菌,可抑制腐败菌的生长。酸奶由纯牛奶发酵而成,除保留了鲜牛奶的全部营养成分外,在发酵过程中乳酸奶酸菌还可产生人体营养所必需的多种维生素,如维生素B_1、维生素B_2、维生素B_6、维生素B_{12}等。专家称酸奶是一种"功能独特的营养品",能调节机体内微生态的平衡。

4. 消化不良，饭后喝大麦茶或陈皮水

大麦中的尿囊素和陈皮中的挥发油，可增加胃液分泌，促进胃肠蠕动，对食物的消化和吸收很有好处。

大麦茶在日韩非常流行，在日本料理店喝大麦茶，用以清除吃生鱼片后口中的异味，韩国家庭大多以大麦茶为主要茶饮。中国人冬季讲究进补，饮食往往以鸡鸭鱼肉为主，在吃完鸡鸭鱼肉之后，喝一杯浓浓的大麦茶，不仅可以去油腻，还能促进消化。而且热腾腾的大麦茶具有养胃、暖胃的作用，适合各年龄段人群饮用。

除此之外，大麦茶还不会污染牙齿，长期饮用大麦茶能起到养颜、减肥的效果。散装的大麦茶可以用锅煮着喝，一把大麦茶加上2升水，煮15分钟左右。如果是袋装的大麦茶，用沸水冲泡即可。

陈皮即橘子皮干制后所得，以色红、陈久者为佳，有理气健脾、燥湿化痰的功效，还有促进消化、排除肠道内积气等作用。陈皮泡水代茶饮，既能给身体泄泄气，还可以帮助肠胃排除毒素，排毒瘦身一举两得。但陈皮性温，味辛、苦，有发热、口干、便秘等症状者，不宜饮用陈皮水。

鲜橘皮泡水代茶饮却不利健康。鲜橘皮则含挥发油较多，不具备陈皮那样的药用功效。而陈皮挥发油含量大为减少，里面的黄酮类化合物含量会相对增加，这时陈皮的药用价值才能体现出来。此外，鲜橘皮表面可能有农药和保鲜剂的污染，用这种鲜橘子皮直接泡水喝，可能对健康产生不利影响。

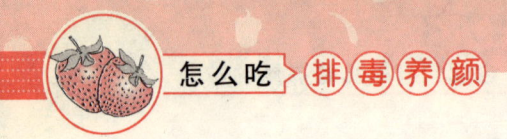

5. 吃方便面后吃水果

膳食平衡是建立在食物合理搭配前提上的，进食方便面后吃一点水果，如苹果、草莓、橙子、猕猴桃等，可以有效补偿维生素与矿物质的不足。

6. 吃蟹后喝生姜红糖水

蟹肉属寒性，脾胃虚寒的人吃后可能引发胃痛、腹泻、呕吐等。吃蟹后喝一杯性温的生姜红糖水，能祛寒暖胃、促进消化、缓解胃部不适。红糖中所含有的葡萄糖、果糖等多种单糖和多糖类能量物质，可加速皮肤细胞的代谢，为细胞提供能量。红糖中含有的某些天然酸类和色素调节物质，可有效调节各种色素代谢过程，平衡皮肤内色素分泌数量和色素分布情况，减少局部色素的异常堆积。

红糖虽然营养丰富，但也不能多吃，建议每人每日摄入量为25克左右。糖尿病患者不宜食用。

第二章 合理饮食是排毒养颜的首选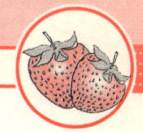

第二节 排毒养颜应慎吃的食物

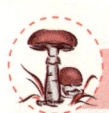
慎吃食物1：烧烤类食物

烧烤类食物的危害主要有以下几个方面：

1. 降低了维生素等的利用率

肉类在烤炉上烧烤，维生素和氨基酸遭到破坏，蛋白质发生变性，严重影响这些营养的摄入。长期食用烧烤类食物会影响上述物质的利用率。

维生素在人体新陈代谢中必不可少，它不仅维护着身体健康，也维持着身体各排毒系统的正常运行。因为维生素跟酶类一起参与着机体的新陈代谢，能使机体的机能得到有效的调节。如果人体中缺少了维生素，就容易患各种疾病。

2. 隐藏着致癌物质

烧烤类食物，由于肉直接在高温下进行烧烤，被分解的脂肪滴在炭火上，再与肉里蛋白质结合，就会产生一种叫苯并芘的致癌物质。人们如果经常食用被苯并芘污染的烧烤食品，致癌物质会在体内蓄积，有诱发胃癌、肠癌的危险。而常吃烧烤的女性，患乳腺癌的危险性要比不爱吃烧烤食品的女性高出2倍。

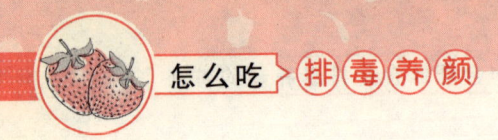

3. 容易感染寄生虫

烧烤食物外焦里嫩，有的肉里面还没有充分烤熟，若是不符合卫生标准的肉，食用的人可能会感染上寄生虫，为健康埋下隐患。

4. 可能损伤消化道黏膜，还会影响体质的平衡

经过烧烤，食物的性质偏向燥热，加之孜然、胡椒、辣椒等调味品都属于热性食材，很是辛辣刺激，会大大刺激胃肠道蠕动及消化液的分泌，有可能损伤消化道黏膜，还会影响体质的平衡。

此外，吃烧烤往往是以肉食为主，难以保持主副食搭配、荤素搭配的膳食结构，远离健康饮食的要求。

因此无论从营养学角度，还是从食品安全角度看，烧烤类食物都要少吃或不吃。

慎吃食物2：腌制类食物

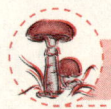

腌制食物是传统食品，很多家庭都有腌菜的习惯。但腌制食品多吃对人的身体则不利。这是因为：

蔬菜腌制后，其所含的维生素损失较多，维生素C几乎全部损失；腌制的酸菜中含有较多的草酸和钙，由于酸度高，食后容易被肠道吸收，经肾脏排泄时，草酸钙结晶极易沉积在泌尿系统形成结石。

腌制类食品在加工过程中，需要大量放盐，这会导致此类食物钠盐含量超标，造成常常进食腌制食品者肾脏的负担加重，发生高血压的风险增高。此外，由于高浓度的盐分可严重损害胃肠道黏膜，故常进食腌制食品者，

胃肠道炎症和溃疡的发病率较高。

腌制食物在腌制过程中，易被微生物污染，如果加入食盐量小于15％，蔬菜中的硝酸盐可被微生物还原成亚硝酸盐，人若进食了含有亚硝酸盐的腌制品后，会引起中毒。其症状为皮肤黏膜呈青紫色，口唇和指甲床发青，重者还会伴有头晕、头痛、心率加快等症状，甚至昏迷。亚硝酸盐在人体内遇到胺类物质时，可生成亚硝胺。亚硝胺是一种致癌物质，会导致鼻咽癌等恶性肿瘤的发病风险增高。所以，腌制品营养受损且有害，不是人们的理想食品，以少吃为宜。

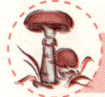

慎吃食物3：油炸类食物

之所以不提倡食用油炸类食物，主要是因为油在高温作用下会分解出一种叫做丙烯酰胺的物质，丙烯酰胺是富含碳水化合物的食品经过高温煎炸后所产生的，它可以诱发良性或恶性肿瘤。现有研究表明，常吃油炸食物的人，其癌症的发病率远远高于不吃或极少进食油炸食物的人群。同时，人体摄入的油过多，容易发胖，从而导致高血压、糖尿病、心血管等疾病。

慎吃食物4：方便类食品

方便类食品，如方便面、糕点、油茶等，一般属于高脂肪、高盐、低矿物质、低维生素类食物，并不具备人体所需要的较全面的营养素。如方便面热量高，维生素等营养物质缺乏。如人们把它当作主食长期食用，将会缺乏维生素。另外，方便类食品中常含有一定的反式脂肪酸，对心血管有相当大的负面影响。

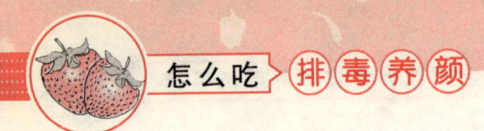

方便类食品中都含有对肝脏等有潜在不利影响的防腐剂和香精，可能造成某些营养素的缺乏而罹患疾病。有些方便类食品还或多或少含有色素等食品添加剂，过多摄入对人体健康不利。此外，方便类食品还有较多的油脂，容易氧化酸败，对人体内重要的酶系统有一定破坏作用，经常摄入会加速机体衰老。

第二章 合理饮食是排毒养颜的首选

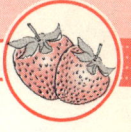

第三节 五谷杂粮，每餐必备的排毒养颜佳品

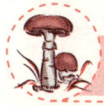

燕麦：通便排毒，抑制色斑

燕麦味甘，性平，是一种低糖、高营养、高能量食品。能润肠通便，促使粪便体积变大、水分增加，膳食纤维促进胃肠道蠕动，发挥通便排毒的作用。不仅是预防动脉硬化、糖尿病、冠心病的理想食品，而且对脂肪肝、糖尿病、便秘以及水肿等有很好的辅助治疗作用，可增强人的体力、延年益寿。燕麦含有的钙、磷、铁、锌等矿物质，有防止骨质疏松、促进伤口愈合、预防贫血的功效，是补钙佳品。

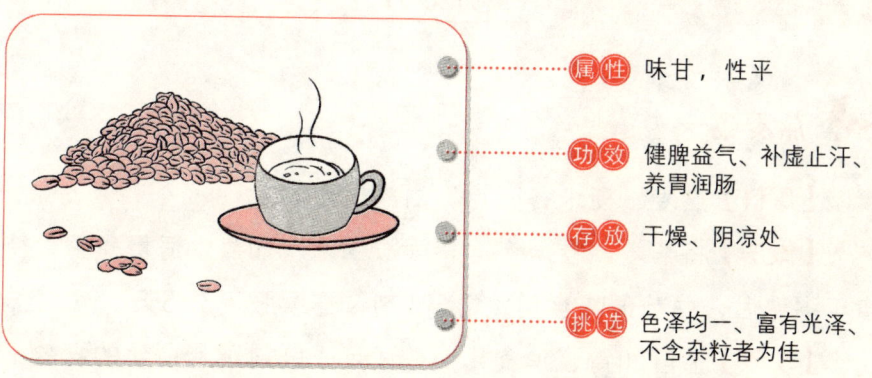

- **属性** 味甘，性平
- **功效** 健脾益气、补虚止汗、养胃润肠
- **存放** 干燥、阴凉处
- **挑选** 色泽均一、富有光泽、不含杂粒者为佳

燕麦中含的燕麦油，能乳化大量水分，形成肌肤表面的保护

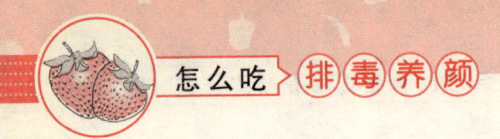

膜，有效保湿，并缓减肌肤老化，防止紫外线损伤，促进肌肤代谢。此外，燕麦中含有多种酶，不但能抑制色斑的形成，而且能延缓人体细胞的衰老。

【食用指导】

将蒸熟的燕麦打成汁当作饮料来喝是不错的选择，搅打时也可加入苹果、葡萄干等食材，营养又能促进排毒。燕麦虽然具有益肝和脾之功效，但吃得过多易造成滑肠、催产，故孕妇忌食。

【搭配宜忌】

宜	**燕麦+牛奶** 燕麦中磷、铁、钙的含量高，与牛奶搭配食用，集牛奶与谷物的营养精华于一体，含有丰富的蛋白质、膳食纤维、维生素、钙及多种微量元素。 **燕麦+小米** 两者同食，可增加各类维生素、矿物质的摄取量，既有助于减肥，又适合心脏病、高血压和糖尿病患者食用。
忌	**燕麦+菠菜** 菠菜中富含草酸，而燕麦含有钙，两者同食，会形成草酸钙，人体不易吸收。

食疗妙方

燕麦粥

【原料】燕麦、粳米各50克，白糖适量。

【做法】将燕麦、粳米淘净，同放锅内，加清水适量煮粥，待煮至粥熟后，白糖调味食用，每日1剂，连续服用3~5天。

【功效】益肝和胃、消食化积。适用于肝胃不和所致的食欲不振、大便不畅等。

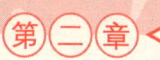 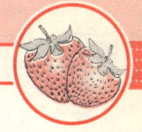

薏苡仁：利水消肿，美容抗衰

薏苡仁又叫薏米，味甘、淡，性微寒，是常用的中药，又是常吃的食物，也是一种美容食品。薏苡仁有利水、消肿、通便、美容抗衰、健脾祛湿等功效。薏苡仁中含有多种维生素和矿物质，能增强肾功能，促进体内血液和水分的新陈代谢，利水消肿，对消除因水毒引起的水肿很有效，常被用作利水的药物。常吃薏苡仁也有利于排便，所以也可以减肥瘦身。

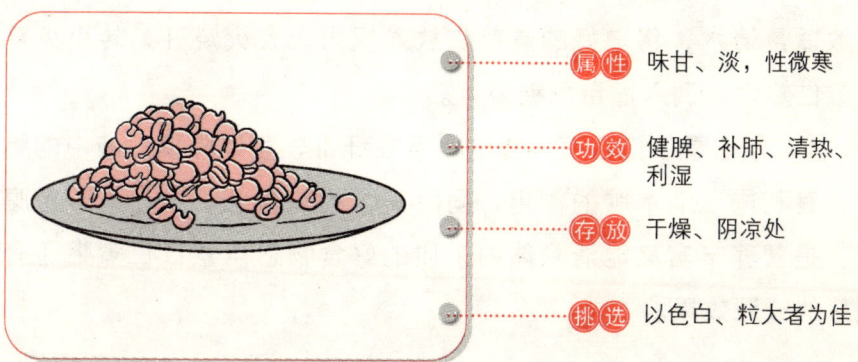

属性	味甘、淡，性微寒
功效	健脾、补肺、清热、利湿
存放	干燥、阴凉处
挑选	以色白、粒大者为佳

【食用指导】

因为薏苡仁有使身体冷虚的作用，所以虚寒体质者不适宜长期服用，怀孕妇女及正值经期的妇女应该避免食用。

【搭配宜忌】

宜

薏苡仁 + 板栗/鸡肉　薏苡仁与板栗或鸡肉搭配同食，有补肾虚、益脾胃、利湿止泻的功效，还具有抗癌的功效。

薏苡仁 + 山药　薏苡仁健脾益胃；生山药补脾养胃；两者搭配食用，可以健脾养胃、治疗食欲不振。

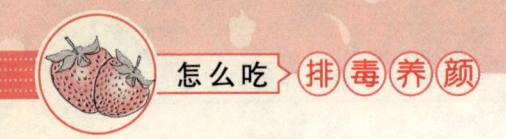

| 忌 | 薏苡仁＋海带　海带含铁，若与薏苡仁同食，会妨碍薏苡仁中维生素E的吸收，易引起静脉曲张、瘀血，使人缺乏活力。|

食疗妙方

 薏苡仁粥

【原料】薏苡仁30克，白糖适量。

【做法】①薏苡仁洗净，放在清水中泡3~4小时至发软；②锅内放适量清水，将泡好的薏苡仁放入锅内，大火烧开，转小火至薏苡仁熟烂，调入适量白糖即可。

【功效】薏苡仁含有丰富的水溶性纤维，可以降低血液中的脂类，有利尿、消水肿的作用，同时它含的热量低，易让人有饱腹感，是营养丰富又能清除体内杂质的好食物，用薏苡仁煮粥还有很好的减肥效果。

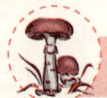 ## 小米：滋阴养血，养胃安眠

小米味甘、咸，性微寒，富含维生素B_1、维生素B_{12}等，具有防止消化不良及口角生疮的功效。小米熬粥营养丰富，容易消化，具有滋阴养血的功能，可以使产妇虚寒的体质得到调养，帮助她们恢复体力，故有"代参汤"之美称。小米所含的色氨基，可转变为血清素，有助于养胃安眠；而其丰富的碳水化合物，可缓解精神紧张、疲惫乏力等症状。

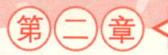 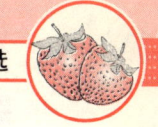

第二章 合理饮食是排毒养颜的首选

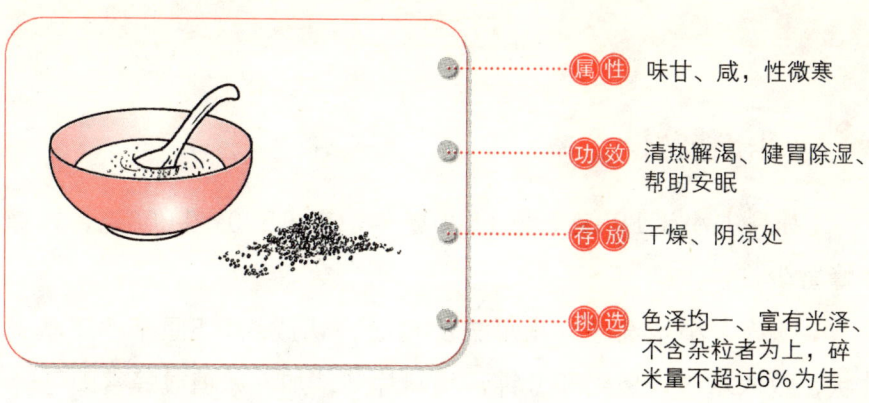

属性 味甘、咸，性微寒

功效 清热解渴、健胃除湿、帮助安眠

存放 干燥、阴凉处

挑选 色泽均一、富有光泽、不含杂粒者为上，碎米量不超过6%为佳

【食用指导】

淘洗小米时切忌过分搓洗或加碱同煮，以避免营养损失，烹煮时也不要加太多的盐。

常喝小米粥可以增强小肠功能，有养心安神的功效，适宜于失眠、体虚、低热者食用。

【搭配宜忌】

宜

小米+黄豆　小米富含淀粉、人体必需的8种氨基酸，其中色氨酸和蛋氨酸含量较多，色氨酸的含量为谷类之首。而且小米中的类胡萝卜素可转化为维生素A，与黄豆中的异黄酮作用，可保健眼睛和滋养皮肤。

小米+桂圆　两者同食，再加点红糖，可补血养颜、安神益智，适用于心脾虚损、气血不足、失眠健忘、惊悸等症。

忌

小米+蛋类　蛋类所含的蛋白质需酸性环境来消化，但小米中的淀粉遇到强酸难以消化，若两者同食，会引起肠胃病。

小米+杏仁　两者同食会令人呕吐、泄泻，气滞者尤其要忌食。

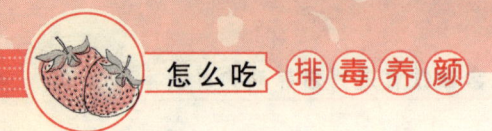

食疗妙方

小米南瓜粥

【原料】小米100克，水1500毫升，南瓜500～1000克，冰糖或蜂蜜少许。

【做法】小米洗净，南瓜去皮剔瓤，切成约1.5厘米的丁状或片状，放入水内，煲约30分钟，稍闷片刻，加入冰糖或蜂蜜即可。

【功效】有解热降暑之功效。

玉米：防治便秘，光润肌肤

玉米味甘，性平，具有健脾益胃、降脂降糖、抗动脉粥样硬化和防癌等功效。玉米中的维生素B_6、烟酸等成分，具有刺激胃肠蠕动、加速粪便排泄的特性，中老年人常吃玉米可防治便秘、肠炎等。玉米胚中所含的物质能增强人体新陈代谢、调整神经系统功能，可起到使皮肤细嫩光润及抑制、延缓皱纹产生的作用。

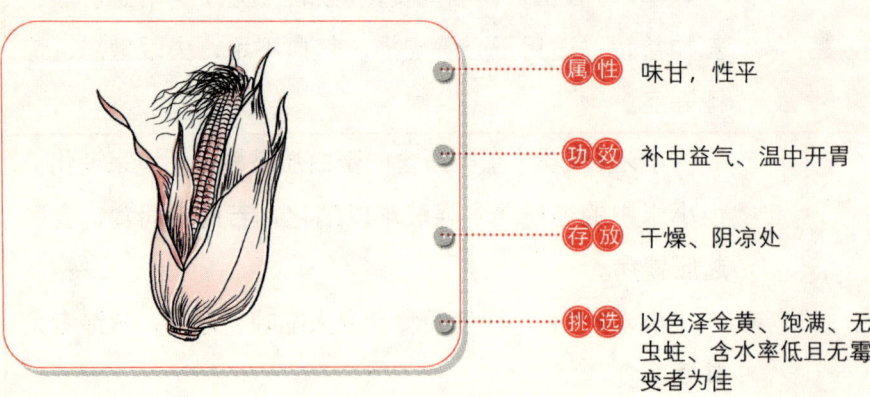

属性　味甘，性平

功效　补中益气、温中开胃

存放　干燥、阴凉处

挑选　以色泽金黄、饱满、无虫蛀、含水率低且无霉变者为佳

第二章 合理饮食是排毒养颜的首选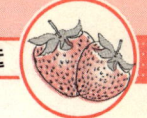

【食用指导】

玉米中含有较多的粗纤维,约是精米、精面的5倍,每天食用量不宜超过70克。玉米煮熟食用更好,尽管玉米经过加热破坏了部分的维生素C,但是却获得了营养价值更高的抗氧化剂活性。发霉的玉米不能食用,发霉后易产生致癌物黄曲霉素。

【搭配宜忌】

宜	玉米+草莓　玉米富含蛋白质和维生素C、维生素E;草莓也富含维生素C,两者同食,可以预防黑斑和雀斑的生成,使肌肤变得有光泽。 玉米+花菜　两者搭配食用,可以益胃、健脾、补虚,也可润肤、延缓衰老。
忌	玉米+可乐　玉米和可乐中都富含磷,两者同食会摄取过的磷,干扰体内钙磷比例,影响钙的吸收与留存。 玉米+田螺　会中毒。 玉米+牡蛎　会阻碍锌的吸收。

食疗妙方

🌿 玉米刺梨汤

【原料】 玉米30克,刺梨15克。

【做法】 玉米和刺梨加水煎汤服或代茶饮。

【功效】 有健胃消食及清暑的作用。脾胃不健、消化不良、饮食减少或腹泻,兼有暑热者尤为适宜。

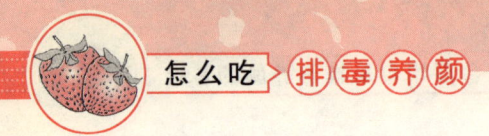

红豆：润肠通便，健美减肥

红豆又名赤小豆，味甘、酸，性平，因皮层为红色而得名。有利水除湿、消肿解毒、和血排脓、通乳汁、轻身减肥的功效。

红豆含有较多的皂角苷，可刺激肠道，有良好的利尿作用，对心脏病和肾病、水肿均有益。红豆还含有较多的膳食纤维，具有良好的润肠通便、降血压、降血脂、调节血糖、解毒抗癌、预防结石、健美减肥的作用。此外，产妇、乳母多吃红小豆有催乳的功效。

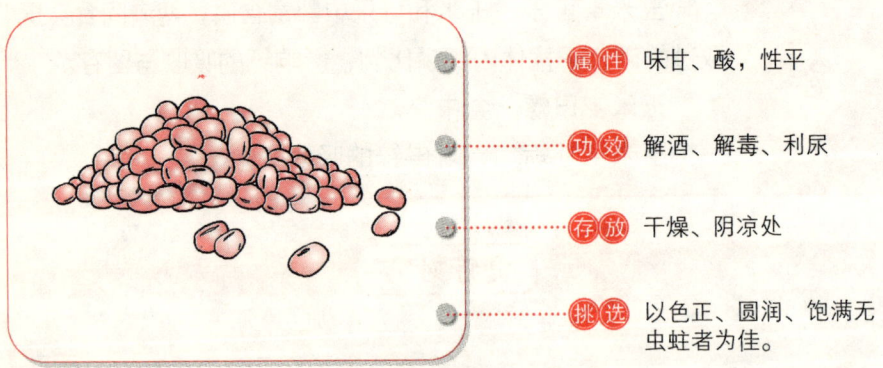

属性　味甘、酸，性平
功效　解酒、解毒、利尿
存放　干燥、阴凉处
挑选　以色正、圆润、饱满无虫蛀者为佳。

红豆富含淀粉，因此它具有生津液、利小便、消胀、除水肿、止吐的功能，具有消除肾性水肿、心脏性水肿、肝硬化腹水、营养不良性水肿等特别功能，所以被明代李时珍称为"心之谷"。

【食用指导】

红豆可以煮红豆汤、红豆粳米粥，蒸红豆米饭，制作豆沙等，具有较好的营养价值。但红豆又利尿，故尿频的人禁止食用。

第二章 合理饮食是排毒养颜的首选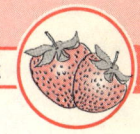

【搭配宜忌】

宜	红豆+南瓜　南瓜通便润肤；红小豆减肥、利尿、消肿，两者搭配食用，可排毒养颜，辅助治疗感冒、胃痛、咽喉痛等病症。 红豆+红枣　两者都富含铁，搭配食用具有很好的滋补养颜的功效，常食可使气色红润。
忌	红豆+猪肉　同食易引起腹胀气滞。 红豆+羊肝　同食易发生食物中毒。 红豆+粳米　同食易引发口疮。

食疗妙方

 红豆百合杏仁粥

【原料】红豆100克，百合15克，杏仁10克，白糖适量。

【做法】先加水如常法煮红豆，半熟时加入百合、杏仁同煮，熟后加白糖即可食用。

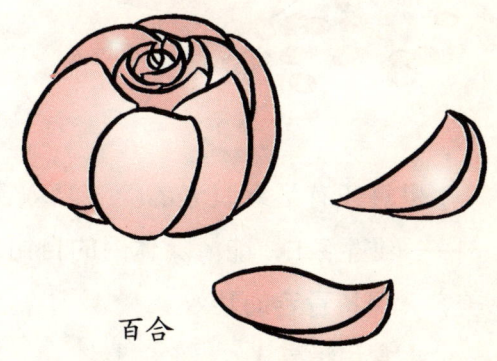

百合

【功效】润肺止咳、除痰利湿。适用于肺燥而湿痰内阻、气不化津所引起的咳嗽、喘息、口干、痰多及小便不利等症。

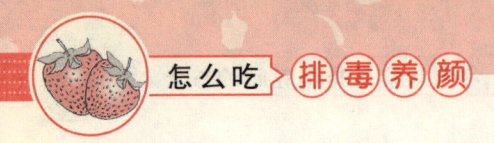 怎么吃 排毒养颜

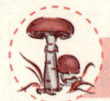 黑豆：利水消肿，乌须黑发

黑豆味甘，性平。有调中下气、滋阴补肾、补血明目、利水消肿、乌须黑发的功效。

黑豆营养全面，含有丰富的蛋白质、维生素、矿物质，有活血、利水、祛风、解毒之功效。其中所含微量元素如锌、铜、镁、钼、硒、氟等的含量都很高，而这些微量元素对延缓人体衰老、降低血液黏稠度等非常重要。还含有糖尿病患者身体易缺少的"铬"，可调节人体血糖代谢。

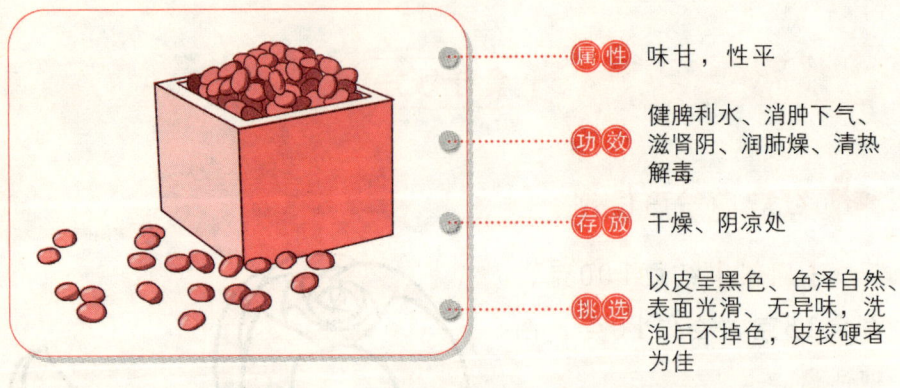

属性	味甘，性平
功效	健脾利水、消肿下气、滋肾阴、润肺燥、清热解毒
存放	干燥、阴凉处
挑选	以皮呈黑色、色泽自然、表面光滑、无异味，洗泡后不掉色，皮较硬者为佳

黑豆还有延缓衰老的美容功效。因为黑豆含有丰富的抗氧化剂——维生素E，能清除体内的自由基，减少皮肤皱纹，达到养颜美容、保持青春的功效。

【食用指导】

适宜脾虚水肿、脚气水肿者食用；适宜体虚之人及小儿盗汗、自汗，尤其是热病后出虚汗者食用；适宜老人肾虚耳聋、小儿夜间遗尿者食用；适宜妊娠腰痛或腰膝酸软、白带频多、产后中风、四肢麻痹者食用。老年人和小儿不宜多食黑豆，食多不易

第二章 合理饮食是排毒养颜的首选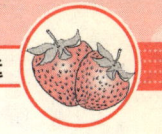

消化。黑豆炒熟后，热性大，多食易上火，故不宜多食。

【搭配宜忌】

宜	**黑豆+海带** 黑豆有补肾强身、活血利水、解毒、滋阴明目的功效；海带可以散结消痰、平喘利水。两者搭配食用，具有活血、利水、祛风、解毒的功效。 **黑豆+红糖** 两者搭配食用，可以滋补肝肾、活血行经、美容乌发，而且对血虚、气滞、闭经有一定功效。
忌	**黑豆+厚朴** 两者同食易引起腹泻。

食疗妙方

 黑豆粥

【原料】黑豆、桑枝各30克，楮根白皮15克，粳米100克。

【做法】用适量的沸水先煎桑枝、楮根白皮取汁，去渣，再加入黑豆、粳米煮成稀粥，空腹食用。

【功效】利小便、除水肿。

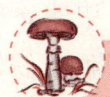 ## 绿豆：清热解毒，美肤养颜

绿豆味甘，性凉，以豆皮绿色而得名，又叫青小豆。绿豆有清热解毒、祛暑止渴、利水消肿、明目退翳、美肤养颜的功效。它不仅有良好的食用价值，还具有非常好的药用价值，是中医常

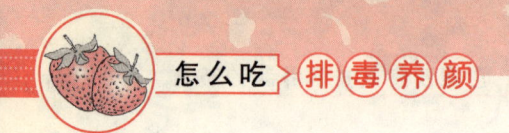

用来解多种食物或药物中毒的一味中药。

绿豆中所含蛋白质与大豆相似，而含脂肪量较大豆低，有降低胆固醇、降血脂、解毒、保肝等作用。绿豆中富含维生素和矿物质，其中B族维生素、钾、镁、铁等的含量要远远高于其他谷类，有止渴降糖、消水肿、利小便的作用，非常适合糖尿病合并肾病患者做主食。

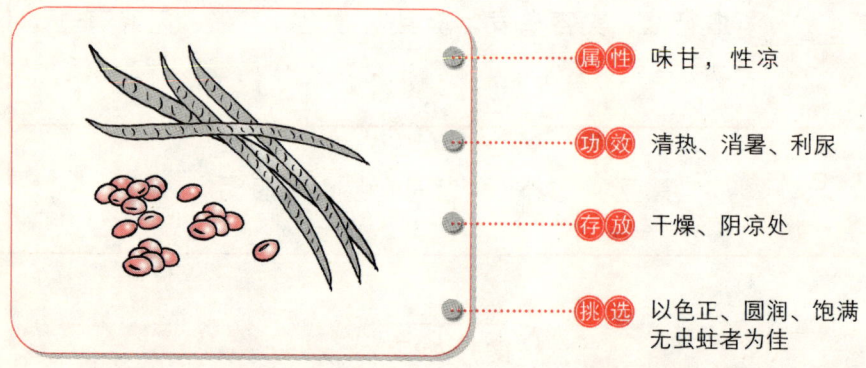

属性 味甘，性凉
功效 清热、消暑、利尿
存放 干燥、阴凉处
挑选 以色正、圆润、饱满无虫蛀者为佳

夏秋季节，绿豆汤是排毒养颜的佳品，常饮用能帮助人体排泄体内的毒素，促进机体的正常代谢。

【食用指导】

绿豆中的赖氨酸含量较高，比大米和小米多出数倍，因此将绿豆与大米、小米配合食用，可使氨基酸互补，有利人体的健康。

绿豆不宜煮得过烂，以免有机酸和维生素遭到破坏，降低清热解毒的功效。而未煮烂的绿豆腥味强烈，食后易恶心、呕吐。

绿豆性寒凉，脾胃虚寒、泄泻者慎食。绿豆有解毒功能，所以，一般吃西药或中药期间最好不要吃绿豆，以免降低药效。

第二章 合理饮食是排毒养颜的首选

【搭配宜忌】

宜	绿豆+南瓜　南瓜有补中益气的功效，并且富含维生素，是一种高纤维食品，能降低糖尿病患者的血糖。绿豆有清热解毒、生津止渴的作用，与南瓜同煮有很好的保健作用。 绿豆+薏苡仁　绿豆和薏苡仁都富含维生素B_1，一起煮粥食用，可改善肤质，治疗脚气病。
忌	绿豆+碱　煮绿豆汤的时候不能加碱。因为碱会严重破坏绿豆中富含的B族维生素。同时，绿豆中的类黄酮抗氧化成分也会因为加入碱而损失，结构发生变化，颜色转为黄色。

食疗妙方

 红绿百合羹

【原料】红豆、绿豆、百合各20克。

【做法】将红豆、绿豆、百合浸泡半小时，以武火煮沸后改文火煮至豆熟，加入适量的糖或盐，咸食、甜食皆可。

【功效】绿豆所含的维生素有助淡化黑色素；红豆能清热排毒；而百合则能滋润肌肤。

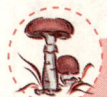 **豌豆：清洁大肠，防癌抗癌**

豌豆味甘，性平，含有胡萝卜素、膳食纤维、维生素A、维生素C、钾、磷、镁、钙、铜、铬、赤霉素、植物凝素等。豌豆中

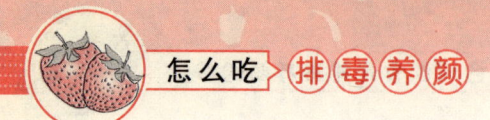

富含人体所需的各种营养物质,尤其是含有优质蛋白质,可以提高机体的抗病能力;豌豆中富含的胡萝卜素,食用后可防止人体致癌物质的合成,从而减少癌细胞的形成,降低人体癌症的发病率;豌豆中富含的粗纤维,能促进大肠蠕动,保持大便通畅,起到清洁大肠的作用。

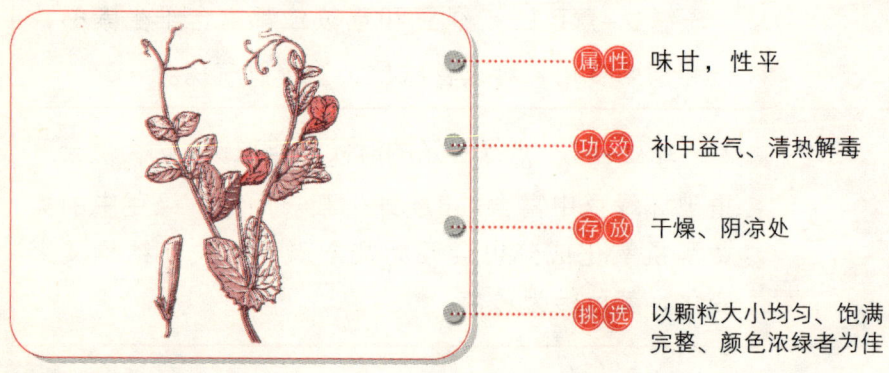

属性 味甘,性平

功效 补中益气、清热解毒

存放 干燥、阴凉处

挑选 以颗粒大小均匀、饱满完整、颜色浓绿者为佳

【食用指导】

豌豆一般老少皆宜,尤其适合白带异常者、肾虚者,食积、腹胀者。豌豆既可作蔬菜炒食,子实成熟后又可磨成豌豆面粉食用。豌豆适合与富含氨基酸的食物一起烹调,可以明显提高豌豆的营养价值。

豌豆粒多食会发生腹胀,故不宜长期大量食用。炒熟的干豌豆尤其不易消化,过食可引起消化不良、腹胀等。气滞便结者应慎食。

【搭配宜忌】

宜

豌豆+糙米　糙米与豌豆一起蒸饭食用,有益气和胃、润肠通便的功效,可作为肠燥便秘、肾虚咳喘等症的辅助食疗。

青豌豆+火腿　豌豆有和中下气、止渴、止泻、利尿等作用,火腿有和中益肾、养胃气、补虚劳的作用,两者搭配,色香味营养俱全。

第二章 合理饮食是排毒养颜的首选

豌豆+醋 豌豆所含的蛋白质遇到醋所含的醋酸，会产生不易于人体消化的物质，从而引起消化不良。

豌豆+菠菜 豌豆富含钙质，与菠菜中的草酸相遇，会结合成不易溶解的草酸钙，进而影响人体对钙的吸收。

食疗妙方

玉米炒豌豆

【原料】嫩甜玉米粒100克，豌豆50克，胡萝卜1/2根，瘦嫩猪肉50克，植物油、精盐、生抽、淀粉、葱花各适量。

【做法】①玉米粒和豌豆洗净，胡萝卜切丁；②瘦嫩猪肉切丁，放生抽、淀粉、植物油拌匀，腌制5~10分钟；③锅置火上，倒入肉丁炒熟，再倒入嫩甜玉米粒、豌豆、胡萝卜丁，翻炒至熟，放入精盐、葱花出锅即可。

【功效】明目、抗衰、润肠、防癌。

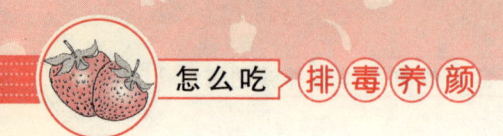

第四节 应季蔬菜，肠胃清新的原动力

葱：发汗利尿，解瘀化毒

葱味辛、辣，性温，有健胃、发汗、利尿、祛痰、止痛、通乳、解瘀化毒、散寒通阳的功效。

葱是人们喜爱的调味品，它不仅可作调味品，有特殊的香味，能去荤、腥膻等油腻厚味及各种异味；而且能防治疾病，有很强的杀菌作用，可谓佳蔬良药。

中医学认为，葱有发汗、祛痰、利尿的作用。可辅助治疗感冒。葱中含丰富的维生素C，能舒张小血管，促进血液循环，对心血管硬化有较好的辅助疗效，还能增强纤维蛋白溶解活性，降低血脂。

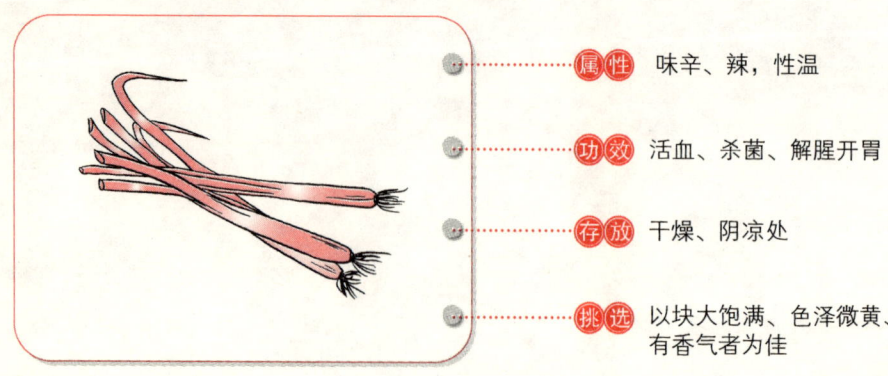

属性　味辛、辣，性温

功效　活血、杀菌、解腥开胃

存放　干燥、阴凉处

挑选　以块大饱满、色泽微黄、有香气者为佳

第二章 合理饮食是排毒养颜的首选

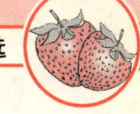

【食用指导】

葱一般人都可食用,但不宜生吃。因为葱在生长的过程中,不可避免地要受到病原体的污染。患有消化道疾病特别是有溃疡病的人不宜多食葱。

【搭配宜忌】

宜	葱+蘑菇 葱与蘑菇同食,有清热解毒、降血脂的功效。 葱+牛肉 葱与牛肉搭配食用,有祛毒消肿、降低胆固醇、杀菌防癌的功效。 葱+兔肉 葱和兔肉一起食用,肉嫩易消化,还有降血脂、美容的作用。
忌	葱+狗肉 狗肉性热,助阳动火;而生葱辛温助火;故狗肉最好不要与生葱同食,否则易上火而伤身。平时经常流鼻血的人,尤其应当忌葱与狗肉同食。 葱+蜂蜜 蜂蜜遇上葱中的氨基酸,会产生有毒的物质,刺激胃肠道,使人腹泻。

食疗妙方

葱香鸡蛋煎饼

【原料】面粉半碗,鸡蛋2枚,大葱100克,植物油、精盐各适量。

【做法】①鸡蛋打成鸡蛋液,加入适量的清水,搅拌均匀;②将葱洗净,切成葱花。面粉加入适量的盐,倒入混合清水的蛋液,打成无颗粒的粉浆后,倒入葱花拌匀;③锅里放植物油少许,待油热后，倒入薄薄的一层面粉蛋浆，小火将两面都煎成金黄色即可。

【功效】健胃利肠，通阳解毒，增进食欲。

白菜：养胃生津，利大小便

白菜味甘，性平，有养胃生津、化痰止咳、退热解毒、解消渴、利大小便的功效。白菜中含有丰富的维生素A、维生素C、维生素E及胡萝卜素都是很好的抗氧化剂，可以起到很好的护肤和养颜效果。白菜中含有丰富的微量元素锌，它决定着肌肤的光滑和弹性程度，多吃不仅能排毒养颜，去除痤疮，还能使人肌肤白皙细腻。

白菜中有一些微量元素，它们能帮助分解同乳腺癌相联系的雌激素，使女性患乳腺癌的概率大大降低，这也是东方女性比西方女性乳腺癌发病率低得多的原因之一。

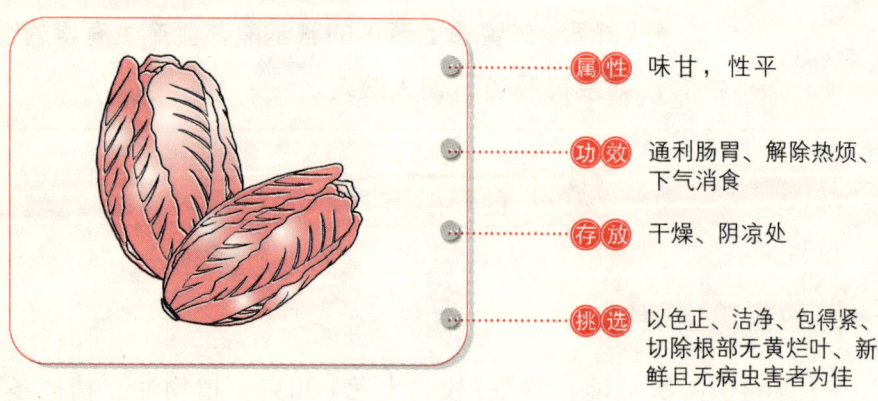

属性：味甘，性平

功效：通利肠胃、解除热烦、下气消食

存放：干燥、阴凉处

挑选：以色正、洁净、包得紧、切除根部无黄烂叶、新鲜且无病虫害者为佳

【食用指导】

适合一般人食用，更适宜于习惯性便秘、伤风感冒、肺热咳嗽、咽喉发炎、腹胀及发热之人食用。但肺寒咳嗽者不宜食用。过敏或虚寒体质的人，不适合大量单吃生冷的白菜，如泡菜

等，此时可以加点姜丝或是茴香、肉桂一起炖煮，便可中和白菜的寒性。

切白菜时顺丝切，这样白菜容易熟，且可以减少水分流失。烹调时宜急火快炒，不宜用水煮焯、浸烫，以免营养流失。

【搭配宜忌】

宜	白菜+辣椒　可以促进胃肠道蠕动、帮助消化。 白菜+虾仁　白菜和虾仁搭配着吃，可以防治牙龈出血，解热除燥，还可预防便秘、痔疮及结肠癌，特别适宜虚弱者经常食用。
忌	白菜+猪肝　猪肝中大量的铜会破坏白菜中的维生素C，降低两者的营养。

食疗妙方

虾干拌白菜

【原料】白菜500克，虾干30克，麻油、精盐、味精、白糖、白醋、红椒丝各适量。

【做法】①白菜取心，洗净，切成细丝备用；②虾干洗净，用温水泡发备用；③用适量精盐将白菜丝拌匀，腌5分钟左右，将水挤干，把白菜丝放入容器中；④加入虾干、麻油、精盐、味精、白糖、白醋、红椒丝拌匀即可。

【功效】健脾开胃、解热除燥，对于体弱乏力、肺热咳嗽者也有辅助疗效。

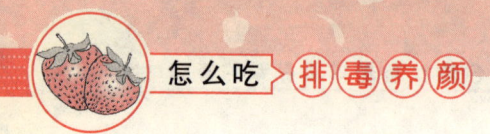

白菜姜葱汤

【原料】白菜（连根茎）120克，生姜、葱白各20克。

【做法】将白菜切段，生姜切片，葱白切段，加水适量，煎汤温服。每日2次，连服3天。

【功效】清热解毒、发汗散表。对感冒和感冒初起之发热咳嗽有防治作用。

洋葱：开胃杀菌，防癌抗衰

洋葱味甘、辛，性温。有开胃、杀菌、降血脂、降血糖、抗癌、抗衰老的功效。洋葱中含有一定的钙质，常吃洋葱有助于防治骨质疏松症。洋葱中含有植物杀菌素如大蒜素等，因而有很强的杀菌能力。吃一些生洋葱可以预防感冒。洋葱所含的微量元素硒是一种很强的抗氧化剂，能提高人体的免疫能力，具有防癌抗衰老的功效。

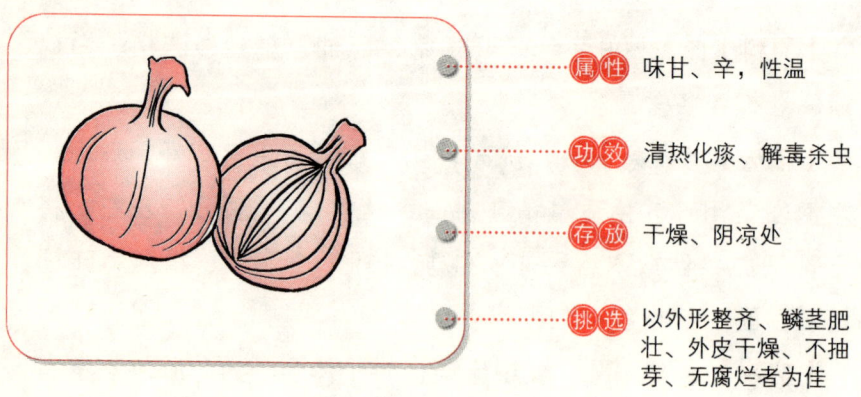

属性　味甘、辛，性温

功效　清热化痰、解毒杀虫

存放　干燥、阴凉处

挑选　以外形整齐、鳞茎肥壮、外皮干燥、不抽芽、无腐烂者为佳

【食用指导】

洋葱不易久煮，长时间的烹煮会使其失去降血糖的功效。洋

第二章 合理饮食是排毒养颜的首选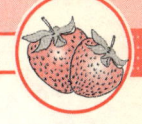

葱一次不宜食用过多，因为它会产生挥发性气体，过量服用很容易感到腹部胀气。患有皮肤瘙痒性疾病、眼疾及胃病、肺胃发炎者应少吃洋葱。

【搭配宜忌】

宜	洋葱+猪肉　两者搭配，可以滋阴润燥、化痰利湿。 洋葱+猪肝　两者搭配，营养价值高，并可治疗维生素缺乏症。
忌	洋葱+蜂蜜　蜂蜜有清热作用，洋葱中含有多种生物活性物质，遇到蜂蜜中的有机酸和酶类时会发生化学反应，产生有毒物质，并刺激胃肠道，导致腹胀、腹泻。 洋葱+海带　海带含有丰富的碘和钙，与富含草酸的洋葱搭配，会影响钙质的吸收，而且多食还会使人便秘。

食疗妙方

 洋葱炒木耳

【原料】洋葱200克，水发黑木耳50克，青椒、姜片、油、精盐、鸡精各少许。

【做法】①洋葱切去两端及外层老皮，洗净，再切成中间大两头小的橄榄形；②青椒、姜片都切成菱形小片；③炒锅烧热加油，待油八成热时，先将生姜片爆出香味，再把洋葱入锅翻炒，加精盐调味，加入黑木耳和青椒片，加少许水、鸡精，稍煮即可起锅。

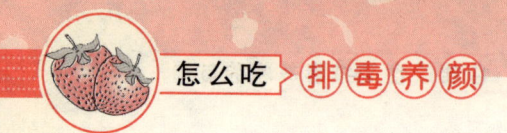

【功效】降低胆固醇、辅助降血糖。

莲藕：消瘀解热，调中开胃

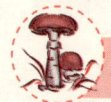

生莲藕味甘，性寒，熟莲藕味甘，性温。有消瘀解热、调中开胃、清心除燥、安神健脑等功效。莲藕的含糖量不算很高，又含有大量的维生素C和膳食纤维，对于肝病、便秘、糖尿病等一切有虚弱之症的人都十分有益。莲藕中还含有丰富的维生素K，具有收缩血管和止血的作用。对于妇女月经不调（提前或量少等）、口鼻常出血的人有收敛止血的功效。藕汁有明显的止血、生津润燥、止泻和醒酒的作用。

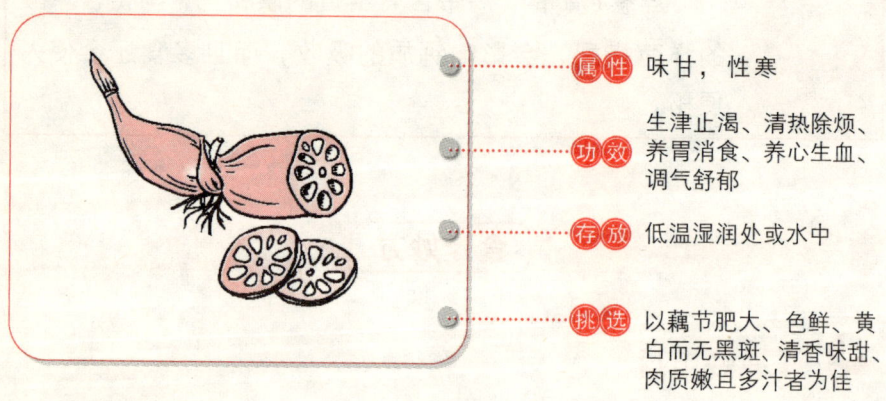

属性　味甘，性寒

功效　生津止渴、清热除烦、养胃消食、养心生血、调气舒郁

存放　低温湿润处或水中

挑选　以藕节肥大、色鲜、黄白而无黑斑、清香味甜、肉质嫩且多汁者为佳

【食用指导】

生莲藕味甘，性寒，适用于烦渴、酒醉、咳血、吐血等症；熟莲藕味甘，性温，性由凉变温，失去了消淤清热的性能，却能健脾补胃、滋阴润燥，有益血、止泻的功效。

选莲藕要挑选外皮呈黄褐色、肉肥厚而白的。如果发黑有异味，则不宜食用。

第二章 合理饮食是排毒养颜的首选

【搭配宜忌】

宜	**莲藕+猪肉** 莲藕含有大量淀粉、蛋白质和丰富的钙、磷、铁、纤维素以及多种维生素，还富含单宁酸，具有收敛性和收缩血管的功能，与猪肉搭配食用，可以滋阴血、健脾胃。 **莲藕+鳝鱼** 两者搭配食用，可以维持体内酸碱平衡、强肾壮阳。
忌	**莲藕+大蓟** 熟莲藕性由凉变温，有活血、止泻的功效。而大蓟止血，两者作用相反，不宜同食。 **莲藕+小蓟** 熟莲藕活血，小蓟止血，两者作用相反，不宜同食。

食疗妙方

莲藕排骨汤

【原料】莲藕300克，排骨块350克，姜片、精盐各适量。

【做法】将莲藕洗净、切片，排骨块用水焯，捞起备用；将藕片和焯过的排骨块一起入锅，加少许姜片和适量水煲1小时，加精盐调味即成。

【功效】养胃滋阴，健脾益气。

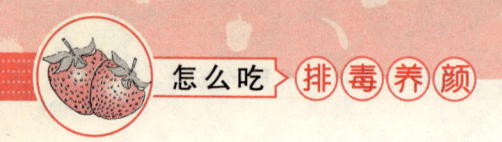

芹菜：利水解毒，凉血消肿

芹菜味甘、辛，性凉。有清热除烦、平肝调经、利水解毒、凉血消肿、止血的功效。芹菜中含有丰富的膳食纤维，可以像提纯装置一样，过滤体内的废物。经常食用可以刺激身体排毒，对付由于身体毒素累积所造成的疾病，如风湿性关节炎等。此外，芹菜还可以调节体内水分的平衡，改善睡眠。

现代医学研究表明，芹菜中富含维生素、类黄酮等成分，可以安抚受损、敏感的肌肤，还能提升肌肤的自我修护能力。芹菜还含有丰富的铁，能补充女性经血的损失，常吃芹菜，还可避免皮肤苍白、干燥、面色无华。

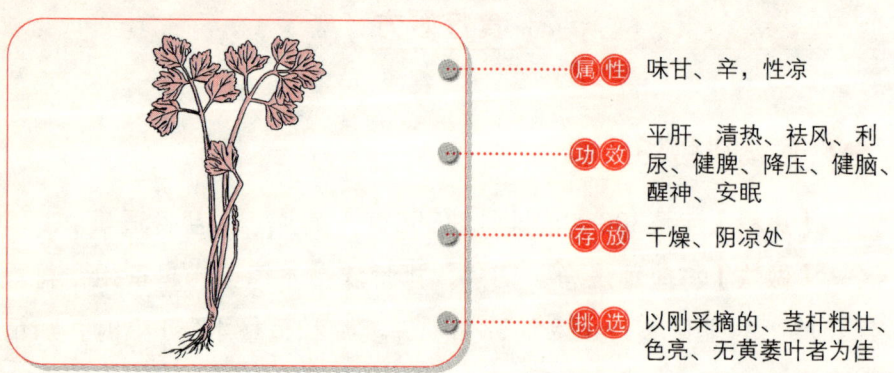

属性	味甘、辛，性凉
功效	平肝、清热、祛风、利尿、健脾、降压、健脑、醒神、安眠
存放	干燥、阴凉处
挑选	以刚采摘的、茎杆粗壮、色亮、无黄萎叶者为佳

【食用指导】

芹菜叶和芹菜根的营养成分含量高，不要轻易丢弃。芹菜叶味苦，可先用沸水烫一下再做汤、菜。在吃芹菜等富含膳食纤维的食物后2小时内，最好不要服用阿莫西林。因为阿莫西林会被膳食纤维吸收，从而导致其在胃肠道的药物浓度下降，最终无法达到用药目的。

【搭配宜忌】

宜	**芹菜+番茄** 芹菜可降压，番茄可健胃消食，对高血压、高血脂患者尤为适宜。两者同食，降血压效果更为明显。 **芹菜+虾** 芹菜中含有丰富的膳食纤维，虾肉中含有丰富的营养物质，两者同食，可以促进新陈代谢、改善机体微循环，有助于身体健康。
忌	**芹菜+黄瓜** 黄瓜中的维生素C分解酶会破坏芹菜中的维生素C，虽对人体没有危害，但会降低人体对维生素C的吸收。 **芹菜+醋** 炒芹菜时不可放醋，芹菜中含有丰富的多种维生素及植物纤维素，高温下放醋会加快钙的溶解速度，容易损害牙齿，也不利于人体对钙的吸收。而凉拌芹菜时放醋，则不会破坏芹菜的营养成分。

食疗妙方

芹菜粥

【原料】鲜芹菜（连根）100克，粳米50克，冰糖适量。

【做法】①将鲜芹菜洗净切丁备用；②粳米淘净，放入锅中，加水煮粥；③待熟时加入芹菜丁、冰糖，再煮1~2沸即成。

【功效】此粥能降低血压、凉肺平热、祛风利湿，对高血压、动脉硬化、脑卒中偏瘫、风湿痹痛、肺热咳嗽、大便秘结等疾病都有辅助治疗作用。

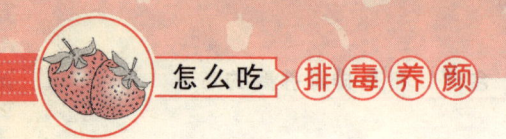

韭菜：温补肾阳，行气活血

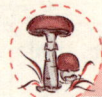

韭菜味辛，性温。有暖腰膝、温补肾阳、固精止遗、行气活血、温中开胃的功效。现代医学研究表明，韭菜富含食物纤维，能增强胃肠道蠕动，对预防肠癌有积极意义，可有效地预防习惯性便秘和肠癌，有"洗肠草"之称。另外，韭菜含有挥发性精油及含硫化合物，具有促进食欲和降血脂的作用，对高血压、冠心病、高血脂等有一定辅助疗效。它所含的硫化合物还具有一定杀菌消炎的作用。

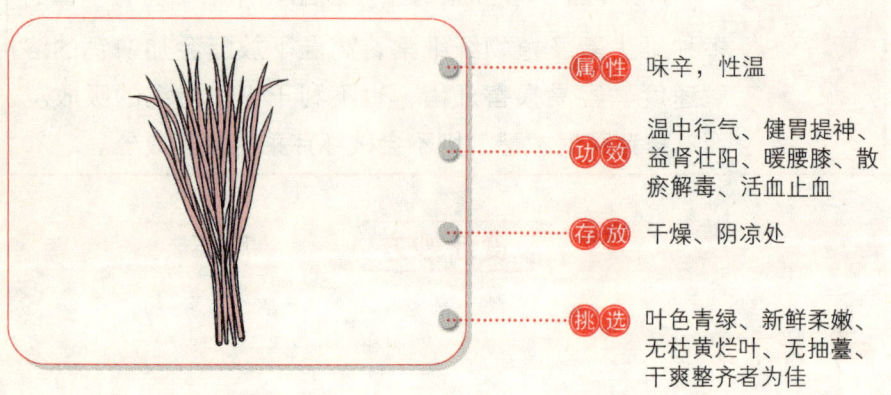

属性：味辛，性温

功效：温中行气、健胃提神、益肾壮阳、暖腰膝、散瘀解毒、活血止血

存放：干燥、阴凉处

挑选：叶色青绿、新鲜柔嫩、无枯黄烂叶、无抽薹、干爽整齐者为佳

【食用指导】

韭菜宜新鲜食用，炒熟隔夜吃，会产生头晕、恶心、腹胀、腹泻等不适感。韭菜虽好，但也不是多多益善，最好控制在一顿100~200克。韭菜不易消化且易上火，所以阴虚火旺、肠胃虚弱者忌食。

第二章 合理饮食是排毒养颜的首选

【搭配宜忌】

宜	**韭菜+瘦肉** 两者搭配，可以解除体内的热毒，不仅具有补虚作用，还可通肠利便，从而达到减肥的功效。 **韭菜+豆腐** 韭菜可以促进血液循环，提高性功能；豆腐宽中益气、清热散血、润燥生津，两者搭配营养更丰富，功效更强。
忌	**韭菜+菠菜** 两者同食有滑肠作用，易引起腹泻，因此韭菜最好不要与菠菜同食。特别是当人处于腹泻、消化功能失调，或胃酸过低时，更不宜吃。 **韭菜+白酒** 白酒味甘、辛、微苦，性热，韭菜亦性温，故两者不宜同食。酒味辛性热，有刺激性，能扩张血管，使血流加快，又可促进胃酸分泌，引起胃炎和胃肠道溃疡。

食疗妙方

韭菜猪血汤

【原料】猪血块、豆腐块、韭菜各100克，高汤500毫升，精盐、鸡精、麻油各适量。

【做法】①韭菜切段；②将猪血块、豆腐块放入开水中焯一下，捞出，加入韭菜段、高汤、精盐和鸡精，炖成汤，熟后淋入麻油调味即可。

【功效】健身补血，清肺健胃，解毒美容。

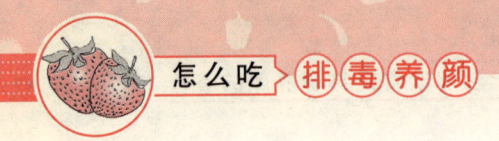

大蒜：排毒清肠，增进食欲

大蒜味辛、辣，性温，有排毒清肠、增进食欲、降低血糖、预防感冒、防治心脑血管疾病的功效。

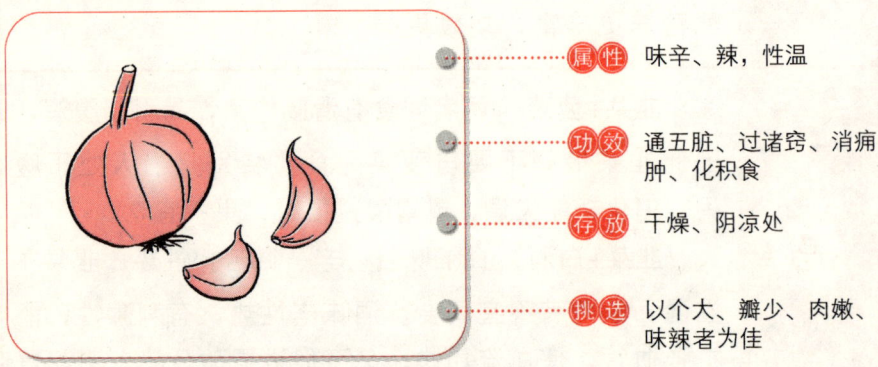

- 属性：味辛、辣，性温
- 功效：通五脏、过诸窍、消痈肿、化积食
- 存放：干燥、阴凉处
- 挑选：以个大、瓣少、肉嫩、味辣者为佳

大蒜中含有一种植物杀菌素，其杀菌能力可达到青霉素的十分之一，对消化道中的多种病原菌和寄生虫都有良好的杀灭作用。可以预防流感、防止伤口感染、治疗感染性疾病和驱除人体内的寄生虫。从五色上来讲，大蒜属于黄色食物，黄色入脾、胃。所以吃大蒜有开胃健脾的作用，可以清除胃肠有毒物质，刺激消化液的分泌，增进食欲，加速消化。此外，大蒜具有明显的降血脂及预防冠心病和动脉硬化的作用，并可防止血栓的形成，还可以阻断亚硝胺致癌物质的合成，从而预防癌症的发生。大蒜中的特殊成分能让体内铅的浓度下降。

【食用指导】

新鲜大蒜中含有大蒜氨酸，若摄取过量，会造成胃部不适或腹泻。建议一般人新鲜大蒜的每日食用量为3～5克。大蒜有效成分易挥发，长时间高温加热会加快损失。因此，大蒜生用比熟用

第二章 合理饮食是排毒养颜的首选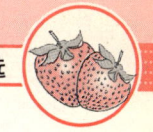

效果好。大蒜对胃黏膜有刺激作用,不宜空腹吃。切大蒜后别急着下锅,拍碎的大蒜放置15分钟后再下锅,能最大限度发挥大蒜的抗癌功效。

【搭配宜忌】

宜	**大蒜+猪瘦肉** 瘦肉中含有维生素B_1,而维生素B_1在人体内停留的时间很短,肉中的维生素B_1能和蒜素结合,不仅可以使维生素B_1的析出量提高,还能延长维生素B_1在体内的停留时间。
忌	**大蒜+狗肉** 狗肉性温、大热,大蒜的挥发性物质可抑制胃液分泌,吃狗肉时大量食用新鲜大蒜,不利于狗肉的消化吸收,还会引起胃肠不适。因此吃狗肉时不宜大量食用新鲜大蒜,但如果是狗肉炒大蒜、青蒜或蒜苗则无须顾忌。

食疗妙方

 糖醋蒜

【原料】蒜瓣、醋、白糖各适量。

【做法】老陈醋加糖熬沸放凉,鲜蒜洗净剥皮晾1~2天,放入醋内封口,放阴凉处10~15天即可食用。

【功效】可以健脾开胃、化积利咽,鼻咽癌放疗者常咽干、口淡,影响食欲,用糖醋蒜可刺激口腔唾液分泌,缓解口干,增加食欲。

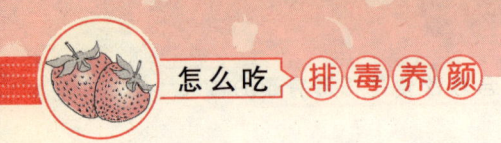

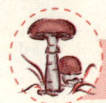 生姜：止呕除湿，解毒消肿

生姜味辛，性微温，有活血、止呕、除湿、解毒、辟腥臭、消水肿、降血脂、有利于毛囊孔开放和皮脂分泌物的排出等功效。生姜中含有的挥发油能够增强和加速血液循环、刺激胃液的分泌、兴奋肠胃、促进消化。口服生姜后，机体慢慢吸收，皮肤发汗，从体内向外发，自然排毒，这比人为地扩张、挤压毛孔的方法要好，能减少正常皮肤组织损伤。

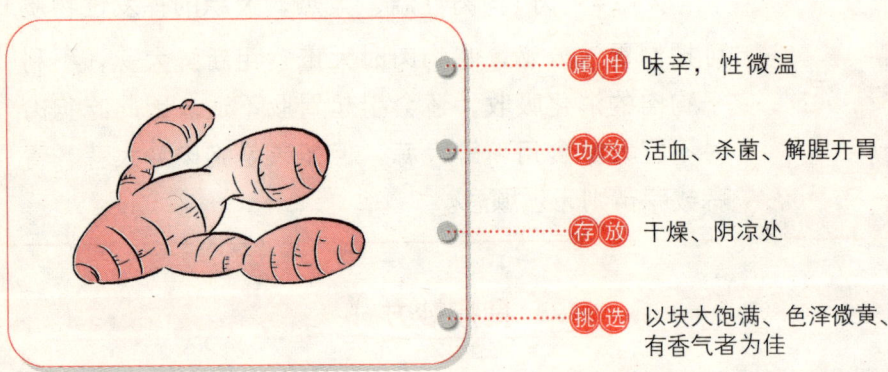

属性　味辛，性微温

功效　活血、杀菌、解腥开胃

存放　干燥、阴凉处

挑选　以块大饱满、色泽微黄、有香气者为佳

胆结石是以胆固醇为主的"毒素"瘀积而结成的"石头"。生姜所含的生姜酚能抑制前列腺素合成，不仅能减少胆固醇的生成，还能促使其排出体外，有效防止胆固醇过多形成结石。

生姜还具有解毒杀菌的作用，能有效地抑制细菌，对阴道滴虫以及皮肤真菌有明显的抑制作用。姜中含有的姜辣素对人体心血管中枢、心脏以及呼吸中枢等均有兴奋的作用，有利于改善心肌供血。

【食用指导】

生姜不能一次吃得过多或长时间过量食用，否则适得其反。腐烂的生姜有毒，会使肝细胞变性、坏死，从而诱发肝癌和食管

第二章 合理饮食是排毒养颜的首选

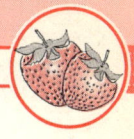

癌,因此不能吃。

通常情况下,加入菜肴中时,生姜皮最好不要去掉,以充分发挥生姜的整体功效。而用在寒性体质者或搭配寒凉性食物时,才建议将生姜皮去掉。

克服吃姜引起的肝火旺,可以同时配一些疏肝理气的食物,如山楂、菊花,用它们泡茶喝,就可以避免上火了。

【搭配宜忌】

宜	**生姜+莲藕** 莲藕清热生津、凉血止血、补益脾胃,与生姜搭配,对心烦口渴、呕吐不止有一定的疗效。 **生姜+绿豆芽** 绿豆芽比较寒凉,做汤时放入姜同煲,不仅可以祛寒,还可以增加汤的美味。
忌	**生姜+狗肉** 狗肉和姜都是性温的食物,同食容易上火,尤其是阴虚内热者忌两者同食。

食疗妙方

老姜鸡

【原料】土鸡1只,老姜200克,酱油50毫升,精盐30克,豉油20毫升。

【做法】①将老姜剁碎,加入少许精盐搅拌均匀;②土鸡处理干净,斩块,用大部分剁好的老姜和盐涂抹在鸡块身上,腌制约30分钟,再将剩下的老姜和豉油一起做蘸食的酱料;③将鸡块放入锅中爆香,放入水用小火将其焖熟,或放入蒸锅中蒸约20分钟。

【功效】开胃提神、补血补钙、养颜美肤、温经补血。

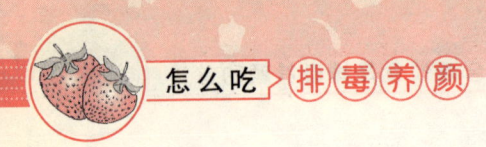

冬瓜：清热解暑，防止肥胖

冬瓜味甘、淡，性微寒，有解暑热、利小便、止渴除烦、消痰止咳的功效。冬瓜有良好的清热解暑、清胃降火的功效，夏季多吃些冬瓜不仅可消暑解渴、利尿，还可使人免生疔疮。冬瓜所含的膳食纤维，可帮助消化，预防便秘。因其利尿且含钠极少，所以是慢性肾炎水肿、营养不良性水肿等患者的消肿佳品。冬瓜还能促使体内淀粉、糖转化为热量，而不变成脂肪，对于防止肥胖、增进形体健美具有重要作用，被誉为减肥佳品。

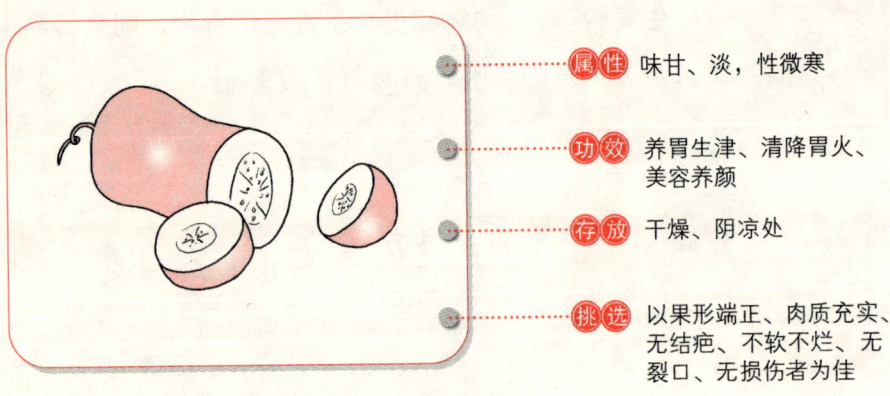

属性　味甘、淡，性微寒

功效　养胃生津、清降胃火、美容养颜

存放　干燥、阴凉处

挑选　以果形端正、肉质充实、无结疤、不软不烂、无裂口、无损伤者为佳

【食用指导】

冬瓜性寒不宜生食，烹制冬瓜时，盐要少放、晚放，这样饱腹感强、口感也好。

冬瓜皮有利尿消肿的作用，如果想利尿消肿，连皮一起煮汤会更好。

对患有冠心病、肾脏病、糖尿病、高血压病患者尤为适用。冬瓜性凉，故久病体弱者与阴虚火旺的人应禁止食用。

第二章 合理饮食是排毒养颜的首选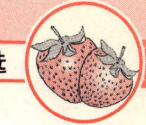

【搭配宜忌】

宜	冬瓜+鸡肉　鸡肉有补中益气的功效，冬瓜能防止肥胖，有消热利尿、消肿轻身的作用，两者搭配，效果更佳。 冬瓜+芦笋　冬瓜和芦笋做菜，保健作用好，适合高血压、高血脂、动脉硬化等症；也适用于糖尿病合并心血管疾病患者的辅助治疗。
忌	冬瓜+鲫鱼、鹿肉　冬瓜不可与鲫鱼、鹿肉同食，否则易致身体脱水、肚子发胀。

食疗妙方

冬瓜烧木耳

【原料】 冬瓜300克，水发木耳、熟猪油各50克，味精2克，葱末、精盐各5克，水淀粉10克，鲜汤100毫升。

【做法】 ①将冬瓜削皮，去尽瓜瓤及瓜籽，切成3厘米长的菱形块，置沸水锅中焯水，捞出沥干水分；木耳洗净。②把炒锅上火烧热，舀入熟猪油烧至六成热，放入葱末煸出香味，再放入冬瓜块、木耳、精盐、味精、鲜汤，烧开后，用水淀粉勾芡，装入汤碗内即成。

【功效】 清降胃火、美容养颜。

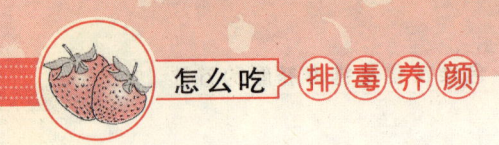

南瓜：补中益气，清热解毒

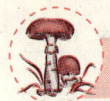

南瓜味甘，性温，有补中益气、清热解毒、化痰排脓、驱虫解毒、治咳止喘、消炎止痛的功效。南瓜中含有丰富的微量元素钴和果胶。南瓜中富含的钴能促进胰岛素的分泌，对糖尿病患者很有帮助。果胶能粘结人体内的细菌和病毒，也可延缓肠道对糖和脂质吸收，减少疾病的发生。果胶还可保护胃肠道黏膜，促进溃疡愈合。南瓜所含成分能促进胆汁分泌，加强胃肠蠕动，帮助食物消化。

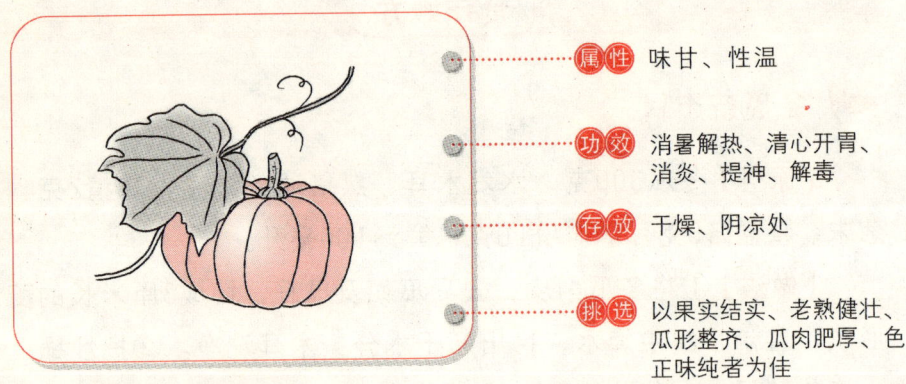

属性　味甘、性温

功效　消暑解热、清心开胃、消炎、提神、解毒

存放　干燥、阴凉处

挑选　以果实结实、老熟健壮、瓜形整齐、瓜肉肥厚、色正味纯者为佳

【食用指导】

南瓜皮不易消化，消化不良的人食用时最好去皮。消化功能良好的人最好连皮一起食用。

老南瓜水分含量降低，糖分和淀粉含量较高，而嫩南瓜蛋白质的含量比老南瓜略高。

南瓜补中益气，肥胖者和中老年人、便秘之人尤为适用，患有脚气、黄疸以及气滞湿阻的人要禁用。

第二章 合理饮食是排毒养颜的首选

【搭配宜忌】

宜	**南瓜+虾皮** 两者搭配食用,可以补血、补钙,补充营养,滋补身体,有助于人体健康。 **南瓜+猪瘦肉** 南瓜可以降血糖,猪瘦肉含有丰富的营养,尤其是富含维生素B_1。两者同食对保健和预防糖尿病有较好的作用。 **南瓜+绿豆** 南瓜可以补中益气、消炎止痛;绿豆可以清热解毒、生津止渴,与南瓜一起煮成汤,具有很好的保健作用,尤其适合夏季防暑食用。
忌	**南瓜+辣椒** 南瓜中含有丰富的维生素C分解酶,与辣椒同食,会破坏辣椒中的维生素C。 **南瓜+羊肉** 南瓜补中益气,羊肉大热补虚,两者搭配长期食用,会使人肠胃气壅,胸闷腹胀。

食疗妙方

南瓜粥

【原料】 老南瓜100克,粳米50克,精盐适量。

【做法】 ①将南瓜去皮、洗净切细备用;②粳米淘净,放入锅中,加清水适量煮粥,待沸时放入南瓜,煮至粥熟时,加点精盐调味即成,每日1剂。

【功效】 补中益气、解毒杀虫,适用于脾胃虚弱、营养不良、肺痈、水火烫伤、下肢溃疡等症。

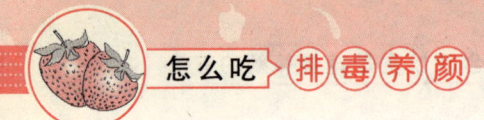

丝瓜：解毒通便，润肌美容

丝瓜味甘，性凉，有清暑凉血、解毒通便、祛风化痰、润肌美容、生津止渴的功效。丝瓜的药用价值很高，全身都可入药。丝瓜中含的维生素B_1能防止皮肤老化，维生素C具有使皮肤增白的作用，能保护皮肤、消除斑块，使皮肤洁白、细嫩，是上好的美容佳品。女性不妨平时多吃些丝瓜，对月经不调有辅助疗效。

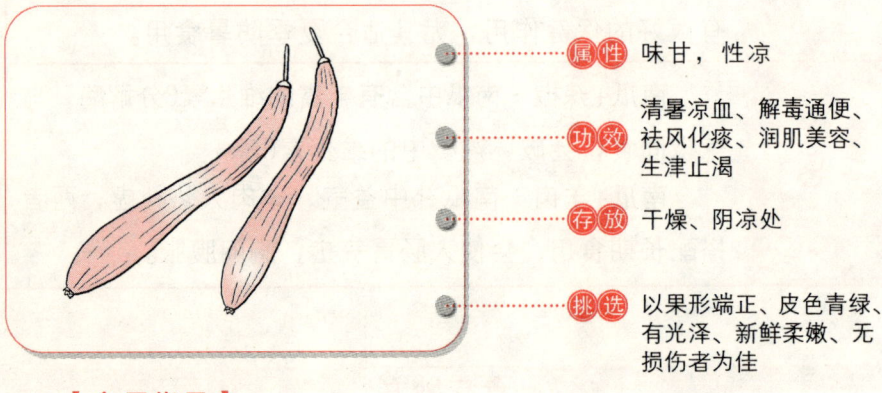

属性	味甘，性凉
功效	清暑凉血、解毒通便、祛风化痰、润肌美容、生津止渴
存放	干燥、阴凉处
挑选	以果形端正、皮色青绿、有光泽、新鲜柔嫩、无损伤者为佳

【食用指导】

女性月经紊乱者、便秘者、身体疲乏者适宜多吃丝瓜，但丝瓜不宜生吃。丝瓜汁水丰富，宜现切现做以减少营养成分随汁水流失。脾胃虚寒、腹泻者不宜食用。

【搭配宜忌】

宜

丝瓜+猪肉　两者搭配，不仅营养丰富，还可以清热利肠、解暑除烦。

丝瓜+菊花　丝瓜中富含维生素C，维生素C是一种活性很强的抗氧化物，能抑制体内黑色素的形成，不但能祛斑，还能预防老年斑的形成，延缓皮肤衰老，对治疗青春痘也很有效。菊花清热解毒，丝瓜和菊花搭配食用，不仅可以清热养颜，还可以增强抵抗力。

第二章 合理饮食是排毒养颜的首选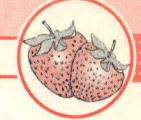

忌

丝瓜+黄瓜 黄瓜中含有一种维生素C分解酶，而丝瓜中含有丰富的B族维生素和维生素C。两者同食，虽对人体没有危害，但会降低人体对维生素C的吸收。

丝瓜+竹笋 丝瓜中的类胡萝卜素遇到竹笋中的生物活性物质，会破坏类胡萝卜素，降低营养价值。

丝瓜+菠菜 丝瓜有清热泻火、凉血解毒的功效，菠菜性凉，有润燥、止渴、通肠胃的功效，两者同食易引起腹泻。

食疗妙方

 ### 蒸丝瓜

【原料】经霜老丝瓜1根，冰糖适量。

【做法】将老丝瓜洗净，切取1节约20克，然后把皮、瓤和籽一起切碎，装入碗内，加水适量，上锅蒸20分钟左右，加冰糖调匀，取其汁，趁热慢慢咽下。

【功效】清热、消肿、降火、止痛，可以治疗慢性咽炎。

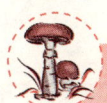 ## 黄瓜：清热利水，解毒消肿

黄瓜味甘，性凉，有清热利水、解毒消肿、生津止渴的功效。现代医学认为，黄瓜富含蛋白质、糖类、维生素B_2、维生素C、维生素E、胡萝卜素、钙、磷、铁等营养成分，同时黄瓜还含有丙醇二酸、葫芦素等成分，是难得的排毒养颜食品。黄瓜所含的黄瓜酸，能促进人体的新陈代谢，排出毒素。维生素C的含

量比西瓜高5倍，能美白肌肤，保持肌肤弹性，抑制黑色素的形成。黄瓜还能抑制糖类物质转化为脂肪，是一种很好的减肥品，被称为"厨房里的美容剂"，同时对肺、胃、心、肝及泌尿系统都非常有益。

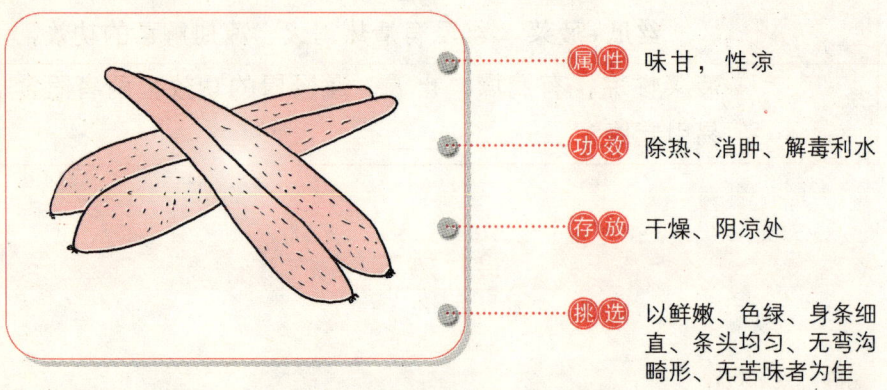

属性　味甘，性凉

功效　除热、消肿、解毒利水

存放　干燥、阴凉处

挑选　以鲜嫩、色绿、身条细直、条头均匀、无弯沟畸形、无苦味者为佳

黄瓜含有铬等微量元素，有降血糖的作用，对糖尿病患者来说，黄瓜是最好的亦蔬亦果的食物。黄瓜内由于含大量的水分和少量的维生素，具有奇特的美容作用，并可防治唇炎、口角炎。

【食用指导】

黄瓜不宜过多生吃，适用量为每天1根（约100克）。黄瓜尾部含有较多的苦味素，具有养颜、抗癌的功效，因此，不要把"黄瓜尾部"全部丢掉。

【搭配宜忌】

宜

黄瓜+木耳　黄瓜搭配木耳，具有排毒、减肥、补血、强身的作用，两者同食还可以平衡营养。

黄瓜+大蒜　黄瓜可以减肥，与大蒜同食，可以抑制糖类转化为脂肪，降低胆固醇，对美容和减肥大有帮助。

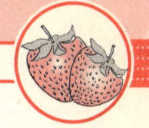

第二章 合理饮食是排毒养颜的首选

忌

黄瓜+辣椒 黄瓜中含有一种维生素C分解酶,如果与富含维生素C的食物如辣椒(或番茄、生菜)等同食,黄瓜中的维生素C分解酶就会破坏其他食物的维生素C,降低人体对维生素C的吸收。

黄瓜+花生仁 黄瓜性寒,常用来生食,而花生仁多油脂。如果性寒食物与油脂相遇,容易导致腹泻。

食疗妙方

 糖醋黄瓜片

【原料】黄瓜500克,精盐、白糖、白醋各适量。

【做法】①将黄瓜洗净、切成薄片,精盐腌渍30分钟;②用冷开水洗去黄瓜的部分咸味,沥干水分后,加精盐、白糖、白醋腌1小时即成。

【功效】清热开胃、生津止渴,适用于烦渴、口腻、脘痞等病症,暑天食之尤佳。

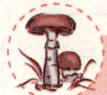 **苦瓜:清热解毒,清心明目**

苦瓜味苦,性寒,有清热解毒、美容养颜、滋肝养血、益气壮阳、清心明目、止痢、润肺的功效。苦瓜中维生素C、B族维生素、苦瓜甙的含量较一般蔬菜多,半乳糖醛酸和果胶的含量也较多。苦瓜还能促进糖分分解,使过剩的糖分转化为热量,改善体内的脂肪平衡,是糖尿病患者理想的食疗食物。

现代医学研究发现,苦瓜中存在一种具有显著抗癌作用的活性蛋白质,这种蛋白质能够激发体内免疫系统的防御功能,增加免疫细胞的活性,清除体内的有害物质。

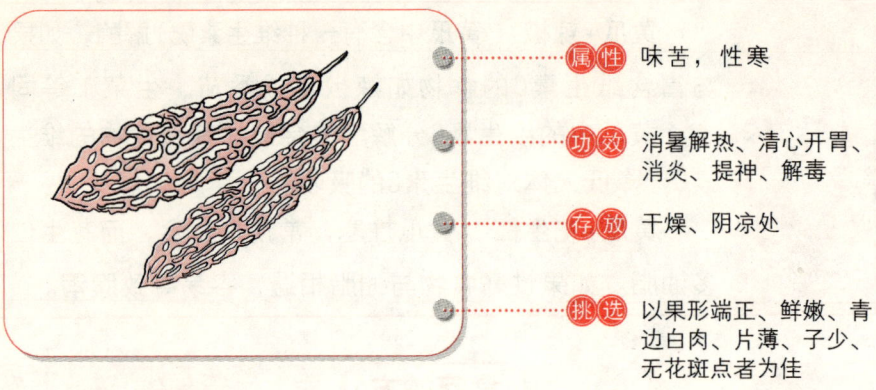

属性 味苦，性寒

功效 消暑解热、清心开胃、消炎、提神、解毒

存放 干燥、阴凉处

挑选 以果形端正、鲜嫩、青边白肉、片薄、子少、无花斑点者为佳

【食用指导】

挑选苦瓜时要挑纹路分布深而均匀、头厚尾尖的苦瓜。因为纹路密的苦瓜苦味浓，苦瓜素多；而纹路宽的苦瓜苦味淡。

苦瓜身上一粒粒的小疙瘩也是判断苦瓜好坏的特征。一般来说，疙瘩颗粒愈大、愈饱满，表示瓜肉愈厚，反之则瓜肉较薄。而苦瓜以翠绿色为佳，如果开始发黄则表示已经过熟，果肉不脆了。

用苦瓜做菜时，先把苦瓜切成丝，再用热水稍烫后投入凉水中漂一下，这样就可以减少苦味。

【搭配宜忌】

宜

苦瓜+茄子　苦瓜有清心明目、益气壮阳的作用；茄子有祛痛活血、清热消肿及防止血管破裂、降血压、止咳血等功效。两者搭配可以预防和改善心脑血管疾病，是心脑血管疾病患者的理想菜肴。

苦瓜+青椒　苦瓜有解除疲劳、延缓衰老的作用，并且营养丰富；青椒富含维生素C，苦瓜和青椒组合成菜，是理想的健美、抗衰老菜肴。

苦瓜+辣椒　苦瓜具有降血糖、降血压、调节血脂、提高免疫力的作用；辣椒中的辣椒素对降低血压也有作用。两者同食，具有降血脂、降血压的功效。

第二章 合理饮食是排毒养颜的首选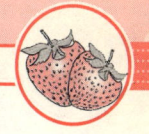

忌

苦瓜+螃蟹 苦瓜和螃蟹都属于寒性食物,最好不要同吃,否则有腹泻的可能。

苦瓜+茶 苦瓜性寒,多食易伤胃。吃苦瓜后再喝茶,茶碱会伤害因食用苦瓜而疲惫的胃。

食疗妙方

 ### 苦瓜汁

【原料】苦瓜适量,冷开水1/2杯。

【做法】①用擦丝器将苦瓜擦碎,用滤茶网或纱布在杯中挤出苦瓜汁;②加入1/2杯冷开水(水量可以自行调节);③如果怕太苦,可以加入柠檬汁或苹果泥,调节口味;每天喝1/2杯到1杯即可。

【功效】除邪热,解疲乏,有聪耳明目、润泽肌肤、清热解毒之功效,而且还有不错的减肥效果,非常适合夏季饮用。

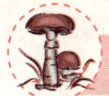 ## 红薯:润肠通便,美容养颜

红薯味甘,性平,有健脾胃、益气力、养容颜、润肠通便、清热解毒、防癌抗癌的功效。

红薯含有的膳食纤维很高,热量只有大米的1/3,又能在肠内大量吸收水分,增加粪便容积,不仅可以预防便秘,减少癌症的发生,是一种理想的减肥食品,而且有助于防止血液中的胆固醇的形成,预防冠心病的发生。此外,红薯还对人体器官黏膜有特殊的保护作用,对保持呼吸道、消化道、关节腔的润滑有一定益处。常吃红薯还有利于抑制胆固醇的沉积,保持血管弹性,防止

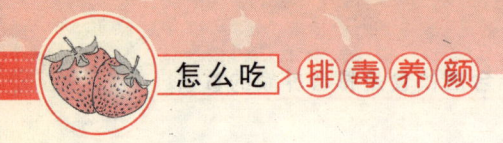

动脉硬化的发生。

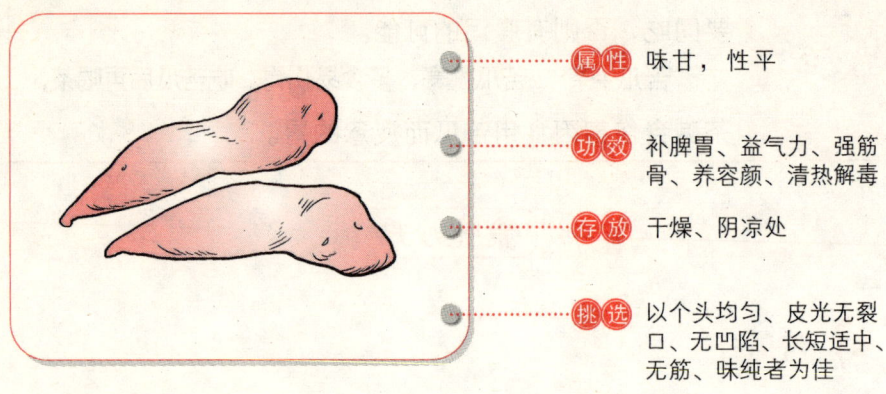

属性 味甘，性平

功效 补脾胃、益气力、强筋骨、养容颜、清热解毒

存放 干燥、阴凉处

挑选 以个头均匀、皮光无裂口、无凹陷、长短适中、无筋、味纯者为佳

【食用指导】

红薯最好在午餐这个黄金时段吃。因为吃完红薯后，其中所含的钙质需要在人体内经过4～5小时吸收，而下午的日光照射正好可以促进钙的吸收。

红薯含糖量高，吃多了可产生大量胃酸，所以胃溃疡和胃酸过多的人不宜食用。

【搭配宜忌】

宜

红薯+莲子 红薯中的膳食纤维有促进胃肠道蠕动、促进排便、预防结肠癌、直肠癌的作用。红薯还富含β胡萝卜素、维生素C和叶酸这三种具有抗癌作用的营养物质。红薯和莲子熬成粥，适宜大便干燥、习惯性便秘、慢性肝病、癌症患者食用，还具有美容的功效。

红薯+胡萝卜 红薯的营养价值很高，含有碳水化合物、膳食纤维、胡萝卜素、赖氨酸（能促进人体新陈代谢，有助于生长发育）、维生素A、B族维生素、维生素C、维生素E以及钾、铁、铜、硒、钙等10余种微量元素。胡萝卜富含胡萝卜素，在体内可以转化成维生素A，与红薯搭配做菜，营养更丰富。

第二章 合理饮食是排毒养颜的首选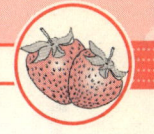

> **忌**
>
> 红薯+柿子　柿子中含有大量的鞣酸和果胶，而红薯中富含淀粉，吃后会产生大量的果酸，果酸与果胶等起凝聚作用，长期食用容易促使胃内结石的形成，量多严重时可使肠胃出血或造成胃溃疡。
>
> 红薯+香蕉　两者同食容易引起腹胀，还会伴有胃反酸。

食疗妙方

🌱 红薯粥

【原料】新鲜红薯250克，粳米100克，白糖少许。

【做法】将红薯洗净，连皮切为薄片，加水与粳米同煮为稀粥，待熟时，调入白糖，再煮1～2沸即成。

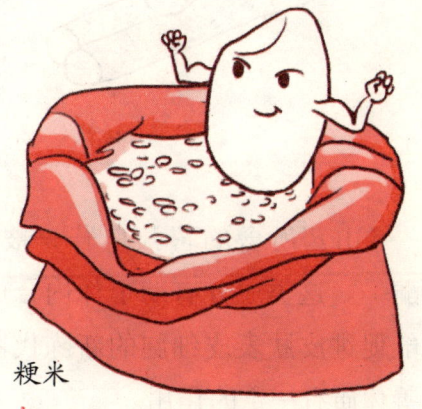

粳米

【功效】补益脾胃、生津止渴、通利大便，适用于脾胃虚弱、少气乏力、烦热口渴、大便秘结、产后缺乳、湿热黄疸、维生素A缺乏症等的食疗。

山药：健脾固肾，滋润肌肤

山药味甘，性平，有补肺、健脾、固肾、益精、止泻、敛汗、化痰涎、润皮毛的功效。

山药中含有多种微量元素，且含量较为丰富，具有滋补作

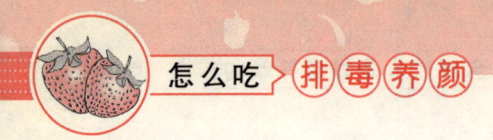

用，可气阴两补，且补气而不滞、养阴而不腻，为病后康复食补之佳品。

山药中含有大量的黏液蛋白，能预防脂肪沉淀，保持血管弹性，而且黏多糖物质与无机盐类相结合，可以形成骨质，使软骨具有一定弹性。山药中还含有丰富的维生素和矿物质，所含热量又相对较低，所以有很好的减肥健美的功效。

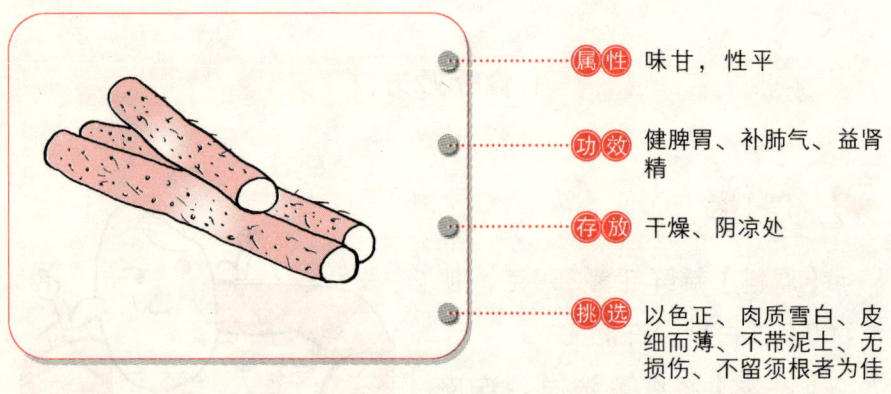

属性　味甘，性平

功效　健脾胃、补肺气、益肾精

存放　干燥、阴凉处

挑选　以色正、肉质雪白、皮细而薄、不带泥土、无损伤、不留须根者为佳

山药所含的薯蓣皂苷，被称为是天然的DHEA（去氢表雄酮）。这类成分有助于体内合成各种激素，有激素之母的称谓，能促进皮肤表皮细胞的新陈代谢，提升肌肤的保湿功能，并对改善体质有一定的作用。

【食用指导】

山药适用于身体虚弱、食欲不振、消化不良、慢性腹泻以及妇女白带、夜尿频多者。山药有较强的收涩作用，所以大便燥结者不宜食用。

新鲜山药一定要煮熟煮透，因为山药中含有一种碱性物质，在高温下才能被破坏，如果没熟透，吃后口腔会发麻，非常难受，甚至还会引起恶心、呕吐等中毒症状。

第二章 合理饮食是排毒养颜的首选

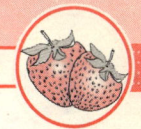

【搭配宜忌】

宜	**山药+莲子** 莲子可补益脾胃、止泄固精，与山药同食，可以健脾补肾、延缓衰老。 **山药+红枣** 山药能健脾益气、强壮肌肉；大枣能补脾和胃、益气生津、养血安神。两者搭配，可以补脾胃、补气养血、补充热量、解除疲劳、增强抵抗力。 **山药+扁豆** 两者都可以健脾，搭配食用，可以补益脾胃、增强机体的免疫力。
忌	**山药+菠萝** 菠萝中的酸性物质会破坏山药中的淀粉酶，使淀粉的分解受到影响而滞留胃中，从而导致消化不良。

食疗妙方

🌿 山药莲子粥

【原料】鲜山药50克，莲子、芡实、薏苡仁各10克，粳米100克。

【做法】将以上诸药及粳米洗净，加水适量，煮成粥食用。

【功效】益气健脾、补中止泻，适宜于脾虚证的调理。中老年人因脾虚而致消化不良腹泻、全身无力、自觉心累气短等，可喝此粥。

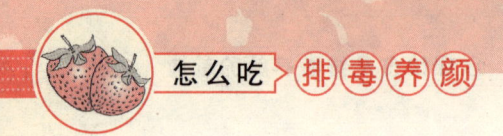

番茄：清热解毒，养颜抗衰

番茄味甘、酸，性微寒，又名西红柿。它有健胃消食、清热解毒、凉血平肝、补血养血、降脂降压的功效。

番茄含有丰富的胡萝卜素、B族维生素和维生素C，尤其是维生素P（烟酸）的含量是蔬菜中最多的，被称做"维生素仓库"。番茄含有的维生素和矿物质元素对于心血管具有保护作用，能够减少心脏病的发作，还能有效减少各种癌症的发病危险。吃番茄对防治动脉硬化、高血压和冠心病也有帮助。番茄多汁，可以利尿，肾炎患者也宜食用。此外，它还具有养颜、抗衰老作用，使皮肤保持白皙且富有光泽。

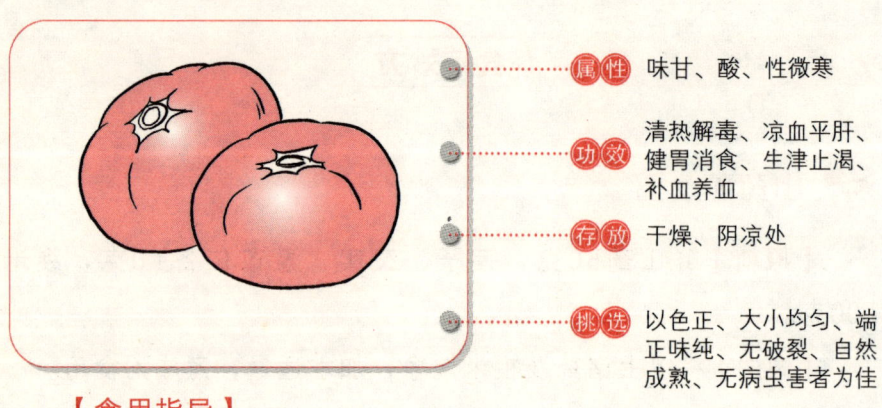

- **属性**：味甘、酸、性微寒
- **功效**：清热解毒、凉血平肝、健胃消食、生津止渴、补血养血
- **存放**：干燥、阴凉处
- **挑选**：以色正、大小均匀、端正味纯、无破裂、自然成熟、无病虫害者为佳

【食用指导】

未熟和人工催熟的番茄不宜食用，其中所含的番茄碱会使人产生头晕、恶心、呕吐和倦怠等中毒症状。

不要空腹吃番茄，因其所含某种化学物质与胃酸结合易形成不溶于水的块状物，食后往往引起腹痛。由于番茄微寒，生食番茄最好在饭后半小时。此外，脾胃虚寒及月经期间的妇女都忌食生番茄。

第二章 合理饮食是排毒养颜的首选

【搭配宜忌】

宜	**番茄+鸡蛋** 番茄中含果糖、葡萄糖、维生素C、矿物质、番茄红素等,尤其烟酸含量位居果品之冠。鸡蛋富含蛋白质,两者同食,可以补充多方面的营养。 **番茄+芹菜** 芹菜和番茄都有降压的作用,另外,芹菜还含有丰富的膳食纤维,与番茄搭配可健胃消食。
忌	**番茄+咸鱼** 咸鱼含有对人体有害的亚硝酸盐,经常与番茄一起吃,易产生致癌物,不利于人体健康。因此不宜常吃。 **番茄+猪肝** 猪肝中的铁离子会被番茄中丰富的维生素C氧化,从而失去其原有的营养价值。

【食疗妙方】

番茄炒西蓝花

【原料】番茄2个,西蓝花100克,油、精盐各适量。

【做法】锅里倒入少量油,待油热后,将番茄和西蓝花切块并放入锅中翻炒,放入少量精盐,炒熟即可。

【功效】番茄中的番茄红素能预防癌症;西蓝花含有类黄酮、花青素等天然的抗氧化剂,可以抑制癌细胞。两者搭配食用,起互相协同作用,发挥1+1＞2的抗癌作用。

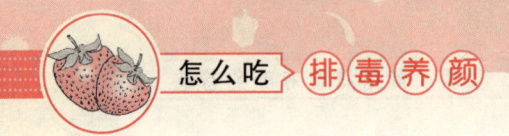

胡萝卜：养血排毒，补肝明目

胡萝卜味甘，性平，有养血排毒、健脾和胃、补肝明目、壮阳补肾的功效，素有"小人参"之称。胡萝卜富含糖类、脂肪、挥发油、维生素A、维生素B_1、维生素B_2、花青素、胡萝卜素、钙、铁等营养成分，常吃胡萝卜及其制品，可使肌肤处于健康状况，变得光泽、红润、细嫩。

现代医学已经证明，胡萝卜是有效的解毒食物，它不仅含有丰富的胡萝卜素，而且含有大量的维生素A和果胶，与体内的汞离子结合之后，能有效降低血液中汞离子的浓度，加速体内汞离子的排出。

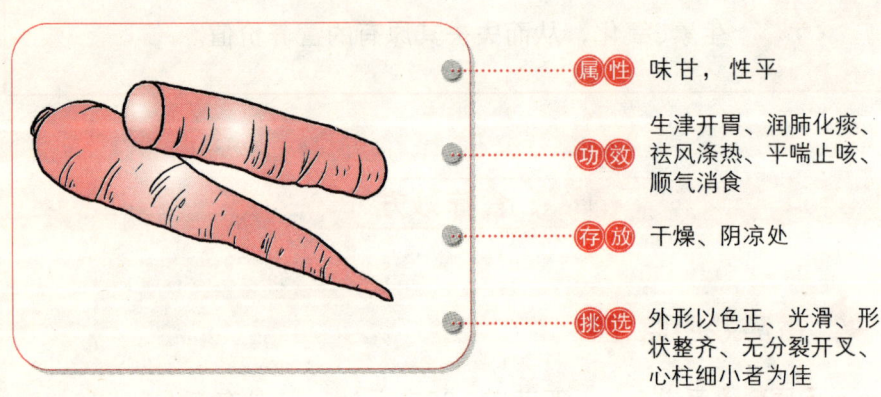

属性　味甘，性平

功效　生津开胃、润肺化痰、祛风涤热、平喘止咳、顺气消食

存放　干燥、阴凉处

挑选　外形以色正、光滑、形状整齐、无分裂开叉、心柱细小者为佳

【食用指导】

胡萝卜生吃性凉，能清热解毒、润肠通便；熟食性平偏温，能健脾消食、养肝明目。不过，生吃胡萝卜只有10%左右的胡萝卜素被吸收，其余均被排泄。胡萝卜素属于脂溶性物质，它只有溶解在油脂中，才能转变成维生素A被人体吸收。因此，要保持胡萝卜营养的最佳烹调方法有两点：一是将胡萝卜切成块状，用足

第二章 合理饮食是排毒养颜的首选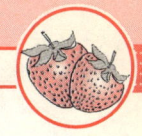

量的油炒；二是与猪肉、牛肉、羊肉等一起用高压锅炖15～20分钟，而且食用时宜细嚼慢咽。

【搭配宜忌】

宜	**胡萝卜+菠菜** 两者同食，可以补充多方面的营养素，还可以健脑，保持脑血管的畅通，降低脑卒中（中风）的发生率。 **胡萝卜+羊肉** 羊肉有很大的膻味，而胡萝卜有甜味，两者搭配起来可以去膻味、提鲜味，使得菜肴鲜美。而且胡萝卜中的营养需要油脂才能更好地吸收，羊肉也正好提供了这样的条件。
忌	**胡萝卜+醋** 胡萝卜含大量胡萝卜素，摄入后可以变成维生素A。但是，炒胡萝卜时放醋，加热后，醋酸会破坏胡萝卜素，造成营养浪费。但凉拌胡萝卜时放醋，则不会破坏胡萝卜的营养成分。 **胡萝卜+番茄** 胡萝卜中的维生素C分解酶会破坏番茄中的维生素C，因此两者不宜同食。

食疗妙方

 菊花胡萝卜汤

【原料】胡萝卜100克，菊花6克，麻油5毫升，葱花5克，鸡精2克，食盐、清汤各适量。

【做法】①胡萝卜洗净切成片备用；②锅上火，倒入清汤，放入菊花、食盐、胡萝卜后煮熟；③淋上麻油，撒入葱花、鸡精，出锅后盛入汤盆即可。

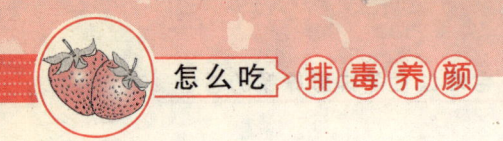

【功效】菊花清热解毒，与胡萝卜搭配做汤清淡、微甜、略带清香，含维生素A丰富，可滋肝、养血、明目，常食可防止眼目昏花。

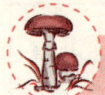 白萝卜：清热顺气，消肿散瘀

白萝卜味辛、甘，性寒，有消食、化痰定喘、清热顺气、消肿散瘀的功效。

现代医学研究证明，白萝卜中富含芥子油和可溶性膳食纤维，具有延缓食物吸收，降低餐后血糖的功效。萝卜中还含有促进脂肪代谢的物质，能降低血胆固醇、可预防冠心病。白萝卜还含有丰富的钾，能预防高血压。

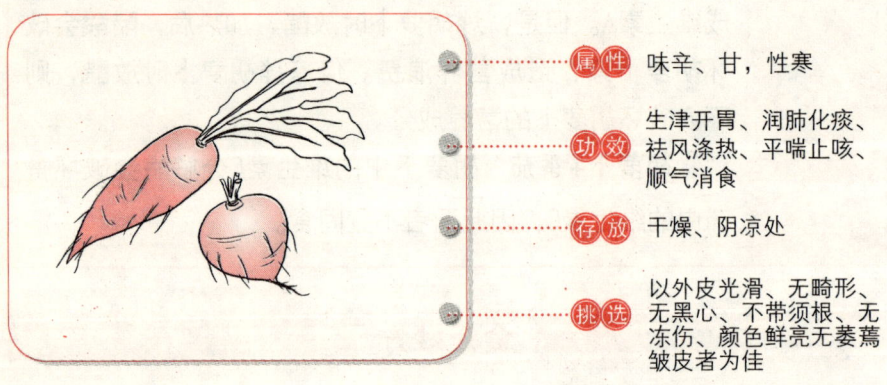

属性	味辛、甘，性寒
功效	生津开胃、润肺化痰、祛风涤热、平喘止咳、顺气消食
存放	干燥、阴凉处
挑选	以外皮光滑、无畸形、无黑心、不带须根、无冻伤、颜色鲜亮无萎蔫皱皮者为佳

由于白萝卜中含有多种对人体有用的成分，如糖、胡萝卜素、多种维生素等，能抑制黑色素，减轻皮肤色素沉积。因此，常食白萝卜可轻身益气，令皮肤白净细嫩。

【食用指导】

将新鲜萝卜生吃或加醋泡酸，或榨汁喝，都可以促进消化。不过，生吃要细嚼，才能使细胞中有效成分释放出来。萝卜熟吃有益胃降气之效。将萝卜籽、萝卜叶、老萝卜根等煎水服用，适

第二章 合理饮食是排毒养颜的首选

合食滞腹胀之人。

【搭配宜忌】

宜	白萝卜+豆腐　豆腐吃多了会引起消化不良，但白萝卜"下气"，可以缓解腹痛腹胀等消化不良症状。两者搭配，不仅营养丰富，而且功效还可以互补。 白萝卜+牛肉　白萝卜配以补脾胃、益气血、强筋骨的牛肉，可为人体提供丰富的蛋白质和维生素，更具有补益气血的功效。
忌	白萝卜+党参　从中医理论来说，白萝卜和其他中药没有相克的情况，因此不存在绝对的相克。但是，中医学认为，由于萝卜有"下气"和"消滞"的作用，行气太过、排泄太快则影响补药的吸收。因此，吃萝卜会影响补药的补益作用，最好不要和党参、黄芪同食。 白萝卜+水果　白萝卜与菠萝、葡萄等水果同食，降低碘的吸收利用率。人体缺碘，可以诱发甲状腺肿大。然而我国普及碘盐，又大量吃动物性食品，提供了充足的碘供应。因此，这种搭配虽然有弊端，但在碘供应充足的人群中，这种搭配可以放心食用，不会引起甲状腺肿大的问题。

〖食疗妙方〗

萝卜冬瓜汤

【原料】白萝卜、冬瓜各250克。

【做法】将萝卜、冬瓜洗净后切成小块，加入适量水煮熟后食用。

【功效】可健脾消食，适用于食后腹胀、痰多、少气懒言、四肢乏力者。

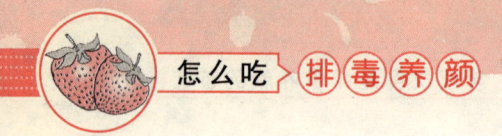 怎么吃 排毒养颜

第五节 时令水果，排毒养颜魅力先锋

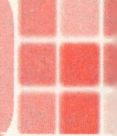

梨：润肺清燥，利尿降压

梨味甘、微酸，性寒，有润肺清燥、止咳化痰、养血生肌、利尿降压、清热镇静的功效。

梨具有降低血压、清热镇静的功效。患高血压、动脉硬化、肝炎、肝硬化的患者，经常吃些梨很有益处，肝炎、肝硬化的患者可将梨作为辅助治疗食品。梨中含有的果糖和葡萄糖等，具有保肝、助消化、促进食欲的作用，并有利尿通便和解热的功效，可用于高热时补充水分和营养。

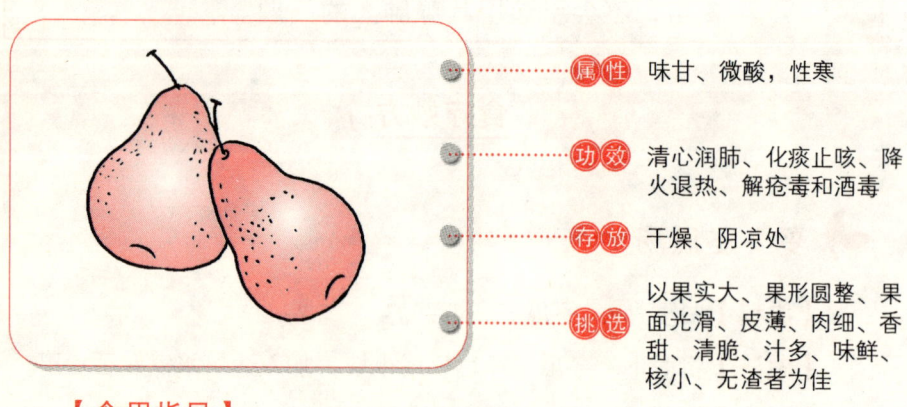

属性：味甘、微酸，性寒

功效：清心润肺、化痰止咳、降火退热、解疮毒和酒毒

存放：干燥、阴凉处

挑选：以果实大、果形圆整、果面光滑、皮薄、肉细、香甜、清脆、汁多、味鲜、核小、无渣者为佳

【食用指导】

梨性寒，所以一次不要吃得过多，以免伤脾。脾胃虚寒者、

第二章 合理饮食是排毒养颜的首选

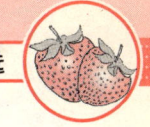

发热患者不要吃生梨，可以把梨切块煮水食用。此外，梨也不要与油腻之物同食。

【搭配宜忌】

宜	**梨+冰糖**　冰糖可养阴生津、润肺止咳，冰糖炖梨具有清热化痰、润肺止咳的功效，对治疗阴虚燥咳有辅助作用。 **梨+核桃**　核桃可补血美气、止咳平喘、润肠通便，与有清热解毒、生津润肺功效的梨搭配食用，对治疗百日咳有显著疗效。
忌	**梨+开水**　梨性寒，一边吃梨一边喝开水，会导致腹泻，这是因为一冷一热刺激肠道的缘故。 **梨+螃蟹**　蟹肉与梨同为寒凉之物，两者同食，易伤肠胃，并引发腹泻。因此两者最好不要同食，尤其是脾胃虚寒者，更要注意。

食疗妙方

 银耳雪梨粥

【原料】雪梨50克，水发银耳、粳米各30克。

【做法】粳米洗净煮粥。银耳水发、雪梨切块，米烂时加入，文火再煮10分钟即成。

【功效】此粥清燥润肺，用于肺阴不足引起的干咳少痰、胸闷等症。

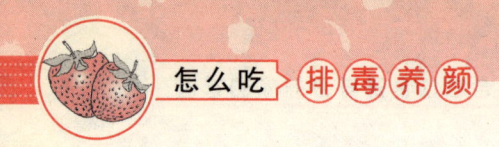 怎么吃 排毒养颜

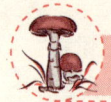 樱桃：补中益气，养颜驻容

樱桃味甘、酸，性温，有补中益气、祛风胜湿、收涩止痛、养颜驻容的功效。樱桃富含类黄酮，可清理血管，去除毒素和不洁的体液，因而对肾脏排毒具有相当的辅助功效，同时还有温和的通便作用。

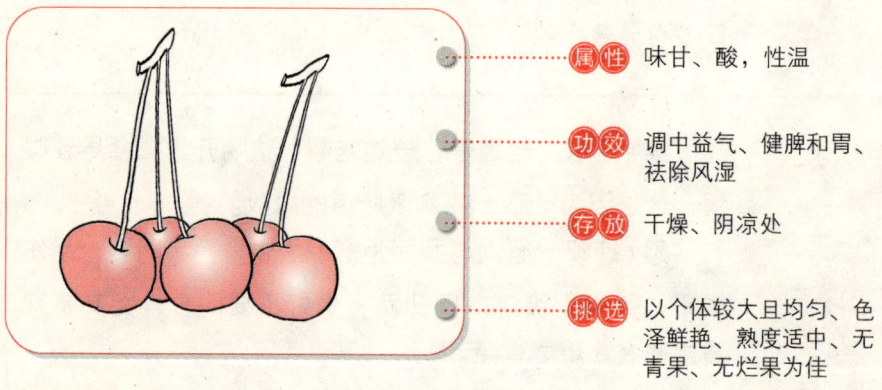

属性	味甘、酸，性温
功效	调中益气、健脾和胃、祛除风湿
存放	干燥、阴凉处
挑选	以个体较大且均匀、色泽鲜艳、熟度适中、无青果、无烂果为佳

樱桃的含铁量特别高，位于各种水果之首。常食樱桃可补充体内的铁元素，促进血红蛋白合成，可防治缺铁性贫血、增强体质、健脑益智，对孕妇、乳母以及青春期的儿童很有益处。

樱桃营养丰富，还是很好的美容食品，其胡萝卜素及维生素C的含量相当丰富，经常食用樱桃能养颜驻容，使皮肤红润嫩白、去皱消斑。

【食用指导】

樱桃因含铁多，又含有一定量的氰甙，若食用过多会引起铁中毒或氢氧化物中毒，如出现轻度不适，可口服甘蔗汁来清热解毒。另外，有溃疡症状者、上火者慎食，糖尿病患者忌食。

第二章 合理饮食是排毒养颜的首选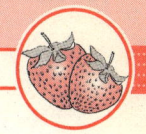

【搭配宜忌】

宜	**樱桃+白糖** 樱桃富含蛋白质、铁、糖、胡萝卜素、维生素B_1、维生素B_2、维生素C及钙、磷等矿物质；其中，铁的含量居各种水果之首，与白糖搭配食用，可以防治贫血，增强体质。 **樱桃+白酒** 两者搭配食用，可以辅助治疗肢体瘫痪、麻木、风湿性腰腿痛。
忌	**樱桃+牛肝** 牛肝中含有丰富的铜、铁离子，极易使樱桃中的维生素C氧化而失去原来的功能，所以两者不宜搭配食用。 **樱桃+蜂蜜** 含有维生素C的樱桃碰上含有铜的蜂蜜，容易因氧化而失去营养价值。

食疗妙方

 樱桃汁

【原料】樱桃80克，冷开水1杯，白糖适量。

【做法】樱桃洗净后去核，放入果汁机中加冷开水搅成樱桃汁，可加适量白糖调味。

【功效】此汁具有润泽皮肤的作用，可消除皮肤暗疮瘢痕。

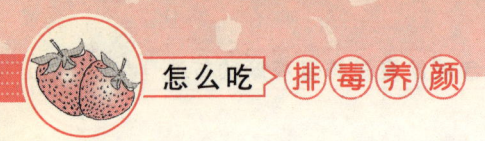

葡萄：舒筋活血，健脾和胃

葡萄味甘、酸，性平，有补气血、强筋骨、利小便、舒筋活血、健脾和胃的功效。葡萄能清除肝、肠、胃、肾的垃圾，葡萄中的糖主要是葡萄糖，能很快被人体吸收。当人体出现低血糖时，若及时饮用葡萄汁，可很快使症状缓解。

现代医学研究发现，葡萄汁尤其是紫葡萄中的黄酮类化合物，能比阿斯匹林更好地阻止血栓形成，并且能降低人体血清胆固醇水平，降低血小板的凝聚力，对预防心脑血管病有一定作用。在葡萄中含有白藜芦醇物质，可以防止健康细胞癌变，并能抑制癌细胞扩散，有很强的防癌作用。葡萄还可以帮助移植手术患者减少排异反应，促进早日康复。

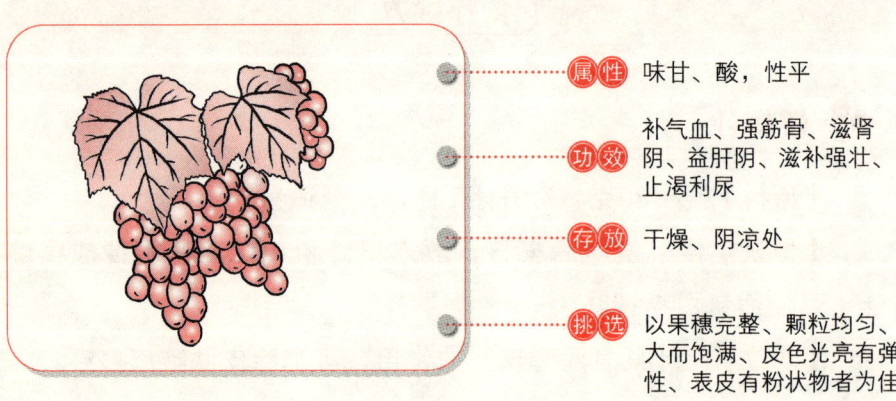

- **属性**：味甘、酸，性平
- **功效**：补气血、强筋骨、滋肾阴、益肝阴、滋补强壮、止渴利尿
- **存放**：干燥、阴凉处
- **挑选**：以果穗完整、颗粒均匀、大而饱满、皮色光亮有弹性、表皮有粉状物者为佳

【食用指导】

葡萄皮中含有较多的白藜芦醇，有很强的抗癌作用，而且葡萄的很多招牌营养素都存在于皮中，甚至比葡萄汁的营养还要丰富，所以，鲜食葡萄最好"吃葡萄不吐葡萄皮"；也可把葡萄连皮带籽榨成葡萄汁饮用。

第二章 合理饮食是排毒养颜的首选

【搭配宜忌】

宜

葡萄+枸杞子　枸杞子含天然多糖、B族维生素；葡萄含维生素C与铁质，两者搭配营养更丰富，是补血的良品。

葡萄干+瘦猪肉　葡萄干含铁丰富，其含铁量是新鲜葡萄的15倍，另外，葡萄干还含有多种矿物质、维生素和氨基酸，是体虚贫血者的佳品。葡萄干还有促进消化的作用。瘦猪肉含铁丰富，与葡萄干同食，可以补铁补血。

忌

葡萄+海鲜　海鱼、虾、藻类含丰富的蛋白质和钙，如果与含有鞣酸的葡萄同食，不仅会降低蛋白质的营养价值，且易使海味中的钙质与鞣酸结合成一种新的不易消化的物质。但如果吃了富含蛋白质的鸡蛋之后，或者吃了富含钙的豆腐之后，再吃葡萄，并不会像吃海鲜后那样引起强烈的反应（腹痛、呕吐、恶心及腹泻）。因此，如果胃肠比较弱的人，应尽量避免在食用海鲜之后吃大量葡萄。老年人脾胃虚弱，消化功能不怎么好，以吃完海鲜4小时后再吃水果为宜。

食疗妙方

 蜂蜜葡萄水

【原料】鲜葡萄200克，蜂蜜少许。

【做法】将葡萄捣烂，过滤取汁，以瓦罐熬稠，加入蜂蜜调匀。

【功效】止渴利尿、健胃消食。适宜于感冒患者。

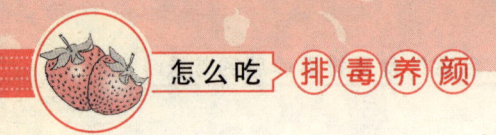

苹果：润肺生津，健脾益胃

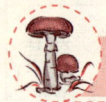

苹果味甘、酸，性平、微温，有润肺、生津、健脾、益胃、止渴、消烦、解暑、醒酒的功效。

苹果中含有丰富的钾盐，可与体内过剩的钠结合并排出体外，从而有效地降低血压，防止动脉硬化，有益于肾病的治疗。苹果中含有丰富的果酸，有消炎作用，可以杀死细菌和病毒，预防感冒和上呼吸道疾病。苹果中的胶质和微量元素铬能保持血糖的稳定，还能有效地降低胆固醇。苹果还能防癌，预防铅中毒。苹果还是很好的美容水果，含有大量的微量元素，常吃可使皮肤细腻、润滑、红润。

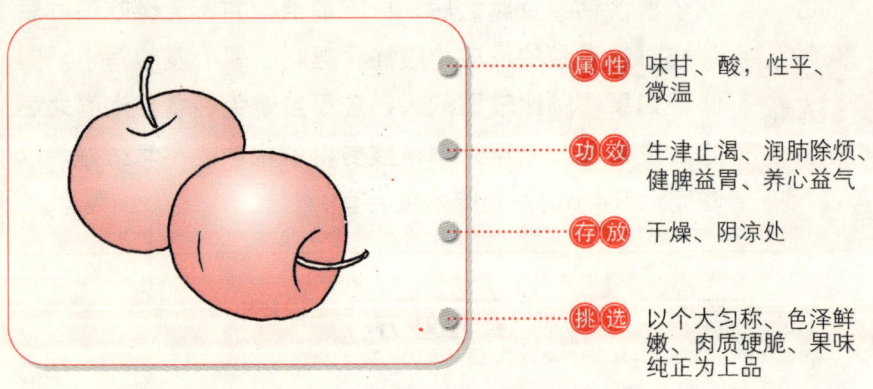

属性 味甘、酸，性平、微温

功效 生津止渴、润肺除烦、健脾益胃、养心益气

存放 干燥、阴凉处

挑选 以个大匀称、色泽鲜嫩、肉质硬脆、果味纯正为上品

【食用指导】

吃苹果时应细嚼慢咽，这样不仅有利于消化，更重要的是对减少人体疾病大有好处。但是，不要在饭前吃苹果，以免影响正常的进食及消化。吃苹果最好的时候是在两餐之间。苹果当做加餐可以提供身体、大脑所需的水分和营养，还可以带来饱腹感，减少正餐的饭量。

第二章 合理饮食是排毒养颜的首选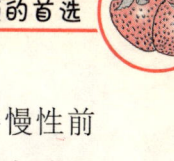

多吃苹果还可治疗前列腺炎，因为苹果中的锌能改善慢性前列腺炎患者缺锌的情况。尤其是苹果汁比含锌高的药物疗效更好，且安全、易消化吸收，疗效与苹果汁浓度成正比，越浓疗效越佳。

【搭配宜忌】

宜

苹果+牛奶 现代营养学认为，苹果含有蛋白质、脂肪、碳水化合物、膳食纤维、多种维生素、锌、钙、钾、镁以及苹果酸、柠檬酸、赖氨酸、果酸胶、谷氨酸等30多种人体所必需的营养物质，与牛奶搭配食用，不仅营养丰富，还具有清凉解渴、生津除热、抗癌防癌的作用。

苹果+芦荟 两者食用，可生津止渴、健脾益肾、消食顺气，气管炎、多痰、胸闷者宜食用，有润肺、宽胸的作用。

苹果+魔芋 魔芋是低热量高膳食纤维的食物，与苹果同食可以促进肠道蠕动，是减肥者的理想菜肴。

忌

苹果+红薯 吃完红薯会分泌大量胃酸，再吃苹果，胃中会生成不易溶解的凝块，易发生肠胃不适。

苹果+绿豆 两者配搭，易导致中毒。

食疗妙方

苹果大枣汤

【原料】苹果100克，大枣、桂圆肉、莲子各10克，银耳5克。

【做法】水煎后，食果饮汤。

【功效】补气养血，适用于贫血患者饮用。

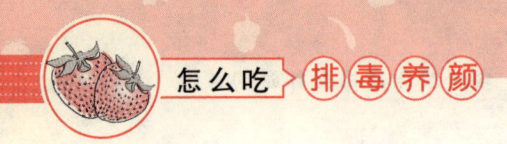

草莓：润肠通便，利咽生津

草莓味甘、酸，性凉，有清肺化痰、补虚补血、健胃降脂、润肠通便、利咽生津的功效。草莓所含的多种有机酸和果胶类物质，能帮助消化，促进肠胃蠕动。

草莓的最大优点是能有效地预防感冒，防止皮肤黑色素的沉着，故而免生痣及雀斑。草莓中所含的胡萝卜素是合成维生素A的重要物质，具有明目养肝、减缓眼部疲劳的作用。它对胃肠病、贫血、大便干结具有一定的滋补调理作用。草莓除可以预防坏血病外，对动脉硬化、冠心病以及脑溢血也有较好的预防作用。

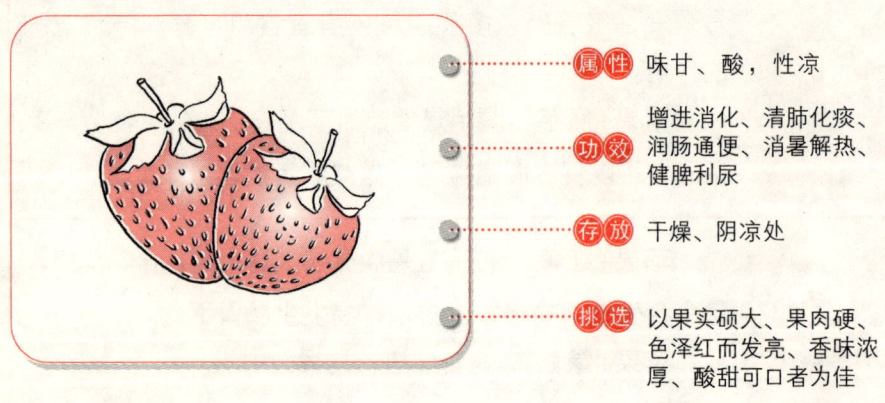

属性	味甘、酸，性凉
功效	增进消化、清肺化痰、润肠通便、消暑解热、健脾利尿
存放	干燥、阴凉处
挑选	以果实硕大、果肉硬、色泽红而发亮、香味浓厚、酸甜可口者为佳

【食用指导】

草莓表面粗糙，不易洗净。用淡盐水浸泡5分钟既能杀菌又较易清洗。

一般健康人皆宜吃，尤其是减肥者的首选。但草莓性凉，脾胃虚弱、肺寒腹泻者忌食。尿路结石患者不宜多吃。

草莓最好在饭后吃，因为其含有大量果胶及膳食纤维，可以促进胃肠蠕动，帮助消化，对预防痔疮、肠癌的发生有益。

第二章 合理饮食是排毒养颜的首选

【搭配宜忌】

宜	**草莓+牛奶** 草莓含有大量的糖类、蛋白质、有机酸、果胶等营养物质。另外，草莓还含有钙、磷、铁、钾、锌、铬等人体必需的矿物质和部分微量元素。两者搭配吃，不但营养丰富，还具有清凉解渴、养心安神的功效。 **草莓+榛子** 草莓富含维生素C，维生素C除了可以预防坏血症外，对动脉硬化、冠心病、心绞痛、脑出血、高血压、高血脂等疾病，都有积极的预防作用。榛子富含铁，两者同食，有助于预防贫血，增强体力。 **草莓+蛋黄** 蛋黄富含维生素E，与富含维生素C的草莓搭配，可加强维生素E的效果，达到护肤、防老、抗癌的作用。
忌	**草莓+红薯** 红薯富含淀粉，食用后胃会分泌大量胃酸，与草莓搭配，易使肠胃产生不适。 **草莓+燕麦** 草莓富含有机酸，搭配富含蛋白质的燕麦，会生成不易吸收的沉淀物质，降低营养。

食疗妙方

草莓蜂蜜茶

【原料】新鲜草莓50克，蜂蜜30毫升。

【做法】将新鲜草莓洗净，用果汁机绞成糊状，盛入碗中，调入蜂蜜拌匀，加冷开水冲泡至500毫升，储入冰箱即成。每次250毫升，每日2次，当茶饮。

【功效】有补虚养血、润肺利肠、解毒抗癌的功效。

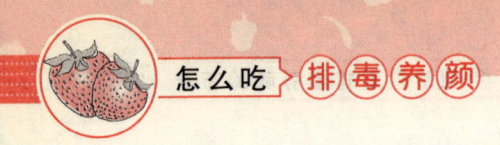

橙子：生津止咳，开胃下气

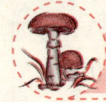

橙子味甘、酸，性微凉，有生津止渴、开胃下气、帮助消化、解油腻、醒酒的功效。

橙子有解油腻、消食、止渴、醒酒的作用。橙子中所含的大量的维生素C对预防胆囊疾病确实有效，还能增强机体的抵抗力，增加毛细血管的弹性，降低血液中胆固醇的含量。

橙子所含的维生素和胶质，可促进胃肠道蠕动，有利于清肠通便、排除体内的有害物质。

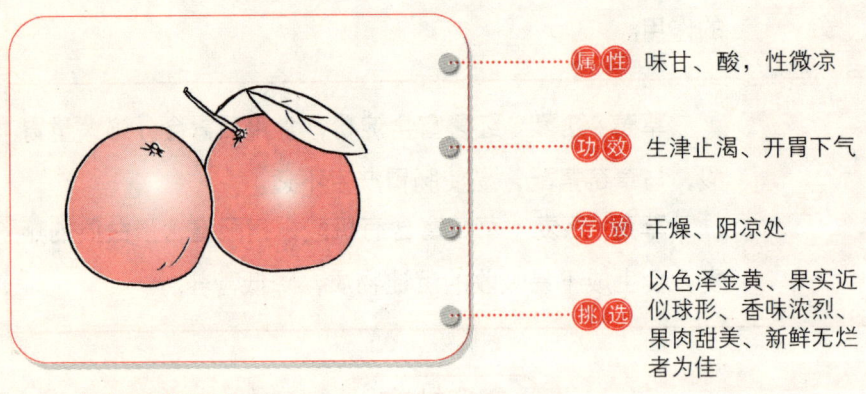

属性：味甘、酸，性微凉

功效：生津止渴、开胃下气

存放：干燥、阴凉处

挑选：以色泽金黄、果实近似球形、香味浓烈、果肉甜美、新鲜无烂者为佳

【食用指导】

吃橙子前后1小时内不要喝牛奶，因为牛奶中的蛋白质遇到果酸会凝固，影响消化吸收。

橙子不能一次吃得太多，否则会出现中毒的症状：皮肤发黄，严重时出现恶心、呕吐、急躁等症状，即老百姓常说的"橘子病"，医学上称为"胡萝卜素血症"。一般不须治疗，只要停食即可好转。

如果仅仅喝橙汁，橙子的保健效果就会大打折扣。因为在加工橙汁过程中，维生素C、黄酮类物质和类胡萝卜素损失很多，而果胶以外的其他膳食纤维几乎全部损失了。因此，要想保全橙子的营养，最好是剥着吃果肉。

【搭配宜忌】

宜	**橙子+蛋黄酱** 橙子中的维生素C与蛋黄酱中的维生素E搭配，有助于血液循环、护肤、防老、抗癌。 **橙子+猕猴桃** 两者都富含维生素C，维生素C在骨胶原的合成中起到重要的作用，经常食用可强身健体，促进骨骼健康。
忌	**橙子+虾** 橙子中富含维生素C，高剂量维生素C（一次性摄入维生素C超过500毫克）和虾体内的五价砷经复杂化学反应会转变为有毒的三价砷，即常说的"砒霜"。但虾体内的砷由无害向有害"转化"需要大剂量维生素C的参与。一次性摄入50个中等大小的苹果或30个梨或10个橙子或生吃1500克以上的绿叶蔬菜，才会大剂量地摄入维生素C。因此，在吃虾的同时食用橙子，只要不超过上述的量是没有很大危险的。金属类元素容易沉积在虾的头部，所以尽量不要吃虾头。

食疗妙方

鲜橙果肉

【原料】鲜橙1～2个。

【做法】鲜橙去皮，食果肉。

【功效】可治热病伤津、发热汗多、口干舌燥、尿黄而少。

怎么吃 排毒养颜

桃子：润肠通便，养颜抗衰

桃子味甘、酸，性微温，有补中益气、养阴生津、润肠通便、养颜抗衰的功效。桃中含有丰富的铁元素，是缺铁性贫血患者极佳的食疗水果。桃中钠的含量比较少，而钾的含量则较多，非常适合水肿患者食用。桃子营养丰富，含有大量的膳食纤维和果胶，具有养阴生津、润肠通便的作用。

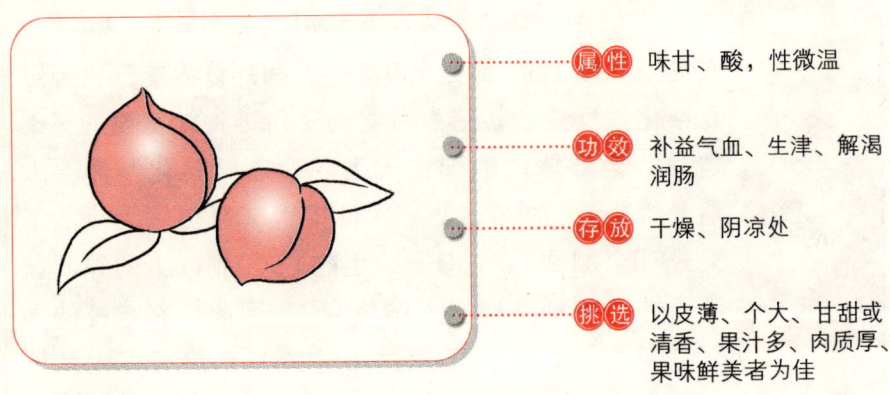

属性　味甘、酸，性微温

功效　补益气血、生津、解渴、润肠

存放　干燥、阴凉处

挑选　以皮薄、个大、甘甜或清香、果汁多、肉质厚、果味鲜美者为佳

【食用指导】

为了除净桃毛，吃桃前可以用盐直接搓桃子的表皮，再用水冲洗即可。最可口的营养吃法是将桃子放在冷水（10℃）中浸泡20分钟后食用，时间不能过长，否则会变得淡而无味。

没有完全成熟的桃子最好不要吃，吃了会引起腹胀或腹泻。

【搭配宜忌】

宜　桃子+莴笋　桃子与莴笋都是口感很好和极富营养的，两者同吃，可以起到利水消肿的作用，还可以预防慢性病。

第二章　合理饮食是排毒养颜的首选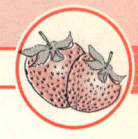

忌　桃子+苍术　桃子味甘、酸，性微温，多食令人虚热，而苍术也属苦温燥湿之品，故不宜同食。

食疗妙方

蜜汁鲜桃

【原料】鲜桃500克，白糖80克，蜂蜜40毫升。

【做法】鲜桃的毛刷掉洗净，一剖两半，取出核，放入碗内，上锅蒸熟，剥去外皮，再分别切成两半，装盘晾凉待用。炒锅放到大火上，放入白糖、蜂蜜和60毫升水化成浓汁，起锅放凉，浇在桃块上即可。

【功效】补益气血、润燥滑肠、滋养肌肤。

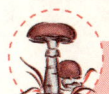山楂：消食化积，活血散瘀

山楂味甘、酸，性微温，有消食化积、活血散瘀、降压降脂的功效。山楂有很高的营养和医疗价值，可消积化滞，其所含解脂酶能促进胃液分泌，增加胃内酶素，促进脂肪类食物的消化。中老年人常吃山楂制品能增强食欲，改善睡眠，保持骨和血中钙的恒定，预防动脉粥样硬化，使人延年益寿，故山楂被人们视为"长寿食品"。

山楂含有三萜类和黄酮类成分，对加强和调节心肌、增大心室心房运动振幅和心血管血液流量、防止电解质不均衡而引

起的心律紊乱、降低血清胆固醇和血压等均有良好的辅助作用，能辅助防治心血管疾病。

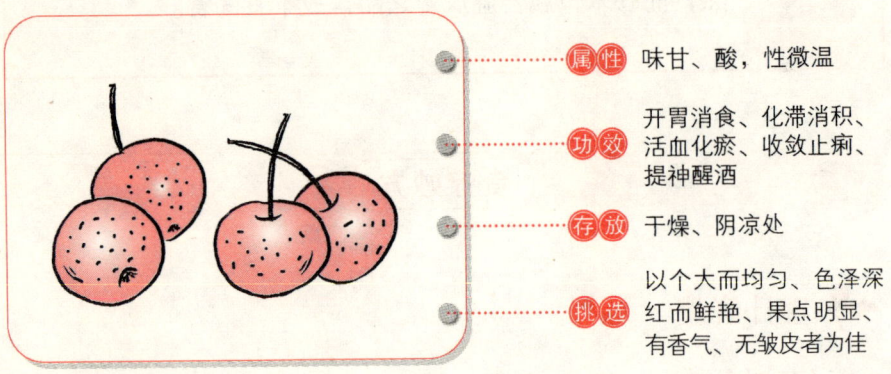

属性 味甘、酸，性微温

功效 开胃消食、化滞消积、活血化瘀、收敛止痢、提神醒酒

存放 干燥、阴凉处

挑选 以个大而均匀、色泽深红而鲜艳、果点明显、有香气、无皱皮者为佳

【食用指导】

服用人参等补药时，不宜食用山楂及其制品，以防山楂的破气作用抵消人参等的补气作用。此外，山楂禁止和四环素、土霉素同食，也不宜与海鲜类同食。另外，山楂可促进胃酸的分泌，因此不宜空腹食用。山楂中的酸性物质会腐蚀牙齿，食用后要注意及时漱口、刷牙。山楂有收缩子宫平滑肌的作用，有可能诱发流产，所以孕妇不宜吃。

【搭配宜忌】

宜

山楂+排骨　炖排骨时，放几颗山楂，不但能使排骨肉易烂，肉香中略带酸味，还有祛斑消瘀之功效，更利于人体消化吸收。

山楂+核桃仁　两者合用，相辅相成，具有补肺肾、润肠燥、消积食的功效。

山楂+兔肉　两者搭配，具有补益气血、养胃消食、降压降脂之功效。

第二章 合理饮食是排毒养颜的首选

忌

山楂+海鲜 山楂中含鞣酸较多，海鲜中含有丰富的蛋白质和钙，两者同食，易使钙质与鞣酸结合成鞣酸钙，影响营养吸收，甚至会让人腹痛、呕吐、恶心及腹泻。因此，山楂不宜与海鲜同食，以间隔4小时后再吃为宜。

山楂+猪肝 山楂中的维生素C遇到猪肝中的金属离子，会加快其氧化速度，破坏营养。

食疗妙方

山楂汁拌黄瓜

【原料】嫩黄瓜5条，山楂30克，白糖50克。

【做法】①将黄瓜去皮、心及两头，洗净切成条状；②山楂洗净，入锅中加水200毫升，煮约15分钟，取汁液100毫升；③黄瓜条入锅中加水煮熟，捞出；④山楂汁中放入白糖，用小火慢熬，待糖溶化后，放入已控干水的黄瓜条拌匀即成。

【功效】清热降脂、减肥消积，适合于肥胖症、高血压、咽喉肿痛者食用。

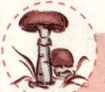
香蕉：润肠通便，降脂减肥

香蕉味甘，性寒，有润肠通便、降脂减肥、止渴、润肺、解酒、降血压的功效。香蕉"一身都是宝"。香蕉含有丰富的淀粉质，且味甘性寒，最适合燥热人士享用，有助于清热润肠，促进肠胃蠕动，可治疗便秘。香蕉富含多种维生素，且含钠、胆固醇较低，常吃能降低胆固醇，预防中风和高血压，起到降血压、保护血管的作用。香蕉富含维生素A，能有效维护皮肤及毛发的健康，对手足皮肤皲裂十分有效，而且还能令皮肤光润细滑。香蕉皮中含有抑制真菌和细菌生长的焦皮素，对手癣、体癣等引起的皮肤瘙痒有很好的疗效。

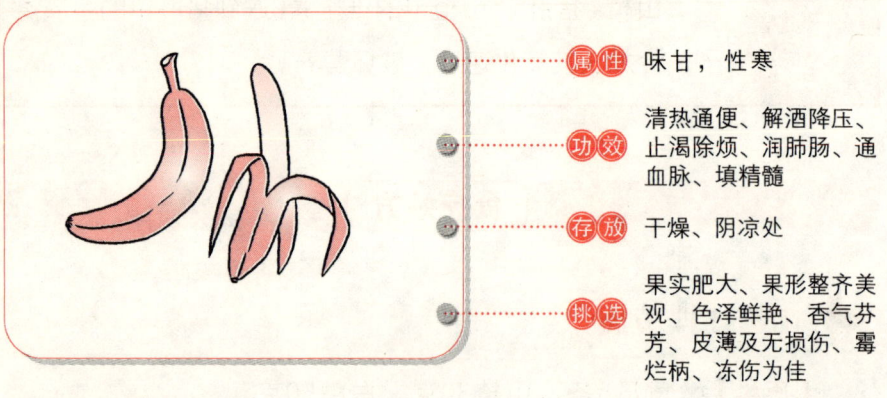

属性　味甘，性寒

功效　清热通便、解酒降压、止渴除烦、润肺肠、通血脉、填精髓

存放　干燥、阴凉处

挑选　果实肥大、果形整齐美观、色泽鲜艳、香气芬芳、皮薄及无损伤、霉烂柄、冻伤为佳

【食用指导】

香蕉是减肥者的首选。而且特别适宜大便干结、痔疮、肛裂以及高血压、胃溃疡、肺结核以及癌症患者食用。香蕉性寒，凡有慢性肠炎、虚寒腹泻者应忌食或少食。另外糖尿病患者也应忌食或少食。

【搭配宜忌】

宜

香蕉+冰糖　香蕉清热润燥、解毒生津；冰糖甘润。两者搭配，可滋润肠燥、通便泻热、滋润肺燥。

香蕉+花生　两者同食，所含的烟酸与色氨酸一起作用，可提高烟酸含量，维持皮肤、消化系统以及神经系统的健康。

香蕉+桃子　两者搭配，再添加适量芒果，一同榨汁饮用，有润喉、增强食欲的作用。

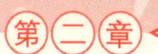 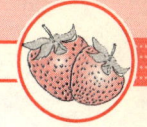

第二章 合理饮食是排毒养颜的首选

| 忌 | 香蕉+菠萝　两者钾含量都高，大量食用会使人血液中的钾浓度增加，对患有急性及慢性肾炎、肾功能不全的人不利。|

食疗妙方

香蕉粥

【原料】粳米200克，香蕉150克，蜂蜜适量。

【做法】将粳米淘洗干净，放入锅中，倒入适量清水，置火上煮至米开花成粥，然后将剥去皮切成小段的香蕉放入煮沸，调入适量蜂蜜稍煮即可。

【功效】润肺滑肠、通便，尤适宜便秘患者。

西瓜：消烦止渴，通利小便

西瓜味甘，性寒，有消烦止渴、解暑热、宽中下气、通利小便、解酒毒的功效。西瓜所含的糖和盐能利尿并消除肾脏炎症，蛋白酶能把不溶性蛋白质转化为可溶的蛋白质，增加肾炎病患

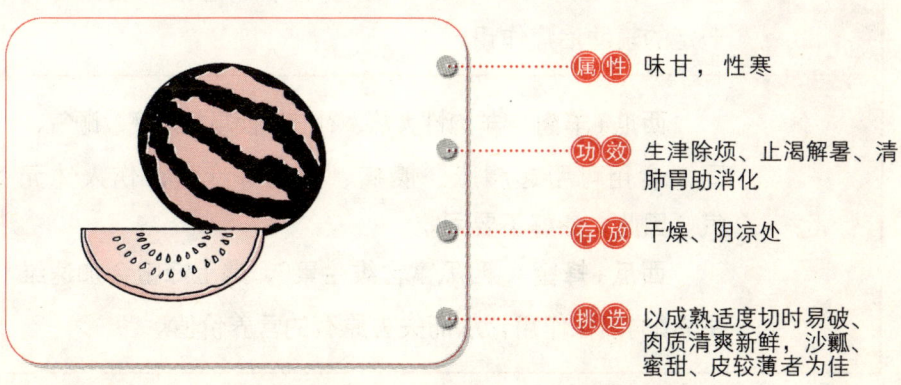

属性　味甘，性寒

功效　生津除烦、止渴解暑、清肺胃助消化

存放　干燥、阴凉处

挑选　以成熟适度切时易破、肉质清爽新鲜，沙瓤蜜甜、皮较薄者为佳

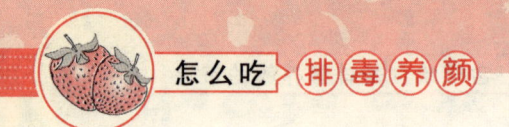

者的营养。西瓜中含有丰富的锌和维生素B_1，食用后可增加机体对胰岛素的敏感性，控制和降低血糖。西瓜水分丰富，人吃后尿量会明显增加，这不仅会减少胆色素的含量，而且还可以润肠通便。鲜嫩的西瓜皮还可增加皮肤弹性，减少皱纹，增添光泽。

【食用指导】

西瓜性凉，过分的寒凉刺激会减弱正常的胃蠕动，有时会引起消化不良或腹泻，所以不要吃刚从冰箱里拿出来的西瓜。夏季西瓜放冰箱冷藏不宜超过2小时。如超过2小时，将会导致许多营养流失。

西瓜老少皆宜，对于发热患者和爱美的女士更适用，但积寒、多尿者和糖尿病患者要慎食，心力衰竭或肾炎患者不宜多吃。

西瓜是夏令瓜果，应循季节规律，冬季不宜多吃。

【搭配宜忌】

宜	**西瓜+薄荷**　西瓜可以生津止渴；而薄荷有提神醒脑、镇静情绪的作用，两者搭配，可以让口气更清新，消暑除热，改善不良情绪。 **西瓜+绿茶**　两者食用，具有提神醒脑、镇静之功效。 **西瓜皮+冰糖**　西瓜皮有清热解暑、利尿的作用，与冰糖一起食用，可凉血、帮助排泄，对吐血和便血者有一定的辅助治疗作用。
忌	**西瓜+羊肉**　羊肉性大热、补气；西瓜性淡寒、顺气，同时食用可引起腹胀、腹痛、腹泻等症状，伤人体元气。因此，最好不要同吃。 **西瓜+蜂蜜**　西瓜富含维生素C，遇上蜂蜜会加速维生素C的氧化作用，从而失去原有的营养价值。

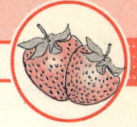

第二章 合理饮食是排毒养颜的首选

食疗妙方

煎西瓜皮

【原料】西瓜皮100克（干品30克）。

【做法】煎汤常服。

【功效】利尿消肿，适合心性及肾性水肿。

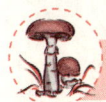 红枣：补血养血，驻颜祛斑

红枣味甘，性温，有补脾和胃、养气生津、补血养血等功效。俗话说，"一日吃三枣，一辈子不显老"，红枣对女性的好处更是不胜枚举。如驻颜祛斑、健美丰肌、补血调经、活血止痛、润肠通便，常食能令人容颜白嫩、皮肤细滑、皱纹减少等。

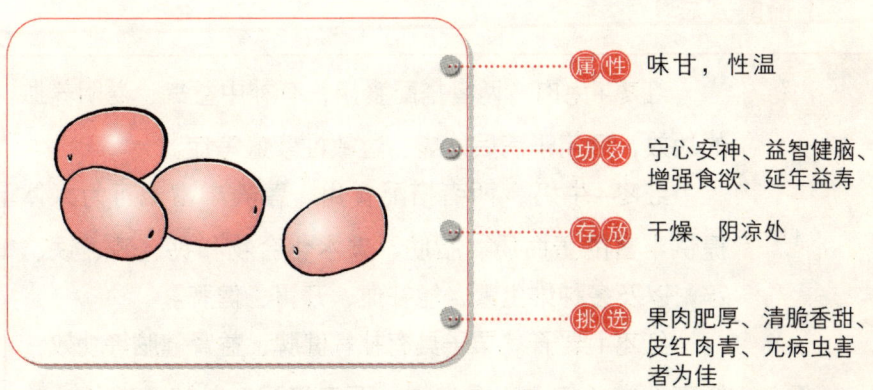

属性	味甘，性温
功效	宁心安神、益智健脑、增强食欲、延年益寿
存放	干燥、阴凉处
挑选	果肉肥厚、清脆香甜、皮红肉青、无病虫害者为佳

红枣中富含钙和铁，对贫血和骨质疏松患者均有理想的食疗作用，其效果通常也是药物所不能比拟的。红枣中的维生素C含量特别高，还含有抑制癌细胞，甚至可使癌细胞向正常细胞转化的物质，能提高人体免疫力，对防癌抗癌有很重要的作用。药理

研究发现，红枣能促进白细胞的生成，降低血清胆固醇，提高血清白蛋白，保护肝脏。红枣中所含的皂类物质，可降低血糖和胆固醇；所含芦丁有保护毛细血管通畅、防止血管壁脆性增加的功能，能预防高血压。

【食用指导】

鲜枣不宜多食，否则易生痰、助热、损齿。干枣要用开水煮沸消毒才可食用，特别是有腐烂的干枣更不能生吃或作馅，否则枣中的有毒物质如甲醛、甲酸等，会引起轻微中毒反应，严重者也会有生命危险。

红枣最好是水煮着吃，常用的方法是将红枣煎水服用，这样既不会改变进补的药效，也可避免生吃引起的腹泻。

将红枣与粳米、小米或糯米同煮为粥，具有补益脾胃、补气益血、养心安神的作用，对肝炎患者也大有帮助。民间还有"若要皮肤好，粥里加大枣"的说法。但最好将红枣剖成几块用来熬粥，这样有利于熬出枣中有效成分，增加食疗功效。

【搭配宜忌】

宜	红枣+兔肉　两者搭配食用，有补中益气、滋阴养血的功效，适用于病后体虚、过敏性紫癜等症。 红枣+牛奶　两者搭配食用，营养丰富，可为人体提供丰富的蛋白质、脂肪、碳水化合物和钙、磷、铁、锌，以及多种维生素，能补血、开胃、健脾。 红枣+栗子　栗子具有补气健脾、益肾健脑等功效；红枣补中益气、养血安神，两者搭配，补气养血的功效明显。
忌	红枣+大蒜　两者同食，会引起消化不良，影响胃肠功能，甚至产生便秘。

第二章 合理饮食是排毒养颜的首选

食疗妙方

🌿 红枣蜂蜜茶

【原料】红枣（去核）150克，冰糖50克，蜂蜜250毫升。

【做法】将红枣和冰糖放入锅中，加水350毫升煮熟，收干水分，捣成枣泥。再加入250毫升蜂蜜拌匀，盛在干净的玻璃瓶中，饮用时取1茶匙加入温开水即可。

【功效】在寒冷的季节，喝一杯这样的茶可以增加热量，抵抗风邪。而且常喝此茶美肤养颜、气血充足、神旺体健。

核桃：健脑益智，延缓衰老

核桃味甘，性温，有健脑益智、增强记忆力、补肾强腰、镇静安神、抗衰老的功效。

核桃含有丰富的B族维生素和维生素E，具有抗氧化和延缓细胞衰老的功效，可防止细胞老化，能健脑、增强记忆及延缓衰老。它含有亚油酸等不饱和酸，不易引起血管硬化，还能减少肠道对胆固醇的吸收，对于动脉硬化、高血压和冠心病患者

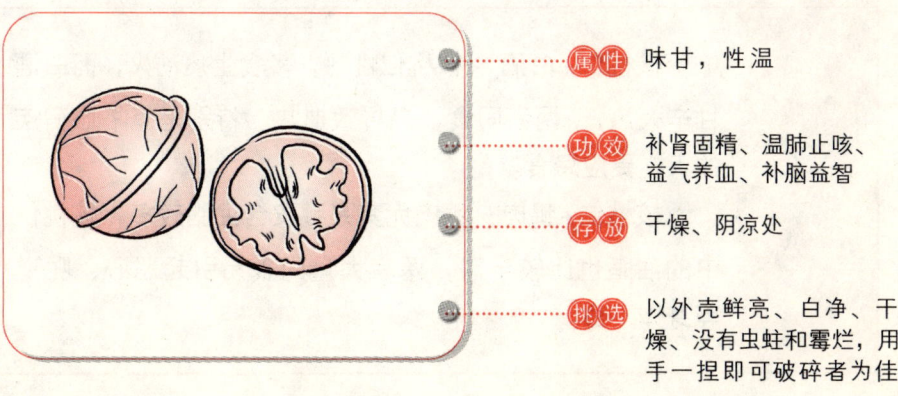

属性　味甘，性温

功效　补肾固精、温肺止咳、益气养血、补脑益智

存放　干燥、阴凉处

挑选　以外壳鲜亮、白净、干燥、没有虫蛀和霉烂，用手一捏即可破碎者为佳

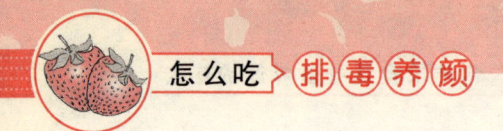

有很好的作用。另外，核桃还可以补肾固精、润肠通便、强健身体。

【食用指导】

将核桃仁表面的褐色薄皮剥掉，会损失掉一部分营养，所以不要剥掉。核桃能助火生痰，所以痰火喘咳、阴虚火旺、腹泻便溏之人忌食。核桃仁热量较高，肥胖者不宜多食。

核桃壳面有水湿痕迹，则表明核桃仁已经返油变质，如果果仁肉色油质，是返油变质的表现，果仁已经变成褐色，有哈喇味，则已严重变质，不可食用。

【搭配宜忌】

宜	**核桃仁+鳝鱼** 核桃仁有健脑益智、补肾强腰等功效；鳝鱼具有补气养血、补肝脾、强筋骨等功效。近年科学家还发现，鳝鱼中含有黄鳝素，具有显著的降低血糖和调节血糖的功能。两者搭配，有助于降血糖。 **核桃仁+芹菜** 富含维生素C、铁以及膳食纤维的芹菜，与富含氨基酸和维生素E的核桃仁同食，可润发、明目、养血、抗衰老，适合肾精亏损导致的肝阴虚、脾胃虚弱等症。更是高血压、便秘患者的理想食品。
忌	**核桃仁+白酒** 核桃仁性热，多食生痰动火，而白酒甘辛大热，两者同食，易导致血热。特别是有咯血宿疾的人，更应忌食。 **核桃仁+鸭肉** 鸭肉尤其是鸭皮含油脂较多，核桃仁中的油脂也比较丰富，两者大量同食易引起恶心、呃逆等身体不适。

第二章 合理饮食是排毒养颜的首选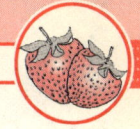

食疗妙方

 核桃山楂菊花茶

【原料】核桃仁125克，山楂60克，菊花12克，白糖150克。

【做法】将核桃仁洗净后用石磨磨成浆汁，倒入瓷盆中，加清水稀释调匀待用。山楂、菊花洗净后，水煎2次，去渣合汁1000毫升。将山楂、菊花汁同核桃仁浆汁一块倒入锅中，加白糖搅匀，置火上烧至微沸即成。

【功效】润肺益肾、平肝明目、滑肠润燥、通利血脉。

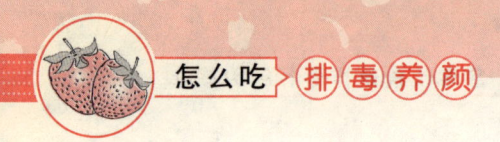

第六节　菌藻食物，排毒养颜的食中圣品

海带：散结消痰，祛脂降压

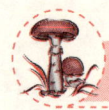

海带味咸，性寒，有散结消痰、平喘利水、祛脂降压的功效。海带中的碘极为丰富，能够有效预防和克服单纯性甲状腺肿大，进而抑制甲状腺癌、乳腺癌等，常食还可令秀发乌黑。碘还可以刺激垂体，使女性体内雌激素分泌水平降低，有利于恢复卵巢的正常机能，从而纠正内分泌失调，消除乳腺增生的隐患。海带中含有的甘露醇能有效地降低颅内压、眼内压，对乙型脑炎、急性青光眼以及各种脑水肿有很好的治疗效果。

海带中富含的不饱和脂肪酸和膳食纤维，能清除附着在血管壁上的胆固醇，调顺肠胃，促进胆固醇的排泄，是理想的排毒养

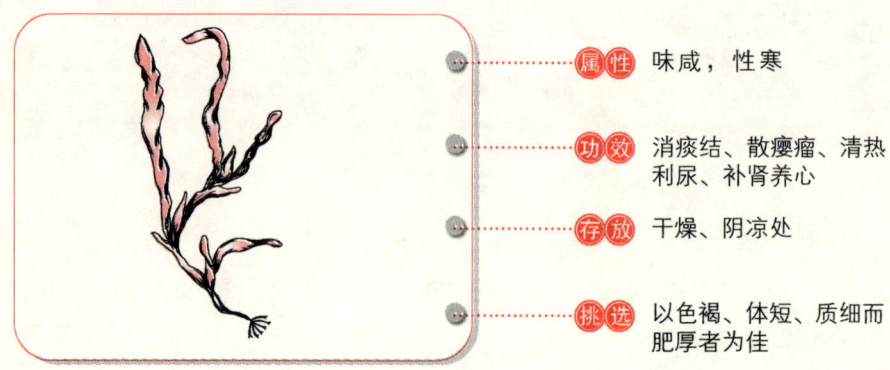

属性	味咸，性寒
功效	消痰结、散瘿瘤、清热利尿、补肾养心
存放	干燥、阴凉处
挑选	以色褐、体短、质细而肥厚者为佳

颜食物。

【食用指导】

海带属于干菜类,需要浸泡清洗后食用,但不能久泡,以不超过30分钟为度,否则碘、甘露醇等营养物质容易流失。

【搭配宜忌】

宜	海带+紫菜 海带具有散结消痰、平喘利水、祛脂降压的作用;紫菜能清热化痰、补肾养心、利水肿、软坚散结,两者搭配食用,可治疗水肿、甲状腺肿、贫血、高血脂等症。 海带+菠菜 两者都富含钙和磷,适量搭配食用,有助于人体维持钙与磷的平衡,对骨骼和牙齿很有帮助,且还可以避免形成泌尿系统结石。
忌	海带+柿子等 海带中的钙离子可与柿子、葡萄、山楂、石榴、橄榄等水果中的鞣酸结合,生成不溶性的结合物,影响某些营养成分的消化吸收,导致胃肠道不适,因此,海带不宜与柿子等水果同食。 海带+猪血 两者一起吃容易导致便秘,从而影响人体对营养的消化吸收。

食疗妙方

 海带炖猪肉

【原料】水发海带350克,带皮五花肉250克,油、精盐、酱油、味精、糖和清汤各适量。

【做法】将海带切片,猪肉切方块。猪肉入油锅炒至变色,加精盐、酱油、味精、糖和清汤煮沸,小火炖熟。放入海带煮至入味即可食用。

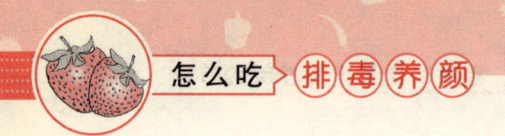

【功效】有滋阴润燥、软坚散结、消肿利水、润泽肌肤的功效。

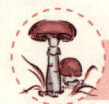 紫菜：清热化痰，软坚散结

紫菜味甘、咸，性寒，有清热化痰、补肾养心、利水肿、软坚散结的功效。

紫菜含有丰富的碘元素，对甲状腺肿大有很好的治疗作用。紫菜中还含有丰富的胆碱成分，有增强记忆的作用。紫菜含有一定量的甘露醇，有很强的利尿作用，所以可作为治疗水肿的辅助食品。紫菜中含有丰富的钙、铁元素，不仅可以治疗妇女儿童的贫血，而且可以补充儿童和老人的钙，促进他们骨骼、牙齿的生长和保健。

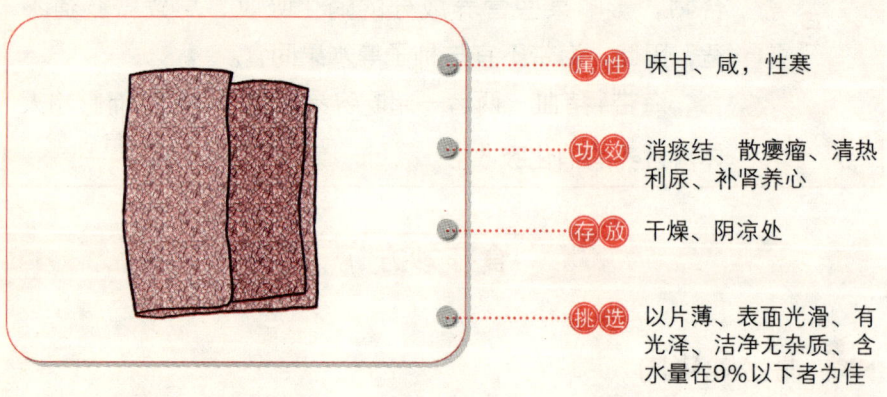

属性	味甘、咸，性寒
功效	消痰结、散瘿瘤、清热利尿、补肾养心
存放	干燥、阴凉处
挑选	以片薄、表面光滑、有光泽、洁净无杂质、含水量在9%以下者为佳

【食用指导】

紫菜适宜所有人食用，尤其适宜于水肿、脚气、肺病初期、甲状腺肿大、心血管病和各类肿块、增生的患者食用。紫菜性寒凉，因此胃肠消化功能不好或者腹痛便溏者宜少吃，且每次食用量以15克为好。

第二章 合理饮食是排毒养颜的首选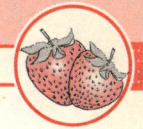

【搭配宜忌】

宜	**紫菜+蜂蜜** 紫菜能清热化痰，蜂蜜可以止咳润肺。两者搭配适量食用，有益于肺及支气管的健康。 **紫菜+猪肉** 紫菜可以软坚散结，猪肉可以补中益气、滋阴、解热毒。两者搭配食用，具有化痰软坚、滋阴润燥的功效，可辅助治疗大便秘结等症。
忌	**紫菜+柿子** 紫菜也富含钙，与含鞣酸过多的柿子等水果同食会生成不溶性结合物，道理同海带与柿子的关系，所以也不宜同食。 **紫菜+甘草** 紫菜富含碘，与甘草会发生不良生化反应，不宜同食。

食疗妙方

 生拌紫菜

【原料】鲜嫩紫菜500克，精盐、酱油、白糖、米醋、味精、麻油各适量。

【做法】紫菜清洗干净后，放入沸水锅中汆一下捞出，沥干水分后纳碗，加入精盐、酱油、白糖、米醋、味精和麻油拌匀，装盘即成。

【功效】具有清热利尿、化痰软坚的作用。此外，对高血压患者也有一定的疗效。

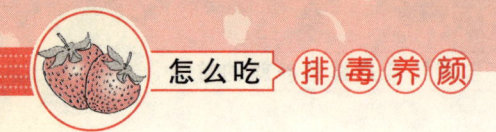 怎么吃 排毒养颜

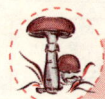 银耳：生津止咳，润肤养颜

银耳味甘、淡，性平，又叫白木耳，有滋阴补肾、补气、润肺、强精、生津止咳、润肤养颜的功效。银耳既是名贵的营养滋补佳品，又是扶正强壮之补药，其药用的价值历来与人参、鹿茸齐名，被人们誉为"菌中之冠"。

银耳富含天然植物性胶质，能够滋阴养颜、清肠和胃，长期食用还可辅助祛除脸部黄褐斑、雀斑。银耳还是一种富含膳食纤维的减肥食品，可帮助胃肠道蠕动，减少脂肪吸收。

银耳富含维生素D，能够补充人体钙质，促进生长发育，还可预防老年性骨质疏松的发生。银耳富含硒等微量元素，它可以增强机体抗肿瘤的免疫能力，对肿瘤具有抑制的作用，还能增强肿瘤患者对放疗、化疗的耐受力，对阴虚火旺不受参茸温补的患者是一种良好的补品。

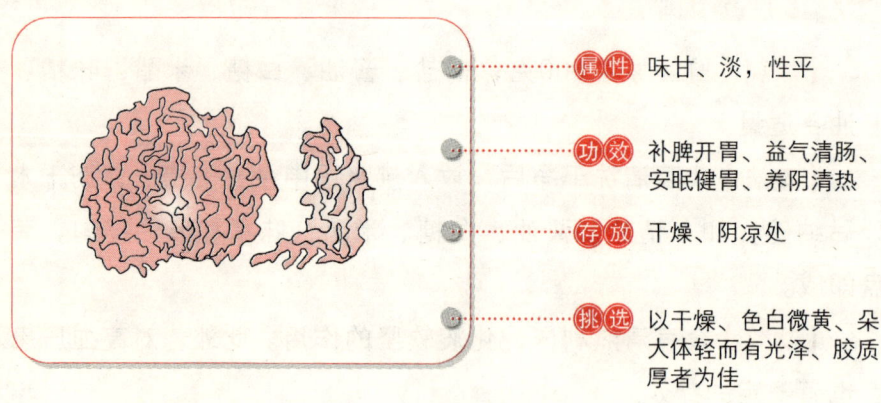

属性　味甘、淡，性平

功效　补脾开胃、益气清肠、安眠健胃、养阴清热

存放　干燥、阴凉处

挑选　以干燥、色白微黄、朵大体轻而有光泽、胶质厚者为佳

【食用指导】

银耳宜用凉水泡发，泡发后应去掉未发开的淡黄色根部，且宜放在阴凉、干燥、通风处保存。

第二章 合理饮食是排毒养颜的首选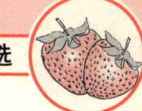

【搭配宜忌】

宜	银耳+菊花　两者搭配食用，可以镇静解毒、益气强身。 银耳+茶　两者搭配食用，可以润肺生津、养胃益气、补肾强精。 银耳+黑木耳　两者都可以提高人体的免疫功能，有扶正固本和抗癌的作用。银耳还能提高肝脏解毒能力，起保肝作用。一起搭配食用，润肤、排毒、抗癌效果更明显。 银耳+百合　两者都具有补气润肺之功效，搭配食用，滋阴润肺的功效更强。
忌	银耳+菠菜　两者搭配食用，会影响维生素C的吸收。 银耳+蛋黄　两者搭配食用，会生成难溶性化合物。

食疗妙方

枸杞银耳羹

【原料】银耳15克，枸杞子25克，蜂蜜适量。

【做法】将银耳用水泡发，去掉根蒂，与枸杞子一同放入锅内，加适量水用小火煎成浓汁，加入蜂蜜再煎5分钟即可。隔日1次，温开水兑服。

【功效】枸杞银耳羹具有滋阴补肾、益气活血、润肌肤、悦颜色之功效，还具有止眩晕、除头痛、去目疾的作用。

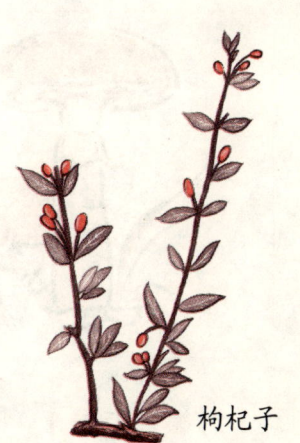

枸杞子

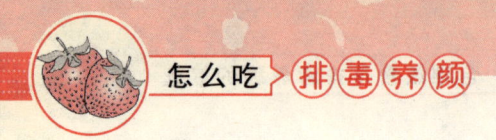

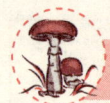 香菇：益智安神，容颜悦色

香菇味甘，性平，有补肝肾、健脾胃、益智安神、容颜悦色、护发养发之功效。香菇含有碳水化合物、维生素B_1、维生素B_2、维生素C及钙、磷、铁等微量元素。更为可贵的是，香菇中含有30多种酶和18种氨基酸。人体必需的8种氨基酸，香菇中就含有7种。这些成分有消除疲劳、提神、稳定精神等功效。

香菇的水提取物对体内的过氧化氢有一定的消除作用，从而起到延缓衰老的作用。香菇菌盖部分含有双链结构的核糖核酸，进入人体后，会产生具有抗癌作用的干扰素；香菇中的多糖成分，能使人体内的抗癌免疫细胞活力提高。

香菇中含有的嘌呤、胆碱及某些核酸物质，能起到降血压、降胆固醇、降血脂的作用，又可预防动脉硬化、肝硬化等疾病。

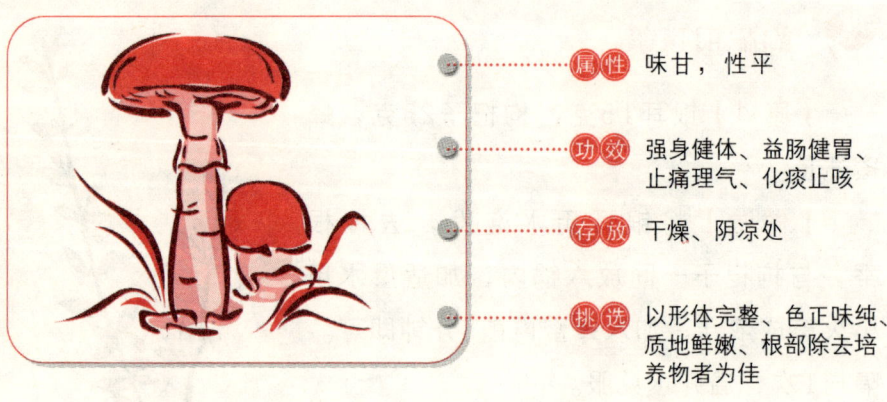

属性　味甘，性平

功效　强身健体、益肠健胃、止痛理气、化痰止咳

存放　干燥、阴凉处

挑选　以形体完整、色正味纯、质地鲜嫩、根部除去培养物者为佳

【食用指导】

对于抽烟者或早上起床后口苦者，以及肝功能减退者，可以常喝香菇汤。患有顽固性皮肤瘙痒的人应忌食香菇。

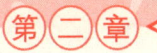 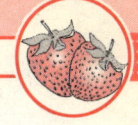

第二章 合理饮食是排毒养颜的首选

【搭配宜忌】

宜	**香菇+油菜** 两者搭配食用,可以益智健脑、润肠通便、预防癌症。 **香菇+豆腐** 香菇中的香菇嘌呤能降低血胆固醇,豆腐中的植物蛋白有降低血脂的作用。两者搭配,功效显著,是降血压、减肥的良方。
忌	**香菇+冷水** 香菇含有核酸分解酶,只有用热水浸泡时,才能分解出独特的鲜味,用冷水浸泡会令香菇的鲜香大减。 **香菇+猪肝** 香菇所含的甾醇等生物活性物质,与含有维生素A的猪肝一起食用,会破坏维生素A的营养价值。

食疗妙方

香菇粥

【原料】鲜香菇30克,粳米100克,调味品适量。

【做法】将鲜香菇择洗干净,撕碎备用。粳米淘洗干净入锅,加清水适量煮粥,待熟时放入香菇、食盐等,煮至粥熟即成。

【功效】健脾益气、脱疫抗癌,适用于脾胃虚弱、食欲减退、肢软乏力、小儿麻疹透发不畅及胃癌、宫颈癌等症。

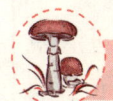

金针菇:补益肠胃,抗癌解毒

金针菇味甘,性凉,有补肝,补益肠胃,抗癌,解毒等功效。金针菇不仅味道鲜美,而且营养丰富,有促进儿童智力发育

135

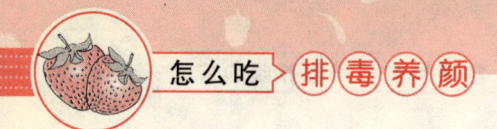

和健脑的功效，被誉为"增智菇"和"益智菇"。

金针菇能有效地增强机体的生物活性，促进体内新陈代谢，有利于食物中各种营养素的吸收和利用。金针菇中赖氨酸的含量特别高，含锌量也比较高，有促进儿童智力发育和健脑的作用。金针菇含有大量的中性植物纤维（NDF）和酸性纤维（ADF），可以降低人体血液中的胆固醇含量，可抑制血脂升高，防治心脑血管疾病，而且对某些重金属有解毒的作用。

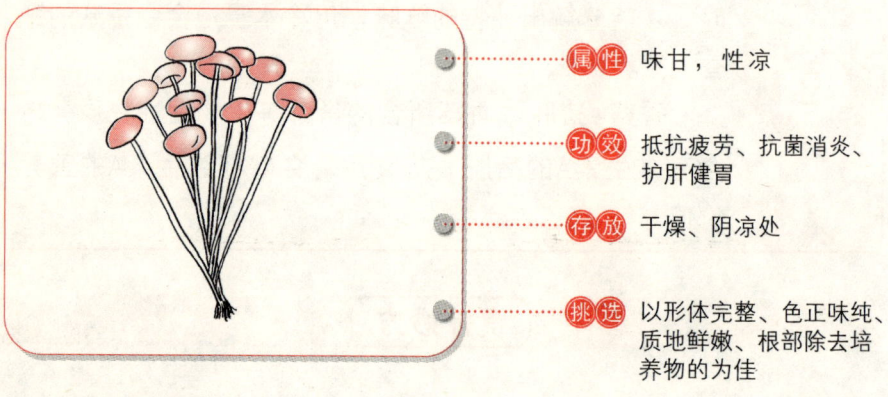

属性　味甘，性凉

功效　抵抗疲劳、抗菌消炎、护肝健胃

存放　干燥、阴凉处

挑选　以形体完整、色正味纯、质地鲜嫩、根部除去培养物的为佳

【食用指导】

金针菇不宜生吃，宜在沸水中烫过烹调成各种熟食，则肉质细软而嫩，润而光滑。

金针菇适宜于气血不足、体质虚弱以及营养不良的老人和儿童食用。脾胃虚寒的人一次不要吃得太多。

【搭配宜忌】

宜

金针菇+鸡肉　两者同食，有益气补血的功效。

金针菇+豆腐　金针菇有益智强体的作用，与可清热润燥的豆腐搭配炖汤，对癌细胞具有一定的抑制作用。

金针菇+西蓝花　两者同食，能增强肝脏解毒能力，提高机体免疫力。

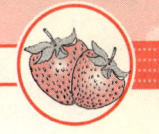

> **忌**
> 金针菇+牛奶 可引发心绞痛。
>
> 金针菇+羊肉 两者均富含蛋白质，但其所需的消化胃液分泌量与时间不一样，长期配食会影响人体的消化能力。

食疗妙方

 鲫鱼炖金针菇

【原料】金针菇100克，鲫鱼1条，熟笋50克，植物油、料酒、精盐、醋、姜丝各适量。

【做法】将金针菇去根，洗净，切成段。鲫鱼去鳞、内脏、洗净后放在盘中，用料酒、精盐、姜丝拌匀，腌渍片刻去腥。熟笋切成片，铺在鲫鱼身上，放上金针菇段、姜丝、醋，上笼蒸熟取出，淋上植物油即可。

【功效】抗菌消炎，适宜便秘、肥胖和心脑血管疾病者食用。

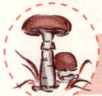

黑木耳：润燥利肠，养血驻颜

黑木耳味甘，性平，有补气益智、润肺补脑、活血止血、润燥利肠、养血驻颜的功效。黑木耳色泽黑褐，质地呈胶质状半透明，薄而有弹性，味道鲜美，营养丰富，可素可荤，其营养价值可与动物性食物相媲美。因此，黑木耳被现代营养学家盛赞为"素中之荤"。

黑木耳中铁的含量极为丰富，具有养血、活血的作用，令人肌肤红润、容光焕发，并可以治疗妇女产后虚弱、贫血、跌打损伤等症。黑木耳含有维生素K，具有明显的抗血凝的作用，可以

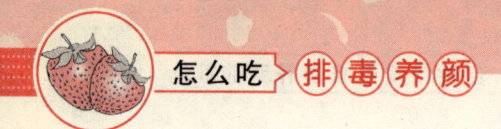

抑制血小板凝聚，防止冠心病和心脑血管等病。黑木耳中含有较多的胶质，可以把残留在人体消化系统内的灰尘、杂质吸附集中起来排出体外，具有润肺、排毒、清涤肠胃的功效。

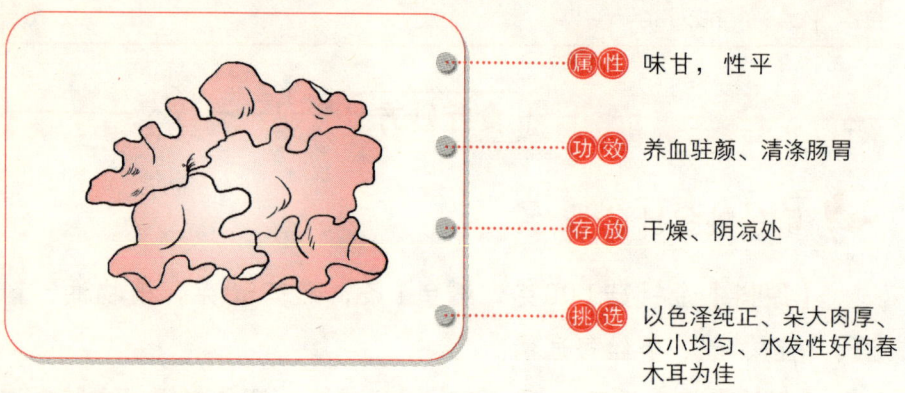

属性　味甘，性平

功效　养血驻颜、清涤肠胃

存放　干燥、阴凉处

挑选　以色泽纯正、朵大肉厚、大小均匀、水发性好的春木耳为佳

【食用指导】

用黑木耳与蔬菜、荤菜搭配，炒、煮、煨、炖均可。不可食用鲜木耳，其中含有的毒素可使人中毒。木耳烹调前宜用凉水或温水泡发，泡发后仍然紧缩在一起的部分不宜食用。

【搭配宜忌】

宜	黑木耳+猪肾　猪肾可补肾利尿，黑木耳则益气润肺、补血养颜。两者同食，可辅助治疗久病体虚、肾虚腰背痛等症。 黑木耳+豆腐　两者搭配着吃，可以降低人体内的胆固醇，预防高脂血症的发生。 黑木耳+鸡蛋　木耳与鸡蛋都含有丰富的钙和磷，同食形成的磷酸钙能强健牙齿和骨骼。
忌	黑木耳+茶　黑木耳中富含铁质，与含有单丁宁酸的茶同食，就会降低人体对铁的吸收。因此，不宜同吃。 黑木耳+麦冬　《药性论》上说，麦冬"畏木耳"。麦冬与木耳同食，易引起胸闷。

第二章 合理饮食是排毒养颜的首选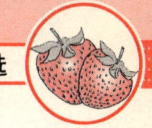

食疗妙方

 木耳红枣汤

【原料】黑木耳30克，红枣20枚，白糖适量。

【做法】把黑木耳和红枣加适量水煮熟后，加入白糖调味即可。

【功效】黑木耳可以清肺、益气、养血驻颜；红枣健脾、补血。两者搭配食用可起到健脾理气、活血行瘀之功效，还可治疗贫血，使面色红润可爱。

 黑木耳炒鸡蛋

【原料】黑木耳（水发）250克，鸡蛋2个，油、精盐、麻油各适量。

【做法】①将水发黑木耳洗净，沥干水分，备用；将鸡蛋磕入碗内，搅匀，待用。②炒锅烧热放油，待油热，将鸡蛋倒入，摊熟，出锅备用。③锅内再加油适量，放入黑木耳，煸炒几下，再放入鸡蛋，加入精盐等调味料，淋几滴麻油即成。

【功效】黑木耳能通肺经，而鸡蛋可以补肺气，两者协同作用，对肺癌患者大有好处。

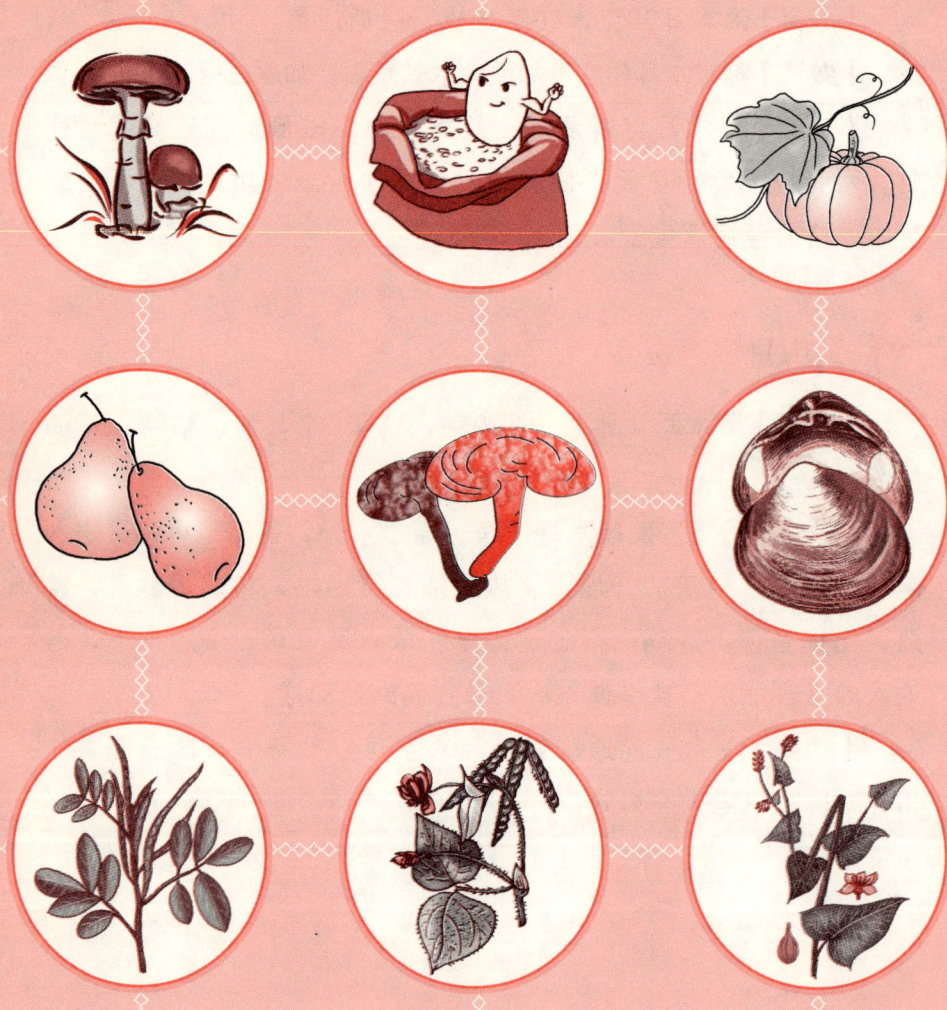

第三章

主要排毒器官的养护佳肴

　　排毒是一项系统工程，整个排毒过程依赖于皮肤、淋巴系统、肺、肝脏、肠道、肾脏等排毒器官来完成。如果这些排毒的器官出了毛病，那排毒就成了一句空话，所以排毒还要从源头上对器官进行养护。本章针对肝、肠、肾、淋巴、肺、皮肤等排毒器官进行食疗养护，从而让我们身体的排毒功能发挥出正常水平。

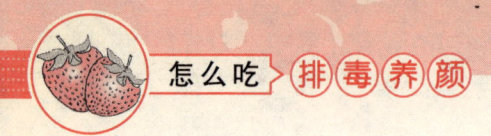

第一节 护肝排毒餐

🌿 胡萝卜炒鸡胸肉

【原料】大胡萝卜1个，鸡胸肉250克，蒜苗1根，排骨酱、精盐、鸡精、油各适量。

【做法】①胡萝卜洗净，切成薄片；蒜苗洗净，切成段；鸡胸肉洗净，切成条。②锅内放适量油，烧热，放入切好的鸡胸肉条，炒至肉略白，加入切好的胡萝卜，炒至熟软。③加入排骨酱、精盐，炒至均匀上色，倒入少量清水，略炖，当汤汁基本干时，放入鸡精、蒜苗段拌匀即可。

【功效】胡萝卜有补肝和解毒的功效，鸡肉也可增强肝脏的功能，是春天养肝的一道好菜。

🌿 芹菜炒香干

【原料】芹菜、五花肉各100克，香干300克，尖椒、蒜、姜、精盐各适量。

【做法】①将芹菜根部切掉清洗干净后切成寸长的段，叶子保留，也清洗干净；香干切成片；五花肉刮洗干净切成薄片；尖椒洗净，切碎；姜、蒜

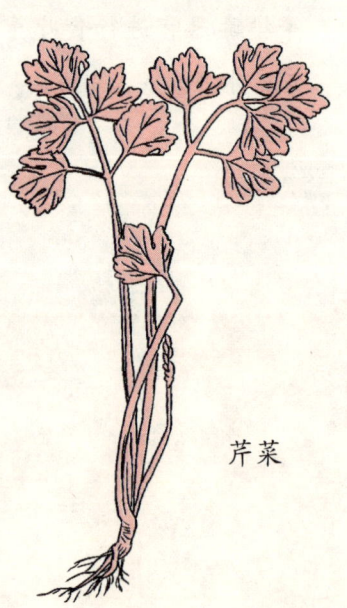

芹菜

第三章 主要排毒器官的养护佳肴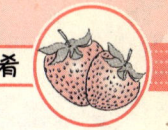

切成末。②锅内倒入适量植物油,烧热,放入五花肉,小火煸至出油,放入尖椒、姜、蒜,爆出香味。③转大火倒入香干炒出香味,倒入芹菜,翻炒几下之后,调入精盐,翻炒至入味即可。

【功效】芹菜可排毒降压降脂,芹菜叶中胡萝卜素和维生素C的含量比其茎中还丰富,所以一定要保留;香干也可以保护肝脏,这道菜可增强肝脏的解毒功能。

红枣枸杞子猪肝汤

【原料】红枣7枚,枸杞子10克,猪肝150克,精盐、鸡精、料酒、葱花各适量。

【做法】①猪肝去净筋膜,洗净,切片;红枣、枸杞子洗净;②沙锅中倒入适量清水,放入红枣、枸杞子置火上煲,水开后放入猪肝,用大火煮5~10分钟,加精盐、鸡精、料酒、葱花调味即可。

【功效】猪肝可补血养肝;红枣可保护肝脏,增强人体免疫力;枸杞子能提升肝脏抵抗毒素的能力。

羊肝菠菜鸡蛋汤

【原料】菠菜100克,羊肝50克,鸡蛋1枚,葱花、姜丝、精盐、胡椒粉、鸡精、麻油各适量。

【做法】①菠菜用沸水焯烫一下,沥干,切段;羊肝洗净,切片;鸡蛋打入碗中,搅匀。②锅中加适量清水和姜丝煮沸,放入羊肝煮熟,淋入蛋花,放菠菜段,加精盐、葱花、胡椒粉、鸡精、麻油调味即可。

【功效】滋阴润燥、舒肝养血,对春季因肝阴不足所致的高血压、头晕、糖尿病等有辅助治疗作用。

【禁忌】菠菜含草酸钙,应焯烫完再吃,吃菠菜时应多吃海带、水果等碱性食物,防止结石。

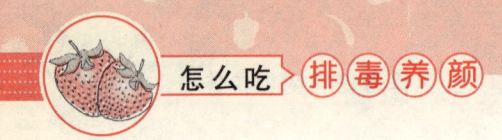

第二节 清肠排毒餐

韭菜炒春笋

【原料】春笋、韭菜各150克,盐、鸡精各适量。

【做法】①春笋剥去外壳,洗净,切成片;韭菜洗净,切成段;②锅置火上,放油烧热,先放入春笋片,快速翻炒片刻,调入盐,继续翻炒至春笋熟;③放入韭菜段,翻炒几下炒出韭菜香,调入鸡精即可。

【功效】春笋纤维素的含量高,能帮助肠道消化和吸收,可防止便秘;韭菜可增加肠蠕动,预防便秘。这道菜既能保护肠道,又能预防便秘。

韭菜

苦瓜拌芹菜

【原料】苦瓜、芹菜各150克,盐、芝麻酱、蒜泥各适量。

【做法】①把芹菜洗干净,去叶,放进沸水锅焯一下后捞出,切成3厘米长的小段,码进盘内;②把苦瓜用清水洗净,剖开,去瓤、籽,切成薄片,放入沸水锅里焯一下,捞出沥干水分,放在芹菜段上;③将芹菜、苦瓜同拌,加入作料调匀即可。

第三章 主要排毒器官的养护佳肴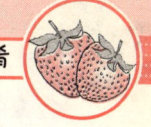

【功效】本菜肴具有清热解毒、生津止渴的功效，对糖尿病有一定的疗效。

香椿炒鸡蛋

【原料】香椿250克，鸡蛋2枚，精盐适量。

【做法】①将香椿洗净，在沸水中焯一下，捞出沥干水分，切成末；②鸡蛋打碎，和香椿末、精盐搅拌均匀炒熟即可。

【功效】香椿清热解毒，健胃理气，杀菌固精，能有效预防春季传染性疾病的发生，这道菜可滋阴润燥，润肤养颜。

【禁忌】香椿食用前一定要用开水焯一下，可降低其亚硝酸盐的含量，否则易引起中毒。

蒜香茄子

【原料】茄子2个，蒜8瓣，姜末、葱花、酱油、香菜、料酒、盐、白糖、鸡精各适量。

【做法】①茄子去蒂，洗净，切成块；蒜切成片；香菜洗净，切成段；②锅内放油烧热，放入蒜

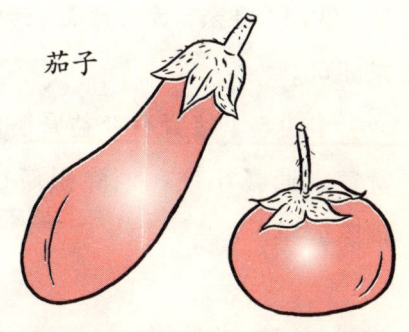

片、姜末、葱花，爆出香味，倒入茄子块，炒至熟软；③调入酱油、料酒、盐、白糖，炒至茄子熟透，大火烧至汤汁收浓；④放入鸡精、香菜段，翻炒均匀即可。

【功效】大蒜能抑制和消灭肠道中的细菌和寄生虫，还能刺激肠道产生酶，消除肠里的致癌物，预防肠癌；茄子中含有的花青素和果胶等也能清除肠毒。这道菜可以保护大肠，也可以减少胆固醇等毒素。

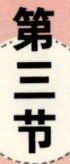

怎么吃 排毒养颜

第三节 养肾排毒餐

🍃 **粳米猪肾粥**

【原料】猪肾、粳米各100克，盐、姜末、鸡精各适量。

【做法】①猪肾剖开，挖去白色筋膜和臊腺，清洗干净，切成片；粳米淘洗干净；②锅内放适量清水，放入干净的猪肾，煮沸成汤；③倒入粳米，大火煮沸，转小火，熬至米熟烂，调入盐、鸡精、姜末即可。

【功效】猪肾有补益肾脏的作用，对腰也有好处。此粥可补足肾气、通畅小便，消除积滞在肾脏的毒素，对肾虚腰痛、水肿有消除效果。

🍃 **羊肉萝卜汤**

【原料】羊肉250克，白萝卜150克，葱段、姜片、料酒、盐、鸡精、胡椒粉、油各适量。

【做法】①羊肉洗净，切块，在沸水中焯汤，去血水，捞出；白萝卜洗净，切块；②锅内倒油烧至七成热，炒香葱段、姜

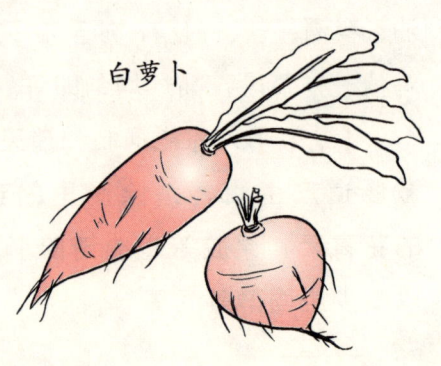

白萝卜

第三章 主要排毒器官的养护佳肴

片,放入羊肉翻炒均匀,倒入料酒和适量清水,大火烧开后转小火煮至八成熟,放入白萝卜块煮至羊肉熟烂,加盐、鸡精、胡椒粉调味即可。

【功效】羊肉具有补肾气、益精气、暖腰膝的功效。尤其适合肾虚腰痛、双膝冷痛、无力、阳痿遗精、手足不温的人食用。

【禁忌】羊肉性热,有咽喉肿痛、牙痛、咳吐黄痰等上火症状的人不宜食用,否则会加重上火症状。

枸杞子酒

【原料】枸杞子500克,米酒2500毫升。

【做法】①将枸杞子洗净,沥干水分,晾干;②米酒倒入一个有密封盖的玻璃瓶中;③将晾干的枸杞子放入玻璃瓶中,盖严瓶盖,在阴凉通风处放半个月左右即可饮用。

【功效】枸杞子补肾养肝、益精明目、壮筋骨、除腰痛,久服能延年益寿,中老年肾虚之人,食之最宜。

木耳炒西芹

【原料】木耳150克,西芹300克,红椒片、枸杞子、盐、油、鸡精各适量。

【做法】①木耳浸泡,洗净,撕小朵;西芹洗净,切段;②锅内倒油烧热,放入红椒片炒香,依次放入木耳、西芹、枸杞子翻炒至熟,加盐、鸡精调味即可。

【功效】这道菜含丰富的铁和膳食纤维,排毒、瘦身、养颜。

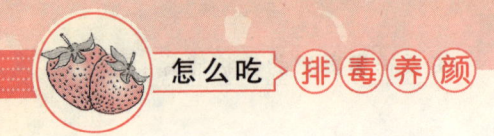

第四节 淋巴排毒餐

 香菜拌竹笋

【原料】竹笋300克,香菜80克,剁椒、盐、醋、麻油各适量。

【做法】①竹笋洗净,切条;香菜洗净,切段;②将竹笋在开水中焯熟,捞出沥干水分装盘;③放入香菜段,加盐、醋、麻油、剁椒拌匀即可。

【功效】竹笋富含膳食纤维、烟酸等,能促进胃肠道蠕动、消除积食、防止便秘,还能预防消化道肿瘤。香菜可温中健胃,调理肠胃功能,驱寒解毒,开胃醒脾。

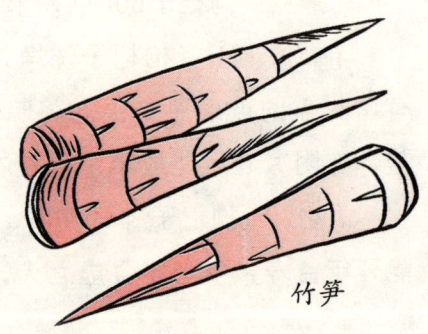

竹笋

 香菇炖鸡

【原料】鸡肉400克,香菇80克,葱段、姜片、料酒、盐各适量。

【做法】①鸡肉洗净,剁块,汆烫;香菇去蒂,洗净,浸泡;②将鸡肉块、香菇(连同泡香菇的水)、葱段、姜片一同放入沙锅中,倒适量清水、料酒炖至鸡肉熟烂,加盐调味即可。

第三章 主要排毒器官的养护佳肴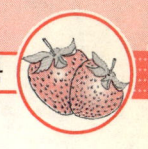

【功效】可润肠通便，改善便秘，预防大肠癌。香菇中的多糖成分，能使人体内的抗癌免疫细胞活力提高。

白菜清汤

【原料】白菜200克，盐、味精、麻油各适量。

【做法】①将白菜洗净，掰开；②锅内放适量水，放入白菜，用小火煮10分钟；③出锅时放入盐、味精，淋上麻油即可。

【功效】白菜含有丰富的膳食纤维，能润肠通便，促进排毒，还能刺激肠胃蠕动，帮助消化，对预防肠癌有良好作用；白菜中所含的微量元素钼、硒、锌等还具有抗癌效果；此外白菜中含有丰富的维生素C、维生素E，多吃白菜，可以起到很好的护肤和养颜效果。

虾仁烧芹菜

【原料】虾仁100克，芹菜200克，油、盐各适量。

【做法】①虾仁洗净，去头留尾，沥干水分；芹菜洗净，切段，焯水后沥干水分；②锅内倒油，烧热，放入虾、芹菜大火炒熟，加盐调味即可。

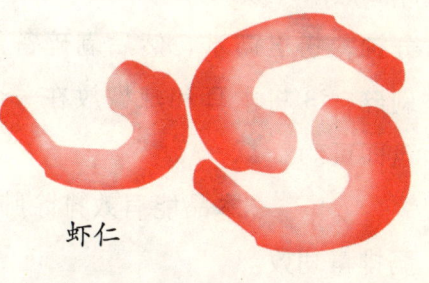

虾仁

【功效】芹菜富含膳食纤维，有降压健脑、清肠利便的功效；虾含有丰富的蛋白质和矿物质，两者搭配，营养丰富又可减肥。

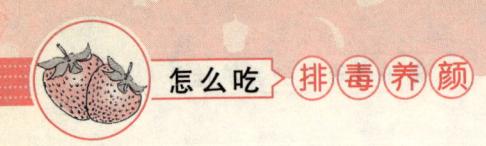

第五节 养肺排毒餐

 双椒拌木耳

【原料】干黑木耳10克，青椒1个，红辣椒2个，精盐、麻油各适量。

【做法】①将黑木耳用温水浸泡1个小时，去蒂、洗净。黑木耳放入开水中煮3~5分钟，捞出沥水，然后剁碎备用；②青椒、红辣椒洗净，去籽，剁碎；③将木耳和辣椒放在一个容器中，加入精盐和麻油拌匀装盘即可。

【功效】本品能有效排除肺部废物和垃圾，还具有非常好的清肠排毒功效。

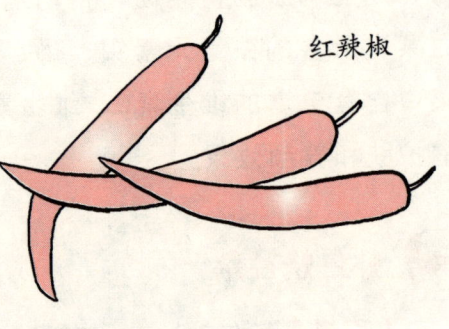

红辣椒

 苦瓜炒肺片

【原料】苦瓜200克，猪肺100克，尖椒20克，精盐、鸡精、姜、花椒、桂皮、八角、葱、黄酒、山茶油各适量。

【做法】①将苦瓜洗净后去瓤，切片备用；猪肺用清水泡一个小时，洗净；②锅中放适量清水烧开，放入猪肺焯水后，再次清洗；尖椒洗净，去籽，切条；③葱切段，姜切片，备用。④高压锅中放清水，把姜、桂皮、八角、葱段、花椒用纱布包裹做成调味包，将猪肺及调味包放入锅中，上汽后煮8分钟。⑤煮好的猪肺晾凉后，挤去水分，切成大片；炒锅中放油，下姜片炒片刻，倒入苦瓜片及尖椒快速翻炒。加入猪肺片、黄酒继续翻炒，最后用精盐、鸡精调味即可。

【功效】补肺养肺，降脂减肥。适用于肺气不开、大便燥结等症状。

川贝雪梨猪肺汤

【原料】猪肺12克，川贝母9克，雪梨1个。

【做法】①将猪肺洗净切片，放开水中煮5分钟，再用冷水洗净，把手控干备用；将川贝母洗净打碎；雪梨连皮洗净，去蒂和梨心，梨肉连皮切小块；②各种材料全部放入沸水锅内，文火煮2小时，调味后随量饮用。

【功效】润肺、化痰、止咳。适用于燥热伤肺，症见咳嗽痰稠、咳痰不易、咽干口渴。也可用于上呼吸道感染、支气管炎等属肺燥者。

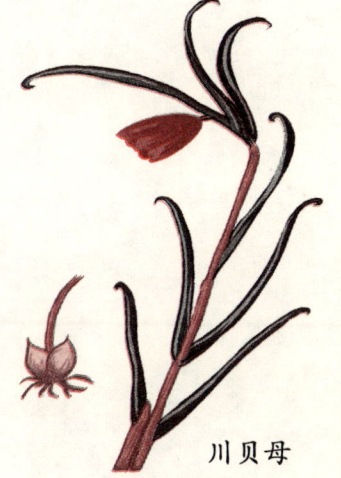

川贝母

蜜汁百合酿苹果

【原料】蜂蜜15毫升，苹果1个，百合适量。

【做法】①先将苹果上部切开做盖，挖空苹果下部做容器；②将挖出的果肉切丁备用，百合洗净取下花瓣；③将苹果丁、百

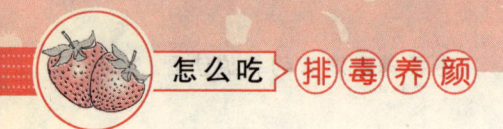

合花瓣放入苹果容器中淋上蜂蜜；④盖上苹果盖后锅蒸15分钟，取出即可。

【功效】解燥、润肺。常食本品有利于排出体内废气及净化血液，还能将体内的宿便、水毒排出。

第三章 主要排毒器官的养护佳肴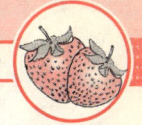

第六节 护肤排毒餐

茄子炒青椒

【原料】茄子300克,青椒100克,蒜蓉、盐、酱油、白糖、水淀粉、醋、鸡精各适量。

【做法】①茄子洗净,切片;青椒去籽、去蒂,洗净,切丝待用;②将盐、酱油、白糖、水淀粉、醋、鸡精调汁,待用;③锅内放油烧热,倒入茄子片、蒜蓉翻炒,调成中火,盖上锅盖焖一会儿,再放入青椒丝,翻炒几下倒入调味汁,炒匀即可。

【功效】茄子含有维生素E,有抗衰老的功效,常吃可使血液中的胆固醇水平不致增高,延缓人体衰老;青椒中含有丰富的维生素C和维生素A,对皮肤有美白、祛斑的作用,还可增强皮肤细胞活力,延缓衰老。

韭菜炒绿豆芽

【原料】韭菜200克,绿豆芽100克,姜丝、盐、鸡精、麻油各适量。

【做法】①韭菜洗净,切段;绿豆芽洗净,用开水焯一下,沥干水分备用;②锅内倒适量油烧热,下姜丝爆香,放入韭菜、绿豆芽,调入盐、鸡

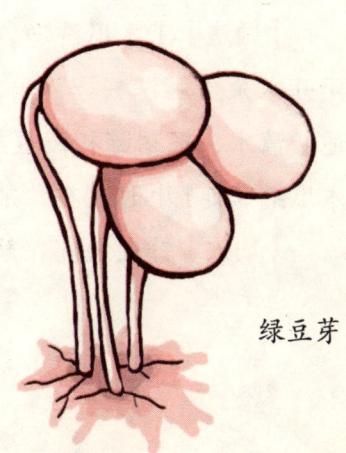

绿豆芽

精，翻炒至熟，淋少量麻油即可。

【功效】绿豆芽富含维生素C，对皮肤有美白、祛斑的作用，常吃此菜，有很好的排毒养颜功效。

黄豆芽猪血汤

【原料】黄豆芽100克，猪血300克，姜片、盐适量。

【做法】①黄豆芽洗净，去根；猪血洗净，切块；②锅置火上，倒适量油，烧至七成热，放姜片爆香，下黄豆芽炒香，倒适量清水大火烧沸约5分钟，下猪血烧沸，加盐调味即可。

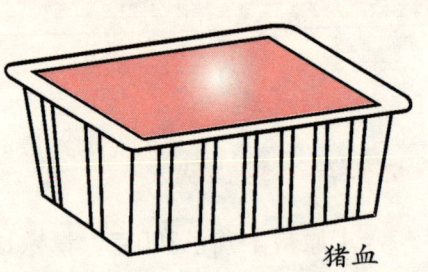

猪血

【功效】黄豆芽富含维生素C，常吃可营养毛发，对面部雀斑有较好的淡化效果。猪血中含有多种微量元素，与黄豆芽搭配，有很好的排毒养颜效果。

木瓜猪蹄汤

【原料】木瓜200克，猪蹄1只，黄豆30克，盐适量。

【做法】①木瓜洗净，去皮去籽后，切块；猪蹄洗净后斩块，用开水汆烫后洗去浮沫；黄豆洗净后浸泡；②沙锅置火上，倒入适量清水，把猪蹄和黄豆放入，大火煮开后转小火炖2小时，加入木瓜继续炖1小时左右，加盐调味即可。

【功效】补血通乳，解毒柔肤。

第四章

日常美容养颜调理美食

　　保养之于女人,犹如根茎之于花朵。无根,只能花开一时,有根,才能花开不败。懂得保养的女人才能青春永驻。想让女人花一直娇艳,必须灌溉到根部,由内而外细心呵护。而食物是女人最好的美容保健师,吃对了食物,女人才能更健康、更美丽。本章介绍了多款日常美容养颜食谱,经常食用,既能起到美容养颜的功效,还能让你吃出好气色。

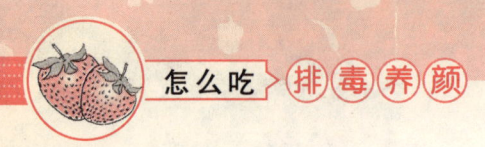

第一节 美白：一白遮百丑

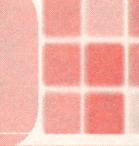

🍓 黄瓜炒木耳

【原料】黄瓜3根，水发木耳、植物油、葱花、姜末、蒜末、盐、白糖、鸡精、水淀粉、麻油各适量。

【做法】①黄瓜洗净，切片备用；木耳洗净，用手撕成小朵；②锅内倒适量植物油置火上，油热后放入葱花、蒜末，炒出香味，将黄瓜倒入油锅中翻炒，再加入木耳炒匀，加盐、白糖、鸡精，翻炒几下加少量水淀粉，出锅前淋几滴麻油即可。

【功效】黄瓜可对抗皮肤老化，减少皱纹，美白皮肤，对光滑皮肤和提亮肤色效果更好。

🍓 西芹炒杏仁

【原料】西芹100克，杏仁50克，盐、鸡精、蒜蓉、高汤、油各适量。

【做法】①西芹择洗干净，切段；②锅内放少许油烧热，放入蒜蓉炒出香味，接着放入杏仁炒至微黄色时，加入西芹段翻炒几下，加少许高汤、鸡精、盐调味即可。

【功效】杏仁对皮肤干燥、晦暗等有明显的改善作用，它不但可以帮助去除肌肤老化细胞和多余角质，还能延缓皮肤衰老，使皮肤清洁亮丽，富有光泽和弹性。长期坚持，可使皮肤白嫩细腻，

第四章 日常美容养颜调理美食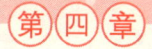

光洁红润。

薏苡仁百合红枣粥

【原料】薏苡仁（薏米）100克，干百合15克，红枣20克，蜂蜜或红糖适量。

【做法】①薏苡仁洗净浸泡一晚，干百合洗净用温水浸泡半小时，红枣洗净泡软；②将薏苡仁、红枣一起放入锅中，加水煮沸，转小火煮半小时，加入百合煮至米烂粥稠，熄火，放至温热，加适量蜂蜜或红糖调味即可。

【功效】薏苡仁可促进体内血液循环和水分代谢，有利尿消肿的作用；百合富含黏液质及维生素，对皮肤细胞的新陈代谢有益，常食可美容养颜；常喝此粥有美白、细嫩肌肤、祛斑、收细毛孔的作用。

番茄柠檬汁

【原料】番茄2个，柠檬1个，白开水、蜂蜜各适量。

【做法】①番茄去皮，切成块；柠檬切开，去籽，榨汁待用；②番茄放入榨汁机中，加适量蜂蜜和白开水一起搅拌，再加入新鲜的柠檬汁即可饮用。

【功效】番茄中含有丰富的维生素C，有生津止渴、凉血平肝、清热解毒的功效，维生素C还可抑制皮肤黑色素生成，对美白皮肤有很好的作用，可使皮肤变得白皙细腻。

胡萝卜苹果净面饮

【原料】胡萝卜、苹果各200克，圆白菜50克，蜂蜜适量。

【做法】①将圆白菜、胡萝卜、苹果洗净；苹果去核；②将上

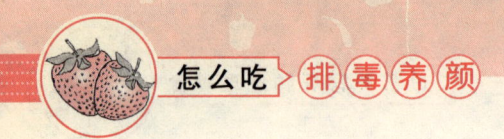

述材料切碎,放入榨汁机中榨汁,再调入适量蜂蜜调匀即可。

【功效】胡萝卜含有大量胡萝卜素,有维持皮肤细胞组织的正常机能,减少皮肤皱纹,刺激皮肤新陈代谢,通过代谢将黑色素排出,从而保持皮肤润泽白嫩。经常饮用此饮,除有美白作用外,对粉刺、面部皮脂分泌过多有一定疗效。

第四章 日常美容养颜调理美食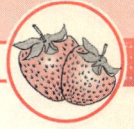

第二节 保湿：做个水润美人

桃仁黑芝麻糊

【原料】核桃仁20克，黑芝麻、糯米粉各40克，白糖适量。

【做法】①核桃仁碾碎；黑芝麻洗净，碾碎；②锅内放少量水，放入碾碎的核桃仁、黑芝麻，再加入糯米粉和少量白糖，煮至黏稠即可。

【功效】核桃内含有亚麻酸油，是人体理想的肌肤美容剂，有"美肌酸"的美称，可让皮肤变得细腻、光滑、有弹性。

香蕉粥

【原料】香蕉3根，大米150克，白糖适量。

【做法】①把大米淘洗干净；香蕉去皮，捣成泥状备用；②锅内倒适量清水，放入淘好的大米，大火煮开，转小火煮至黏稠，放入香蕉泥、白糖，再煮沸，搅拌至粥变得黏稠，趁热食用即可。

【功效】香蕉具有清热解毒、润肠通便、润肺止咳等作用，其所含的果胶成分，还具有滋润肌肤的作用，常喝此粥，可锁水保湿，美丽容颜。

素炒胡萝卜丝

【原料】胡萝卜2个，葱丝、姜丝、蒜末、植物油、酱油、

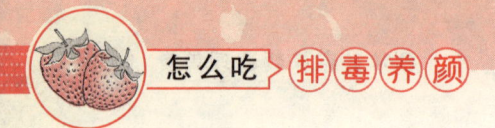

盐、麻油各适量。

【做法】①胡萝卜洗净切丝；②锅内倒入适量的植物油烧热，放入葱丝、姜丝、蒜末炒香，将切好的胡萝卜丝放入油锅内翻炒，加入料酒炒至胡萝卜八成熟，再加盐翻炒至熟，淋上麻油拌匀即可。

【功效】胡萝卜中含有大量的胡萝卜素，有补充水分的作用，还含有铁质，有补血功效，可使肌肤红润、富有弹性。

 蜂蜜雪梨粥

【原料】燕麦片60克，糯米50克，大米40克，雪梨1个，红枣30克，枸杞子、蜂蜜各适量。

【做法】①燕麦片洗净；糯米洗净并浸泡5小时；大米洗净；雪梨洗净，切成小块；枸杞子洗净；②锅内倒入适量清水，放入糯米、大米、红枣，大火煮开后转小火煮至粥稠；③放入燕麦片、枸杞子、梨再煮5分钟左右关火；④放至温热，拌入蜂蜜即可。

【功效】燕麦中含有的锌、镁等微量元素可起到使皮肤润泽的作用；蜂蜜营养丰富，可补中润燥、清热解毒。

【禁忌】蜂蜜不能用沸水冲服，更不宜煎煮，否则会破坏其营养成分，适宜用温水冲服。

 雪梨番茄汁

【原料】大雪梨2个，番茄500克。

【做法】①将雪梨洗净去皮、核，切成小块，放入碗中待用；②番茄洗净，用开水烫一下，去皮，切块；将雪梨块、番茄块同放入榨汁机中榨取汁液即可。

【功效】本品能促进血液循环，还可补水润肤。

 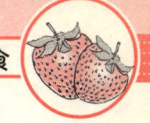

第三节　祛斑：斑点无处可逃

木瓜炖银耳

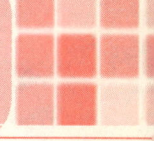

【原料】木瓜1个，银耳1朵，莲子适量，冰糖适量。

【做法】①木瓜洗净，去皮，把中间的籽和瓤去掉，切块；银耳洗净，放在温水中泡发；莲子去心，洗净；②锅内倒适量清水烧开，放入莲子煮10分钟左右，再放入泡发的银耳煮15分钟左右，加入木瓜块、冰糖再煮5分钟即可。

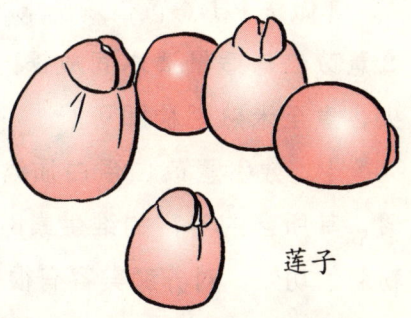

莲子

【功效】木瓜性温，其营养成分很易被皮肤直接吸收，使皮肤光洁、柔嫩、细腻、皱纹减少、面色红润，常吃可行气活血，祛斑美容。

爽脆西芹

【原料】西芹300克，干辣椒、红辣椒、精盐、白糖、白醋、麻油各适量。

【做法】①锅内倒入适量清水，置火上，放入干辣椒熬煮出味，离火晾凉，放入冰箱冰镇成辣味冰水，待用；②西芹择去叶，洗干净，斜刀切成片，放入辣味冰水中，然后置冰箱内冷藏约1小时，捞出控去汁水，与精盐、白糖、白醋、麻油等拌匀装盘，点缀上红辣椒即可。

【功效】西芹富含维生素C，能美白、淡化黑斑、提高机体的抗氧化能力，还能降低癌症的发病率。

薏苡仁粥

【原料】薏苡仁100克，糯米50克。

【做法】①薏苡仁淘洗干净，泡4小时；糯米洗净，泡1小时；②薏苡仁与适量清水同放锅内，大火煮开，放入糯米再煮开，转小火，煮至米熟粥稠即可。

【功效】薏苡仁蛋白质含量高，还含有人体必需的8种氨基酸，其所含的丰富的维生素B_1，有改善皮肤粗糙、黑斑、雀斑、粉刺的功效，对养颜美容有很好的效果。

桃花猪蹄粥

【原料】干桃花10克，猪蹄1只，粳米、盐、鸡精、葱花、姜末各适量。

【做法】①干桃花研成粉末；猪蹄洗净；②锅内放适量水，置火上，大火煮沸后转小火，炖至猪蹄熟烂时，将骨头取出，加入粳米、桃花末；③转小火煨熟，加盐、鸡精、葱花、姜末调味即可。

【功效】桃花中含有多种维生素和微量元素，这些物质能疏通经络、扩张末梢毛细血管，改善血液循环，促进皮肤营养和氧供给，滋润皮肤，防止色素在皮肤内慢性沉淀，有效清除皮肤上有碍容颜的黄褐斑、雀斑、黑斑。

木瓜蜜奶汁

【原料】小木瓜1个，鸡蛋1枚，鲜牛奶1杯，蜂蜜适量。

【做法】①木瓜去皮、去籽，切小块备用；鸡蛋打入碗中，取鸡蛋黄；②将木瓜块、鸡蛋黄、放入榨汁机中加入蜂蜜、牛奶搅打成汁即可。

【功效】木瓜搭配牛奶可润泽肌肤，健美丰胸，预防雀斑，是女性要时常饮用的饮品。

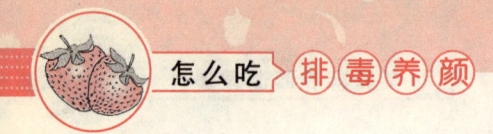

第四节 去痘：吹响"战痘"的号角

香菇烧苦瓜

【原料】苦瓜1根，香菇3朵，植物油、盐、酱油、冰糖、姜片各适量。

【做法】①苦瓜洗净，去瓤和籽，切片；香菇用温水泡软，去蒂，切片；②锅内倒植物油烧热，放入姜片爆香，再放入香菇片翻炒，待香气透出后，放入苦瓜炒一下，加入盐、酱油、冰糖烧至苦瓜熟透即可。

【功效】降火、解毒、去痘。

木耳炒肉片

【原料】里脊肉150克，黑木耳40克，葱花、盐、料酒、蛋清、鸡精、水淀粉、麻油各适量。

【做法】①里脊肉洗净，切片，加入料酒、蛋清、水淀粉搅拌均匀，腌制10分钟左右；黑木耳泡发后，去蒂，撕成小朵；②锅内倒油烧热，放入葱花爆香，倒入肉片翻炒至变色，加入黑木耳翻炒至熟，加盐、鸡精调味，再滴几滴麻油即可。

【功效】黑木耳富含胶原蛋白，是延缓衰老的天然食品；猪肉中含有的维生素B_2能防止脂溢性皮炎，所含的维生素B_6能抑制皮肤分泌油脂，还有辅助预防青春痘的作用。

第四章 日常美容养颜调理美食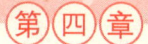

 海带绿豆汤

【原料】鲜海带100克,绿豆80克,白糖适量。

【做法】①海带洗净切丝,绿豆洗净泡半小时左右;②锅内放适量清水,置火上,将绿豆放入,煮至绿豆将熟时,加入海带丝继续煮10~15分钟,加入适量白糖即可。

【功效】此汤对因肝火、胃火旺等而长痘的人来说有一定的降火效果。

【禁忌】海带和绿豆都属性凉之物,胃寒的人不易多喝。

 杏仁百合粥

【原料】干百合50克,杏仁10克,大米100克,白糖适量。

【做法】①大米洗净;百合洗净,泡发待用;②大米下锅,大火煮沸后转小火,放入百合、杏仁,粥煮成后,加适量白糖温服即可。

【功效】百合可润肤止咳,益胃而清热宁心;杏仁可止咳逆气;大米可和胃生津。此粥可润肺止咳,清心安神,常食可去皱消痘。

凉拌苦瓜

【原料】苦瓜500克,红辣椒30克,蒜末、植物油、盐、花椒面、白糖各适量。

【做法】①将苦瓜一剖两半,去瓤洗净后切片,用开水焯一下放入凉开水中浸凉捞出,控净水分;②苦瓜中均匀地拌入白糖、蒜末;③锅置火上,倒植物油烧至五成热,放入红辣椒、花椒面炸出香味后,倒入盛苦瓜的盘中加盐搅拌均匀即可。

【功效】苦瓜能解邪热、解劳乏、清心明目,对因上火、疲劳产生的青春痘有很好的疗效。

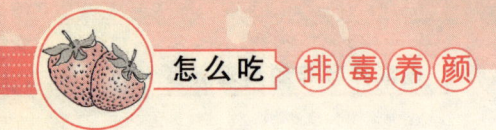

第五节 丰胸：美化胸部曲线

香嫩猪蹄

【原料】猪蹄1个，红枣5枚，姜片、盐、冰糖、胡椒粉、料酒、葱段各适量。

【做法】①先将猪蹄洗干净，并用热水氽烫后捞出备用；另备一锅热水，放入猪蹄及红枣，大火煮沸后，加入少许的料酒，接着转小火；②炖煮至猪蹄软烂后，再放入葱段、姜片、适量的盐、冰糖及胡椒粉，继续炖煮30分钟即可。

【功效】猪蹄中的胶原蛋白含量丰富，胶原蛋白能促进乳房结缔组织生成，确保乳房的挺拔健美。另外，胶原蛋白还可以增加皮肤弹性、提高皮肤光洁度，这也是促使乳房健美的主要条件之一。

黄豆猪蹄汤

【原料】猪蹄3个，黄豆100克，姜片25克，葱、五香粉、盐、酱油、麻油适量。

【做法】①用温水将黄豆泡开；猪蹄去甲后劈成两半，洗净剁块，入开水氽一下；②沙锅内放适量的水，将葱、姜、酱油、盐、麻油放入，水开后下黄豆、猪蹄块，大火烧开后以小火炖烂蹄肉和黄豆，煨尽汤汁后，撒五香粉拌匀即可。

【功效】黄豆和猪蹄能为女性补充大量的蛋白质，特别是胶原蛋白，丰胸效果较好。

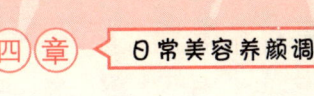

第四章 日常美容养颜调理美食

花生卤猪蹄

【原料】花生200克，猪蹄1只，盐适量。

【做法】①将花生洗净，备用。猪蹄切半并入水氽烫，再捞起洗净，备用。②将花生、猪蹄一起放入水中，以大火煮开，再转小火炖1小时。最后加入适量的盐即可。

【功效】花生脂肪含量高，猪蹄富含胶质，皆有促进胸部发育的效果。

木瓜炖鲫鱼

【原料】青木瓜半颗，鲫鱼1尾，盐适量。

【做法】先将木瓜洗净并切块，再放入水中熬汤，先以大火煮沸，再转小火炖约30分钟；再将鱼切块，放入一起煮至熟，并加少许盐即可。

【功效】青木瓜含有丰富的木瓜酶，对胸部发育有很大的帮助，丰胸效果良好。

金针排骨汤

【原料】金针菇60克，猪排骨300克，豌豆20克，盐、料酒各适量。

【做法】①金针菇洗净，切去根部；豌豆洗净，焯烫一下；排骨洗净，斩成小块后用开水氽烫，洗去浮沫。②将沙锅置火上，放入适量清水及排骨，大火煮沸后倒入料酒，转小火煮1小时，加入金针菇煮约15分钟，最后放入豌豆煮至熟，加盐调味即可。

【功效】猪排骨中富含脂肪与蛋白质，能有效地丰胸美乳，促进发育；金针菇则有健脑助眠、抗衰老的作用，其富含的合成性激素以及维生素B_1、维生素B_2等也有助于丰胸。

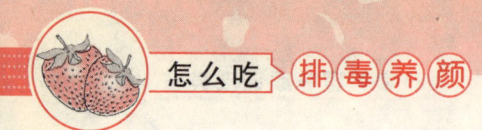

第六节 美眼：明眸亮眼吃出来

  兔肝杞贞汤

【原料】兔肝1具，枸杞子、女贞子各9克，调味品少许。

【做法】将枸杞子、女贞子洗净先煎取药汁，再用药汁煮兔肝片，加作料调味即可。

【功效】常食本品有补肝、明目的功效。适用于肝肾阴虚、头晕眼花、视物模糊。

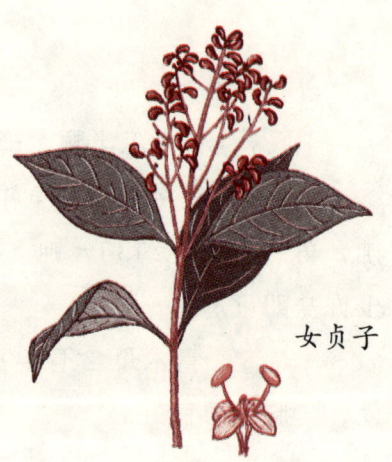

女贞子

  金银花饮

【原料】金银花、车前叶、霜桑叶、白芷各10克，白糖适量。

【做法】将金银花等4味药物加水适量，煎汤（轻煎），再加入白糖，代茶饮用。

【功效】祛风清热，清肝明目。适用于外感风热之目赤肿痛、畏光多泪。

  银杞明目汤

【原料】银耳、枸杞子各15克，鸡肝100克，茉莉花24朵，水淀粉、料酒、姜汁、食盐、味精各适量。

【做法】①将鸡肝洗净，切成薄片，放入碗内，加水淀粉、料酒、姜汁、食盐拌匀备用；②银耳洗净，撕成小片，用清水浸泡待用；③茉莉花摘去花蒂，洗净，放入盘中；枸杞子洗净待用；④锅内放入清汤，加入料酒、姜汁、食盐和味精，随即下入银耳、鸡肝、枸杞烧沸，撇去浮沫，待鸡肝煮熟，装入碗内，将茉莉花撒入碗内即成。

【功效】补肝益肾，明目美颜。适用于阴虚所致的视物模糊、两眼昏花、面容憔悴等。

奶酪鸡蛋羹

【原料】奶酪30克，鸡蛋2枚，花生油、葱末、盐各适量。

【做法】①鸡蛋敲破，将蛋黄和蛋清分离，取蛋清，在蛋清中加奶酪、盐、花生油搅匀；②将搅匀的蛋清放在蒸锅上大火蒸，水沸腾后转小火蒸8~10分钟取出，撒上葱末即可。

【功效】养肝明目，特别适合肝硬化的患者食用。

猪肝枸杞子汤

【原料】猪肝100克，枸杞子15克，葱段、姜片、蒜片、酱油、料酒、盐、鸡精各适量。

【做法】①将猪肝洗干净，去筋膜，切片，放入沸水中焯净血水；枸杞子泡洗干净；②锅内倒入适量水烧开，放入猪肝、枸杞子、葱段、姜片、蒜片、料酒、酱油煮开，再加入盐、鸡精调味即可。

【功效】补肝、养血、明目。适用于肝肾阴虚所致的视力模糊等症。

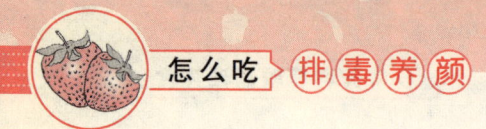

第七节 美发：让头发秀美飘逸

 乌发粥

【原料】黑豆25克，黑芝麻15克，黑米50克，大枣10枚，红糖适量。

【做法】①将黑豆、黑米、大枣洗净，大枣去核，用清水浸泡约30分钟，黑米用水浸泡半天，黑豆浸泡4小时；②将泡好的三种材料捞出，放入净锅中，加入黑芝麻、红糖及适量清水，大火烧开后，改用小火熬至粥熟即可。

【功效】常食本品有滋补气血、乌发美发的功效，能有效改善枯黄的发质。

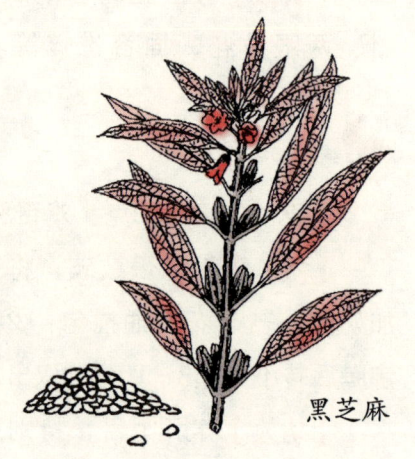

黑芝麻

 黑豆柠檬片

【原料】黑豆50克，柠檬5片。

【做法】把黑豆煮熟软，加入柠檬片即成。

【功效】常食本品具有养发、护发、美容的功效。

 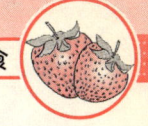

第四章 日常美容养颜调理美食

🍃 杜仲羊肉生发汤

【原料】杜仲15克，核桃仁15克，何首乌30克，玉米粒90克，羊肉250克，生姜3片，红枣5枚，盐少许。

【做法】把上料洗净后加水炖煮约3小时即可。

【功效】常食本品有生发、乌发、防脱发的功效。

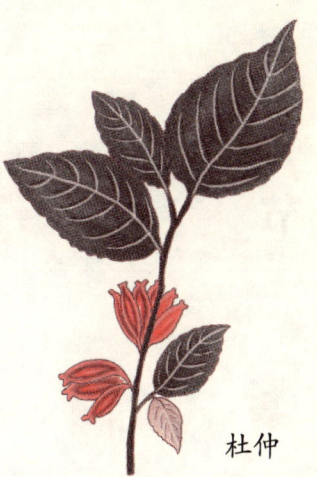

杜仲

🍃 黑芝麻粥

【原料】黑芝麻20克，粳米50克，冰糖适量。

【做法】①先将黑芝麻淘净、晒干、炒熟、研成细末；②将粳米、清水500毫升、白糖同煮至粥稠，加入芝麻粉，慢慢调匀，烧至微滚即成。每日2次，晨起空腹和晚餐温热服用。

【功效】补肝肾、乌须发，治头发早白。

🍃 蜜枣核桃羹

【原料】蜜枣250克，核桃仁100克，白糖适量。

【做法】①将蜜枣去核，洗净，沥干水分，与核桃仁、白糖一起下锅小火炖煮；②待汤羹黏稠、核桃绵软即可熄火食用。

【功效】常食本品能滋补肝肾、润肺生津、养血润发。

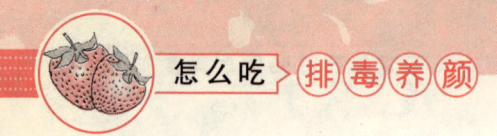

第八节 瘦身：吃出曼妙身材

🍃 黄豆粳米粥

【原料】黄豆100克，芝麻粉10克，粳米、盐各适量。

【做法】先用黄豆煮粥，粥熟后再加入芝麻粉、盐调味即可。

【功效】黄豆减肥的原理在于黄豆能增加人体内的缩胆囊素的含量，维持血糖恒定，从而控制你的食欲，让你不容易感到饥饿，达到减肥的目的。黄豆粥不仅能够瘦身减肥，而且能让你脸色越来越红润。

🍃 木耳豆腐汤

【原料】黑木耳25克，豆腐200克，盐适量，鸡汤1碗。

【做法】①先将水发黑木耳洗净，豆腐切成片；②将豆腐与黑木耳加入鸡汤、盐，同炖10分钟，即可食用。

【功效】黑木耳含有的纤维素能促进肠道蠕动，促进脂肪排泄，有利于减肥。它所含的蛋白质、脂肪、糖类，不仅是人体必需的营养成分，也是美容的物质基础。豆腐含大量的植物蛋白质，易饱耐饿，是良好的减肥食物。

🍃 红豆陈皮汤

【原料】红豆200克，陈皮5克，盐适量。

第四章 日常美容养颜调理美食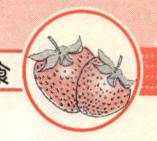

【做法】①红豆浸泡4小时,与500毫升的水一起煮,直到红豆煮烂为止;②用热水将陈皮浸软,然后放进煮熟的红豆汤中,加盖焖10分钟即可。然后加盐调味,餐后食用。

【功效】常食有利于减少腹部脂肪,远离大肚腩。

凉拌木耳黄瓜

【原料】黄瓜100克,干木耳5克,胡萝卜50克,花椒、大料、葱段、蒜蓉、白糖、盐、植物油、醋各适量。

【做法】①将黄瓜、胡萝卜洗净切菱形片;干木耳泡发后洗净,撕成小朵;②锅内放水,烧开,往里边滴几滴植物油,再分别放入胡萝卜、木耳,焯熟,捞出过凉;③锅内放植物油,油热后放花椒、大料、葱段炸出喷香味,放凉;④将木耳、黄瓜、胡萝卜放入盆内,加入蒜蓉、糖、醋、盐,倒入炸好的葱油拌匀即可食用。

【功效】常食有减肥瘦身、延年益寿、抗衰老的功效。

玉米青豆炒腊肠

【原料】玉米400克,腊肠1根,青豆60克,精盐、植物油、料酒各适量。

【做法】①玉米、青豆洗净沥水,倒入油锅内翻炒,炒制一会儿以后盛盘备用;②腊肠切片,再倒入油锅内翻炒,待腊肠炒出香味后倒入事先炒过的玉米青豆继续翻炒,加入适量盐和料酒调味,待玉米以及腊肠都炒透后即可。

【功效】玉米、青豆搭配,不仅热量低,而且还含有高纤维帮助肠道蠕动,可助消化,清洗肠胃又通便,是减肥瘦身的最佳食物之一。

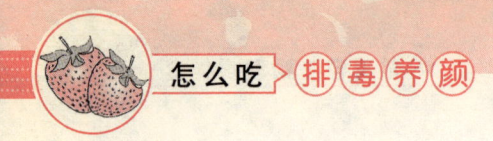

第九节 补血：吃出好气色

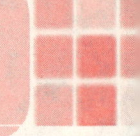

凉拌藕片

【原料】莲藕400克，彩椒200克，花椒粉、姜末、盐、白醋、鸡精、植物油各适量。

【做法】①莲藕去皮洗净，切成薄片，放到开水中淖3分钟，捞出来过一下凉水，沥干水分；②把彩椒洗净，切成细丝，到开水中淖一下，捞出来过一下凉水，沥干水分；③锅置火上，倒入植物油烧至温热，放入花椒粉、姜末，倒入沥干水分的藕片、彩椒，搅拌一下关火，再倒入适量的白醋、盐、鸡精拌匀盛入盘中即可。

【功效】莲藕富含铁质，很适合贫血之人经常食用，有改善肤色的作用。熟莲藕有健脾、开胃、养血的作用。

菠菜炒猪肝

【原料】猪肝250克，菠菜200克，葱末、姜末、盐、白糖、酱油、料酒、淀粉各适量。

【做法】①猪肝放入水中泡30分钟左右，去除血水，捞出，切片，放入碗中，加入葱末、姜末、酱油、料酒、淀粉拌匀腌制约10分钟；②菠菜择洗干净，焯一下水，沥干水分，切段备用；③炒锅倒入油烧热，放入猪肝，大火炒至变色，盛出；④原锅留少许油加热，放入菠菜稍炒，再放入猪肝、盐、白糖炒匀即可出锅。

【功效】猪肝性温，有补肝、养血、明目的功效，适宜气血虚弱、面色萎黄、缺铁性贫血、因肝血不足所致的视力模糊、眼干等症者食用，将菠菜换成冬笋、莴笋均可。

🌿 红枣玫瑰粥

【原料】红枣100克，大米150克，干玫瑰花25克，红糖适量。

【做法】①将大米淘洗干净；红枣去核、洗净、泡涨；②大米、红枣一同放入锅内，加适量清水大火煮开，转小火煮至粥将熟时，加玫瑰花煮至米烂粥呈稠状，放红糖调味即可。

【功效】健脾补血，清肝明目，经常食用，可使面部肌肤红润、消除皱纹，从而起到保健、美容的作用。

🌿 小米牛奶粥

【原料】小米60克，牛奶1袋，白糖适量。

【做法】①小米淘洗干净；②锅置火上，放入适量清水烧开，放入小米，先用旺火煮至小米粒涨开，倒入牛奶继续煮；③再次煮沸后，转用文火熬煮，并不停地搅拌，加适量白糖，一直煮到米粒烂熟即可。

【功效】牛奶可促进面部的血液循环，提高皮肤的供氧率，从而使皮肤恢复弹性，面色红润。小米含有大量淀粉，吃后容易让人产生饱腹感，可以促进胰岛素的分泌，提高进入脑内的色氨酸数量。

🌿 山药拌枸杞子

【原料】枸杞子50克，山药500克，盐、白糖、麻油各适量。

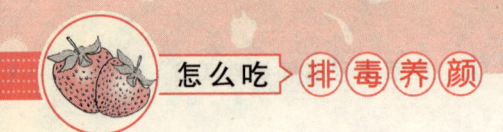

【做法】①山药去皮，洗净，用水浸泡5~10分钟，捞出，切段；枸杞子洗净备用；②将山药段和枸杞子放入沸水中煮2~3分钟，用凉开水冲凉，沥干水分，待用；③将山药、枸杞子盛盘，加盐、白糖、麻油搅拌均匀即可。

【功效】山药可健脾胃、养肺肾，山药中含的多巴胺能扩张血管，改善血液循环，而枸杞除可以提高皮肤吸收养分的能力外，还能起到美白的作用。

第四章 日常美容养颜调理美食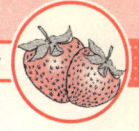

第十节 抗衰：越吃越年轻

番茄沙拉

【原料】番茄750克，葱头100克，蒜泥、麻油、醋、盐、胡椒粉各适量。

【做法】①番茄洗净，切成片，整齐地码在盘内；②洋葱洗净，切碎，撒在番茄片上；③蒜泥、麻油、醋、盐、胡椒粉一起搅拌成乳液状，作调味汁；④将调味汁浇在番茄上，片刻即可食用。

【功效】润肤抗衰。番茄内的天然色素类胡萝卜素是一种功能很强的抗氧化剂，其清除自由基的能力远胜于其他类胡萝卜素和维生素E。

柿子椒炒肉片

【原料】柿子椒3个，五花肉100克，姜丝、盐、酱油、淀粉、鸡精、料酒、植物油各适量。

【做法】①柿子椒洗净，去蒂，去籽，切片；②五花肉洗净，切片，加入酱油、淀粉，腌渍15~20分钟；③锅热放油，放入姜丝爆炒，入五花肉翻炒，加入料酒继续翻炒至微出油，放

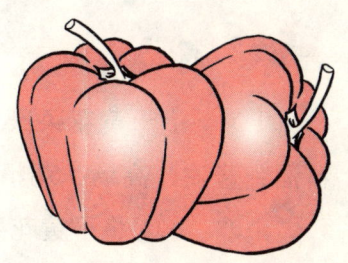

柿子椒

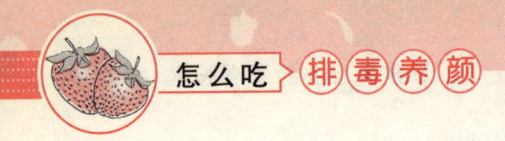

入柿子椒片，放适量鸡精继续翻炒，出锅即可。

【功效】柿子椒在蔬菜中是属于维生素C含量较高的食物，维生素C是一种重要的自由基清除剂，有很好的抗衰老作用。

胡萝卜炒菠菜

【原料】胡萝卜200克，菠菜100克，盐、蒜末、葱末、植物油各适量。

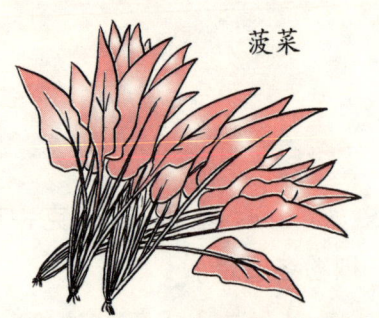

菠菜

【做法】①胡萝卜洗净，切丝；菠菜洗净，在开水中焯一下，捞出后用冷水过凉，切段，沥干水分，待用；②锅内倒入油烧热，入葱末、蒜末、爆香，放入胡萝卜丝炒至熟时，加入菠菜，放盐调味即可。

【功效】胡萝卜中含有丰富的胡萝卜素，胡萝卜素可以清除导致人体衰老的自由基，其所含的B族维生素和维生素C等营养成分也有润肤、抗衰老的作用。

【禁忌】菠菜在炒之前一定要先焯水，因为菠菜中含有大量的草酸，摄入过多的草酸会影响钙的吸收，焯水之后会减少草酸的含量。

炒黄花菜

【原料】干黄花菜250克，香菇25克，冬笋20克，葱末、盐、料酒、酱油、高汤、鸡精、水淀粉、植物油各适量。

【做法】①将干黄花菜泡开，摘除硬把，洗净，切段；②香菇泡开，去蒂，切片；冬笋洗净，切片；③将香菇、冬笋用开水焯一下备用；④锅内倒植物油烧热，用葱末炝锅，下黄花菜煸炒，把冬

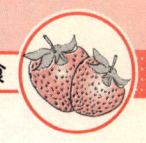

笋、香菇片下锅煸炒几下,加料酒、酱油、盐、鸡精、高汤,用水淀粉勾芡即可。

【功效】黄花菜含有丰富的卵磷脂,卵磷脂可增强和改善大脑功能,还能清除动脉内的沉积物,具有较好的健脑、抗衰老功效。同时黄花菜中还含有丰富的粗纤维,能促进排便。

 燕麦玉米粒粥

【原料】燕麦片、甜玉米粒,比例基本为1∶1,白糖适量。

【做法】①锅内倒入适量清水煮开,放入甜玉米粒煮至八成熟;②放入燕麦片继续煮5~10分钟,并且不停地搅拌,当锅内燕麦呈黏稠状时,加入适量白糖调味即可。

【功效】燕麦中富含维生素和硒,硒是人体中重要的抗氧化剂,能延缓人体细胞的衰老,抑制老年斑的产生。

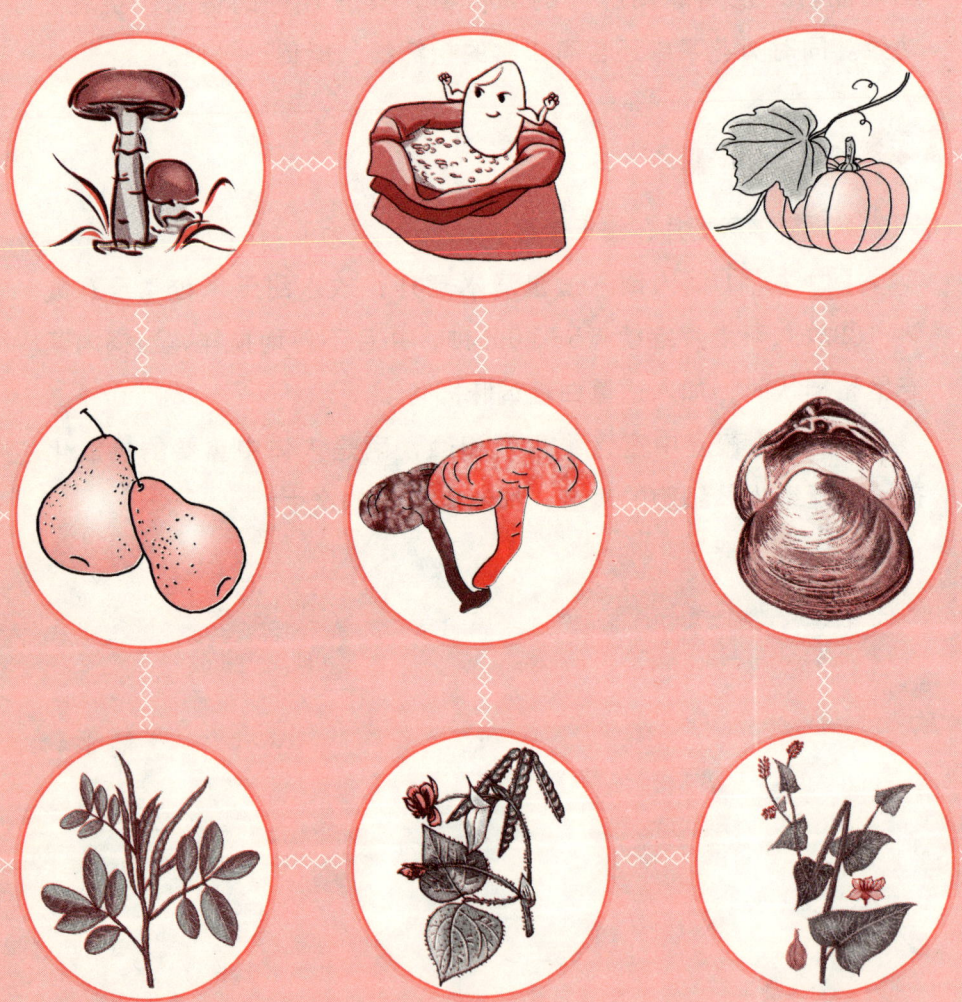

第五章

巧用中药养颜养气血

女人养颜，养的就是气血。中医学认为，人体脏腑气血不足，必然表现在容颜上。气虚则面色苍白、精力不足、身体疲乏；血虚则皮肤干枯、面色萎黄。而各种各样的烦恼，也会随之而来。出现这种症状怎么办？除了食疗外，来自天然的中药材也是美容佳品，爱美的人可以慢慢去发掘。

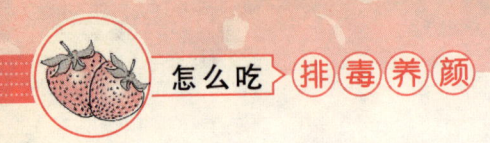

怎么吃 排毒养颜

第一节 有益五脏的养颜中药

桑椹：补肝益肾，生津润肠

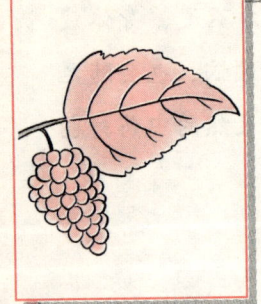

小档案

【性味归经】甘，寒。归肝、肾经。

【功效主治】补肝益肾，生津润肠，乌发明目，补血养颜。治疗肝肾阴亏引起的皮肤干燥、发质枯黄，对腰膝酸软、目暗耳鸣、关节不利、津亏血少、口渴烦热、肠燥便秘、糖尿病等有治疗作用。

【食用禁忌】脾胃虚寒、腹泻、糖尿病患者不宜多食。

对女人养颜的好处

现代医学研究表明，桑椹含有丰富的活性蛋白、糖类、维生素B_1、维生素B_2、维生素C、氨基酸等成分，能补益肝血，排毒养颜，使人面色红润，若与黑豆、枣肉相配，还能提供使头发变黑及供应头发生长所需的蛋白质，使头发漆黑亮丽。

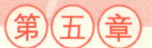 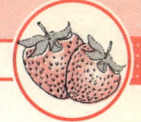

第五章 巧用中药养颜养气血

排毒养颜膳食方

桑椹红枣汁

【原料】桑椹15克,红枣3枚,白糖适量。

【做法】①桑椹洗净;红枣洗净,去核;②将桑椹、红枣放入沙锅,再加入适量清水,大火烧沸,改用小火煮25分钟,去渣取液,加入白糖,调匀即可。每日2次。

【功效】生血乌发,退热生阴,美容养颜。

桑椹粥

【原料】桑椹30克(鲜桑椹60克),糯米60克,冰糖适量。

【做法】将桑椹洗干净,与糯米同煮,待煮熟后加入冰糖。早晚2次服食。

【功效】滋补肝阴,养血明目,美白皮肤。

白芍:养肝柔血,缓中止痛

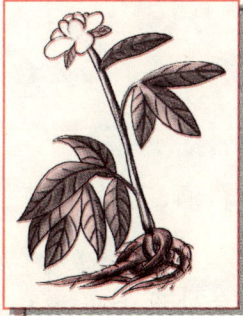

小档案

【性味归经】凉,苦,酸。归肝、脾经。

【功效主治】养血柔肝,缓中止痛,敛阴收汗。治疗胁肋疼痛,泻痢腹痛,自汗盗汗,阴虚发热,月经不调,崩漏,带下。

【食用禁忌】阳衰虚寒者、虚寒腹痛泄泻者慎服。

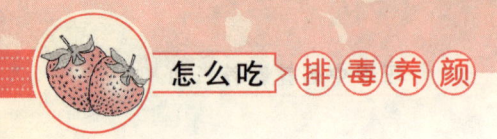

对女人养颜的好处

白芍是芍药的一种，具有养血柔肝、敛阴收汗、缓急止痛等功效，对女性的月经不调也有着很好的疗效。

每年春季，由于风邪侵体，有些女性会出现蝴蝶斑、雀斑。可将白芍药花、杏仁、白芷、白僵蚕、冬瓜子各30克，共同研末，每晚用5克，加水调成糊状，敷面20分钟后取下。坚持使用，可消除脸上的斑点，美白肌肤。

排毒养颜膳食方

白芍饮

【原料】茯苓、红糖各20克，白芍、白术、附片各15克，生姜10克。

【做法】①白芍、茯苓、白术、生姜分别洗净切片；②附片炙好，沸水余一遍，捞出沥干水分，备用；③将以上药物放进炖锅内，加水适量，置大火上烧沸，再用小火煎煮30分钟，去渣取汁，加入红糖搅匀。代茶饮用，每日1剂。

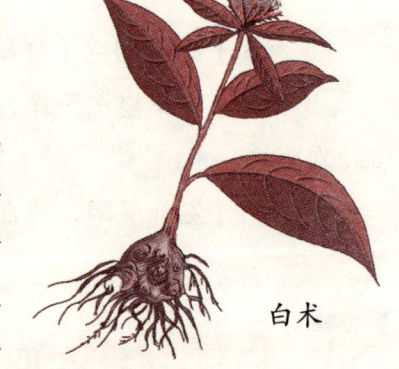

白术

【功效】养血柔肝，缓中止痛，美容养颜。

白芍生地煮草鱼

【原料】白芍10克，生地黄15克，草鱼1条，料酒、姜片、葱段、盐、鸡精各适量。

【做法】①白芍、生地黄别洗净，切片；②草鱼处理干净；③锅内放入白芍、生地黄、草鱼、料酒、姜片、葱段，加水1800毫升，大火烧沸，改用小火炖煮25分钟，放入盐、鸡精，搅匀即成。吃鱼

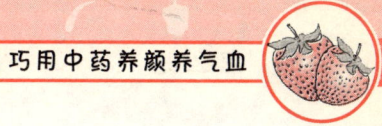

第五章 巧用中药养颜养气血

肉，喝鱼汤。

【功效】养血柔肝，缓中止痛，养颜美发。

桂圆：滋阴补血，清热散结

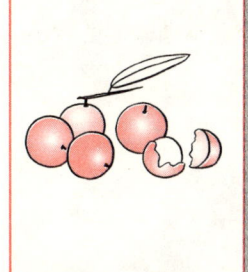

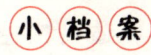
小 档 案

【性味归经】甘，温。归心、脾经。

【功效主治】祛风散邪，聪耳明目，安神。治疗失眠、健忘、头晕眼花、疝气、湿疹等症。

【食用禁忌】阴虚内热者及孕妇不宜食用。

对女人养颜的好处

桂圆又称龙眼，因其种圆黑光泽，种脐突起呈白色，看似传说中"龙"的眼睛而得名。《本草纲目》记载桂圆："开胃益脾，补虚长智。"

现代医学研究表明，桂圆富含葡萄糖、蔗糖和维生素A、B族维生素等多种营养素，可以补益脾胃，润肤养颜。将新鲜桂圆去掉核，放在一个小碗里，加几块冰糖隔水蒸，然后放在冰箱里，每天挖1小勺冲沸水服，有大补气血的功效。坚持此法，会使面部皮肤光滑白嫩，还能有效治疗蝴蝶斑、雀斑。

桂圆中还含有大量的蛋白质、脂肪及多种矿物质。这些营养素都是人体必需的，更是大脑神经衰弱、腰膝酸软、记忆力低下者必不可少的。另外，桂圆对子宫癌细胞的抑制率超过90%，非常适合病后体弱、脑力衰退者以及更年期女性食用。

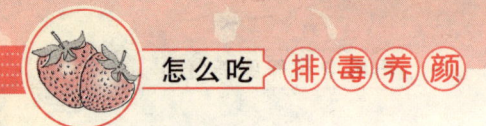

排毒养颜膳食方

🍃 桂圆酒

【原料】桂圆肉100克，60度白酒400毫升。

【做法】将桂圆肉放在细口瓶内，加入白酒，密封瓶口，每日振摇1次，15天后可饮用。每日2次，每次10~20毫升。

【功效】补益心脾，养血定神。适合面色无华、失眠、健忘的女性食用。

🍃 桂圆蜂蜜膏

【原料】桂圆500克，蜂蜜200毫升。

【做法】将桂圆洗净去柄去核，置于锅中煮熟（不能用铜、铁锅），汤汁将干时，加入蜂蜜，小火煮至汁稠即可。每日服食。

【功效】活血消脂，美肤益颜。坚持服用，则身轻体健，面色红润。

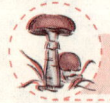 黄精：补益肝肾，润肺养阴

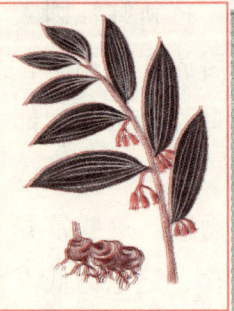

小档案

【性味归经】甘、平。归脾、肺、肾经。

【功效主治】补益肝肾，润肺养阴，补脾益气。治肺虚燥咳、头晕、腰酸、脾胃虚弱、病后食少、筋骨软、风湿疼痛等症。

【食用禁忌】胃脘胀满、咳嗽痰多、痰湿痞满气滞者忌服。

第五章 巧用中药养颜养气血

对女人养颜的好处

黄精自古以来一直被视为延缓衰老、延年益寿的珍贵中药。《本草纲目》记载，黄精能宽中益气，有调养五脏、润泽肌肤、使白发更黑、齿落更生的功效。取20克黄精，洗净切片，装入纱布袋内扎紧口，放入空酒瓶内，将500毫升白酒倒入酒瓶内，浸泡30天即成黄精美颜酒。此酒作用平和，无大补温燥之品可能带来的不良反应，适合面肢水肿、发枯变白、肌肤干燥易痒者饮用。

排毒养颜膳食方

黄精生发方

【原料】黄精、黑芝麻各25克，枸杞子20克，粳米100克。

【做法】上述材料共同煮粥饮服，早晚分2次食用。

【功效】滋阴益精。治疗肾虚血亏引起的须发早白、脱发不生。

黄精鸡翅

【原料】黄精、黄豆各60克，鸡翅10只，核桃仁、海带各30克，盐、味精各适量。

【做法】①黄精洗净，放入沙锅内，加适量清水，熬水取汁；②黄豆洗净，入热水中浸泡一夜；③海带洗净泡发，切条；④鸡翅洗净，沥干水分，锅中放水，下入鸡翅，再放入黄精汁、黄豆、海带和适量调味品，加锅盖煮30分钟以上即可。

【功效】健脾润肺，补脑增寿。

黄精海参汤

【原料】黄精30克，海参50克，鸭肉150克，盐、味精各适量。

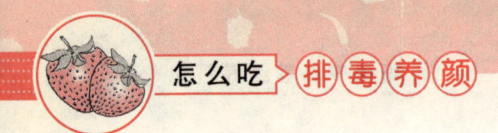

【做法】将黄精、鸭肉分别洗净，沥干水分，再泡发海参，全部切成片之后一起放于锅中，加清水适量，先用大火煮沸，再用小火炖2小时左右，待鸭肉熟烂后停火，以盐、味精调味即成。

【功效】补益肝肾，滋阴养血。治疗肝肾阴虚所致疲劳乏力、腰膝酸软、性功能减退、耳鸣健忘等症。

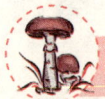 百合：补心安神，清热润燥

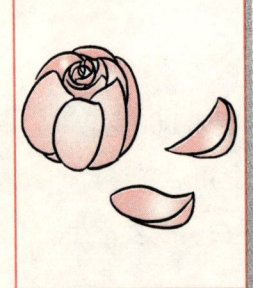

小档案

【性味归经】甘，微寒。归肺、心经。

【功效主治】润肺止咳，补中益气，清心安神，清热解毒。治疗干咳久咳、热病后虚热、神思恍惚、烦躁不安、失眠多梦等症。

【食用禁忌】脾胃虚寒者不宜多食。

对女人养颜的好处

百合是著名的保健食品和常用中药，因其鳞茎瓣片紧抱，"数十片相擎，状如白莲花"而得名。百合具有补益安神、清热润燥的作用，常用来治疗肺燥或肺热咳嗽等症。每次泡茶时，将采摘下来的新鲜百合2~3克加入杯中，用沸水闷10分钟左右，味甘微苦，可以安心去火、清凉润肺，并且可以舒展皮肤，消除皱纹。

现代医学研究证明，百合富含蛋白质、B族维生素、维生素C、蔗糖、果胶、胡萝卜素、磷、铁以及多种微量元素，对皮肤细胞新陈代谢有益，具有极高的美容价值。将适量百合花瓣装入玻璃瓶内，注入少许医用乙醇（酒精）后摇匀，密封静置1个月

第五章 巧用中药养颜养气血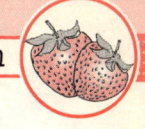

后，以2倍的冷开水稀释。早晚洗脸后，将液体拍在面部，对皮肤有美白祛斑作用，还能治疗黄褐斑、痤疮、皮疹等皮肤病。

排毒养颜膳食方

 百合粥

【原料】小米100克，莲子、百合各10克。

【做法】将以上用料用适量的水熬成粥食用。

【功效】宁心安神，清热润燥。久服可起到美白养颜、延年益寿之效。

 百合猪肉汤

【原料】百合50克，瘦猪肉200克，盐少许。

【做法】瘦猪肉切成小块，与百合加盐共煮烂熟，顿服。

【功效】清热润肺，养血安神。用治神经衰弱之失眠、肺热干咳、气促等症。

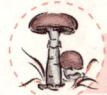 **酸枣仁：宁心安神，补虚解烦**

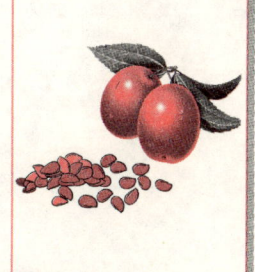

小档案

【性味归经】甘、酸，平。归心、肝、胆经。

【功效主治】宁心安神，敛汗。治疗心烦失眠、多梦、盗汗等症。

【食用禁忌】素体阳虚、感冒之人慎用。

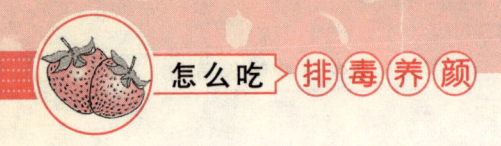

对女人养颜的好处

《本草纲目》记载酸枣仁："其仁甘而润，故熟用疗胆虚不得眠、烦渴虚寒之证，生用疗胆热好眠，皆足厥阴、少阳药也。"

现代医学研究表明，酸枣仁含有大量的蛋白质和维生素C，不仅可治疗坏血病，提高毛细血管韧性，而且具有抗氧化作用，可以润肤养颜，抗衰老。

排毒养颜膳食方

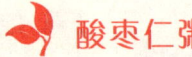 酸枣仁粥

【原料】酸枣仁60克，粳米400克。

【做法】粳米洗净；酸枣仁炒熟。沙锅内放入酸枣仁、适量水，煎煮30分钟，去渣取汁。锅内放入粳米、枣仁汁，文火煎煮至米烂粥稠即成。

【功效】养阴补脑，安神益智。治疗黑眼圈。

酸枣仁虾壳汤

【原料】虾壳25克，酸枣仁、远志各15克。

【做法】共煎汤。日服1剂。

【功效】安神镇静。治疗失眠、神经衰弱。

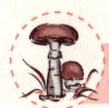
柏子仁：养心安神，润肤美颜

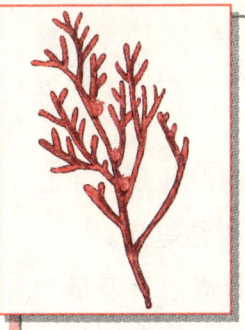

小档案

【性味归经】甘，平。归心、肾、大肠经。

【功效主治】养心安神，敛汗生津。治疗失眠健忘、惊悸怔忡、自汗盗汗、肠燥便秘等症。

【食用禁忌】肠滑作泻者、膈间多痰者慎服。

对女人养颜的好处

《本草纲目》记载：柏子仁"养心气，润肾燥，安魂定魄，益智宁神，烧沥，泽头发，治疥癣"。《日华子本草》载"治风，润皮肤"。《药品化义》载"柏子仁香气透心，体润滋血"，常食有润泽肌肤、祛脂抗衰之效。

排毒养颜膳食方

 双仁茶

【原料】柏子仁、酸枣仁各15克，红枣6枚。

【做法】同入杯中，冲入沸水后加盖闷15分钟即可。每日1剂，可多次冲泡。

【功效】养心安神，益血止汗，益寐。适合脑力劳动者经常饮服。

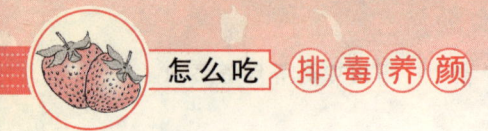

决明子：清热明目，润肠通便

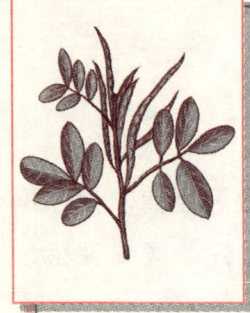

小档案

【性味归经】甘，苦，微凉。归脾、肾、大肠经。

【功效主治】清热明目，润肠通便。治疗目赤、目暗、内热肠燥、大便秘结等症。

【食用禁忌】脾胃虚寒、脾虚泄泻及低血压等患者不宜常服。

对女人养颜的好处

决明子在临床上主要用于眼科疾病。它的名称本身就表明了这一点，"决"有开决、疏通的意思，决明就是冲破黑暗、重见光明之意。唐朝大诗人白居易曾赋诗："案上漫铺龙树论，盒中虚捻决明丸。"诗中所指治疗眼疾的决明丸的主要原料就是决明子。

现代医学研究表明，决明子中所含的决明素、维生素A、大黄酸等，对视神经有良好的保护作用，尤其是对白内障、视网膜炎、视神经萎缩、青光眼、眼结膜炎等有较好的疗效。现代"电视族""电脑族"女性用眼频繁，常使肝脏失去血液的滋养，眼睛就会干涩不舒服，眼球也不会熠熠生辉，若是近视眼则会不断加深。这类人群不妨用决明子做枕头，有清热安神、明目助眠的作用。还可以用决明子泡茶饮用，有清热平肝、明目益睛之效。

决明子还被誉为天然润肠剂，每天晚餐后喝杯决明子茶，可以达到消除油脂，让小腹变平坦的功效。

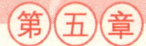 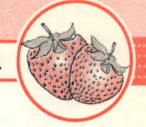

第五章 巧用中药养颜养气血

排毒养颜膳食方

杞菊决明子茶

【原料】枸杞子10克，菊花3克，决明子20克。

【做法】将枸杞子、菊花、决明子同时放入较大的有盖杯中，用沸水冲泡，加盖，闷15分钟后即成。代茶频饮。

【功效】清肝泻火，养阴明目，降压降脂。

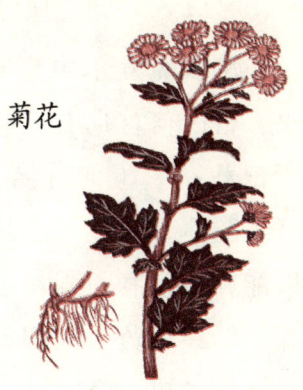

菊花

决明子粥

【原料】炒决明子10克，粳米60克，冰糖少量。

【做法】先将决明子加水煎煮取汁适量，然后用其汁和粳米同煮，成粥后加入冰糖即成。

【功效】清肝明目，消脂通便。

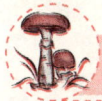

何首乌：补肝益肾，养血祛风

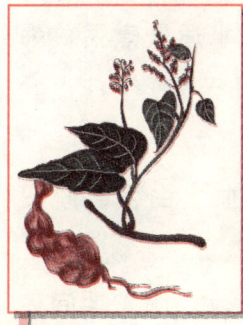

小档案

【性味归经】生首乌甘、苦，平，归心、肝、大肠经；制首乌甘、涩，微温，归肝、肾经。

【功效主治】补肝益肾，养血祛风。主治肝肾阴亏、发须早白、血虚头晕、腰膝酸软、筋骨酸痛、遗精等。

【食用禁忌】大便溏泄者不宜食用。

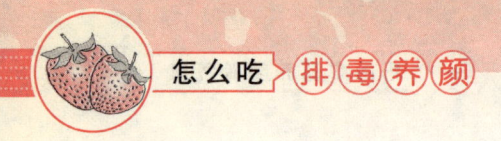

对女人养颜的好处

好多洗发水中喜欢添加何首乌，让产品达到乌发黑发的效果，皆因何首乌有补肝肾、益精血之效，这在《本草纲目》中有所记载："（何首乌）白者入气分，赤者入血分。肾主闭藏，肝主疏泄，此物气温味苦涩，苦补肾，温补肝，能收敛精气，所以能养血益肝，固精益肾，健筋骨，乌发，为滋补良药，不寒不燥，功在地黄、天门冬诸药之上。气血太和，则风虚、痈肿、瘰疬诸疾可知（除）矣。"

近年来有关专家发现，何首乌的含锌量每克高达421微克，比一般中药的含锌量高几十倍。锌是人体必需的微量元素之一，它参与人体内核酸和蛋白质的合成，有益智补脑、安神祛燥、乌发、保养肌肤的功效。女性每天吃一些何首乌，在补锌的同时，还可以健脑、润肤、延年益寿。

排毒养颜膳食方

何首乌粥

【原料】何首乌30克，粳米60克，红枣5枚，红糖适量。

【做法】①将粳米淘洗干净；红枣洗净，去核；②何首乌放入沙锅内，煎取汁液，去渣后放入粳米、红枣，加水适量煮粥，粥熟后加入红糖即成。每天分2次食用，连食7~10天为1个疗程。间隔5天再进行下1个疗程。

【功效】补肝肾，益精血。治疗黄褐斑、贫血、白发、脱发等症。

【备注】在煎煮的过程中，忌用铁器，否则无效。服用期间还要禁止食用各种动物血、无鳞鱼，以及白萝卜、葱、蒜等。

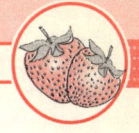

第五章 巧用中药养颜养气血

第二节 滋阴益体的养颜中药

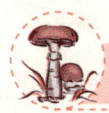 **杏仁：滋阴润燥，美容润肠**

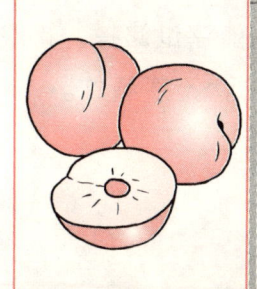

小档案

【性味归经】苦，微温，有小毒。归肺、大肠经。

【功效主治】止咳祛痰，润肠通便，杀虫。治疗虚劳咳喘，肠燥便秘、疮疥等症。

【食用禁忌】婴儿慎服，阴虚咳嗽及泻痢便溏者禁服。

对女人养颜的好处

据说冰肌玉肤、貌美如花的杨贵妃能拥有"回眸一笑百媚生，六宫粉黛无颜色"的姿色，与她经常使用的美容秘方——红玉膏不无关系。而红玉膏的主要成分就是杏仁。

《本草纲目》记载杏仁："杀虫，治诸疮疥，消肿，去头面诸风气、皶疱。"现代医学研究表明，杏仁中含有脂肪、蛋白质、维生素A、维生素E及多种微量元素，尤其是维生素A在杏仁中含量极为丰富，它是一种天然的嫩肤剂，能平衡肌肤水分，令

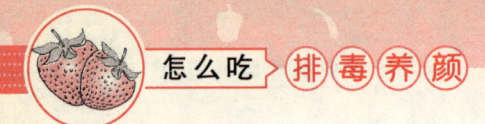 怎么吃 排毒养颜

肌肤散发活力、神采。常吸烟或吸二手烟的女性，最宜常喝鲜杏仁茶，这样既可养颜美容，又可抵抗吸烟带来的危害。

排毒养颜膳食方

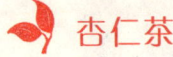 杏仁茶

【原料】甜杏仁、糯米、冰糖各适量。

【做法】将甜杏仁和糯米放进搅拌机中，再倒进200毫升清水，开始搅拌，等杏仁和糯米打烂即可。在沙锅里放入少许清水，根据自己的口味加入适量冰糖，用中火慢慢煮，直到冰糖完全化开。再找一个空碗，上面蒙上一块干净的纱布，把榨好的杏仁糯米汁倒在纱布上，然后用力挤纱布，把杏仁和糯米的渣滓过滤掉，再把滤好的汁倒进锅中煮沸，然后装进小碗里即成。代茶频饮。

【功效】养颜抗老，经常食用可使皮肤细腻柔滑。

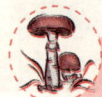 当归：润肠补血，排毒祛痘

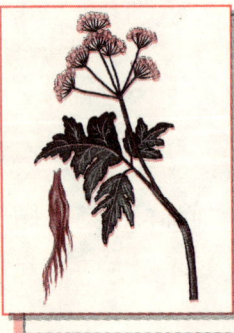

小档案

【性味归经】甘、辛，温。归肝、心、脾经。

【功效主治】破恶血，润肠胃、筋骨、皮肤，滋生新血。治疗头痛、心腹诸痛。

【食用禁忌】大便泄泻、湿盛中满者忌用。

对女人养颜的好处

作为中国传统医学中的妇科圣药，很多著名的方剂中都有当归的身影，以妇产科常用的"四物汤"为例，它是由当归、

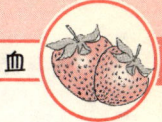

川芎、白芍和熟地黄4味中药组成,其中又以当归、熟地黄为主药,具有滋补血气、活血化瘀、改善手脚冰冷等功效。具体做法如下:取当归、熟地黄各12克,川芎7克,白芍9克,去皮土鸡腿1只。然后将上述药材筛选洗净后,装入过滤纱袋,再放入锅中,加水覆盖。以大火水滚,后改小火慢炖,煮至鸡肉熟透后起锅。在每次经期干净后,连续服用6天,不但可以减少经痛、经血不出、腹胀等病症,还能让人脸色红润,肌肤更光滑,看起来年轻好几岁。

有些女性脸上长黑头、长痘痘,并不是真的上火了,而是阳气亏损导致虚火上升,此时如果喝市场上流行的各种祛火、祛痘的凉茶就是雪上加霜。但若喝些既能补血又能活血的当归汤,一定能把腹部的寒气祛除,使痘痘、黑头消失不见。这个方法同样适合于长雀斑、黄褐斑、蝴蝶斑的女性。当然,想要把黑头清除而不使毛孔变大,不论用什么方法,事前最好先蒸一蒸面,令毛孔张开,这样除了有助于排出毒素外,也有助于清洁。清除完黑头后,最好用冰冷蒸馏水或爽肤水敷于黑头的部位。

排毒养颜膳食方

 香酥参归鸡

【原料】仔鸡1只,党参、白术、当归、熟地黄、姜、葱、绍酒、花椒、盐、菜油各适量。

【做法】①将党参、白术、当归、熟地黄去净灰渣,烘干,制成粉末;②仔鸡宰杀后取出内脏,宰去足爪,洗净;③将盐、绍酒与中药末调匀,抹在鸡身内外,放入蒸碗内,入蒸笼蒸熟透,取出拣去姜、葱、花椒;④炒锅置大火上,下菜油烧至七成热,将鸡入油锅炸成金黄色,至皮酥捞出即成。吃鸡肉,喝鸡汤。

【功效】补肝益气,排毒养颜。

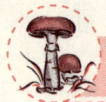 怎么吃 排毒养颜

桃花：利水活血，除病益颜

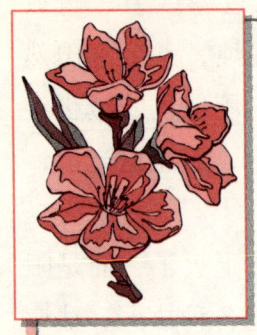

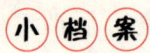 小档案

【性味归经】甘、辛，微温。归心、肺、大肠经。

【功效主治】活血悦肤，化瘀止痛。治疗黄褐斑、水肿、肠炎、腹泻、痢疾、便秘等症。

【食用禁忌】女性月经期、有出血倾向时忌用。

对女人养颜的好处

桃花不仅芳菲烂漫，妩媚动人，还对美容养颜十分有益。据《琐碎录》载，武则天的女儿太平公主常用桃花末调乌骨鸡血涂面及身，能"令面悦白如雪，身光洁如素"。在其他重要典籍中，也有很多桃花美容的记载。如《太清方》曰："三月三日采桃花，酒浸服之，除百病，好颜色。""桃花、杏花各一升，东流水浸七日，洗面三七遍，去粉泽面默（即雀斑）。"

现代医学研究表明，桃花中含有山萘酚、香豆精、三叶豆苷等有机化合物，这些物质能改善血液循环，促进皮肤营养和氧的供给。无论内服或外用，美容效果颇佳。

排毒养颜膳食方

 桃花猪蹄美颜粥

【原料】桃花（干品）1克，猪蹄1只，粳米100克，盐、味

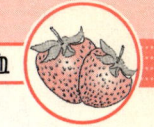

第五章 巧用中药养颜养气血

精、麻油、葱花、生姜末各适量。

【做法】①将桃花焙干，研细末；②猪蹄皮肉与骨头分开，置铁锅中加水，大火煮沸，撇去浮沫，改小火炖至猪蹄烂熟时将骨头取出；③加入粳米及桃花末，继续用小火煨粥，粥成时加入适量盐、味精、麻油、葱花、生姜末即成。隔日1剂，分数次温服。

【功效】活血润肤，益气通乳，丰肌美容，化瘀生新。适用于面部有色斑的哺乳女子。

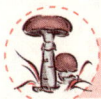

茯苓：长阴益气，渗湿利水

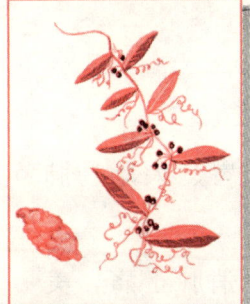

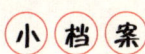
小 档 案

【性味归经】甘，淡，平。归心、脾、肾经。

【功效主治】长阴益气，渗湿利水，益脾和胃，宁心安神。治疗小便不利、水肿胀满、寒热烦满咳，口焦舌干等症。

【食用禁忌】口干舌燥、便秘、滑精者不宜多用。

对女人养颜的好处

茯苓有养颜美容的功效。《经验后方》中记载，食用茯苓"至百日肌体润泽，延年耐老，面若童颜"。《东坡杂记》记载，食用茯苓有"颜如处子"的美容效果。现代医学研究表明，茯苓的美容功效来源于茯苓中富含的茯苓多糖，它能增强人体免疫功能，起到防病、延缓衰老的作用。

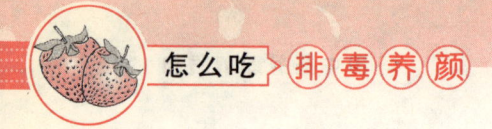

排毒养颜膳食方

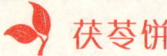
茯苓饼

【原料】茯苓200克,人参10克,面粉800克,盐适量。

【做法】①将茯苓、人参二药分别研为细末,加盐少许,同面粉加水揉成面团;②做成约重100克的饼子若干,烙熟。每次食1个。

【功效】益脾和胃,补气和血。适用于阴血虚亏所致的肤色暗沉、崩漏失血及体虚少食、营养不良者。

白芷:滋养肌肤,润泽皮肤

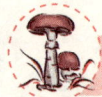

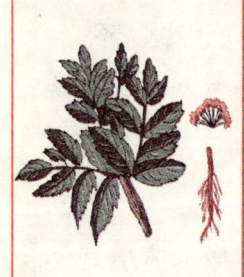

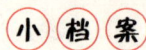

【性味归经】辛,温。归胃、大肠、肺经。

【功效主治】祛风燥湿,消肿止痛,美白。治疗眉棱骨痛、赤痛、寒湿腹痛、肠风痔漏、赤白带下、皮肤燥痒、疥癣等症。

【食用禁忌】阴虚内热者忌服。

对女人养颜的好处

白芷是历代医家喜用的美容药,据《本草纲目》记载,白芷有"长肌肤,润泽颜色,可作面脂"的功效。现代医学研究表明,白芷含有挥发油、香豆素及其衍生物,能改善局部血液循环,消除色素在组织中的过度堆积,长期坚持使用白芷敷面可滋养肌肤,使皮肤变得红润白嫩。

第五章 巧用中药养颜养气血

排毒养颜膳食方

 ### 桃花白芷酒

【原料】鲜桃花250克，白芷30克，白酒1000毫升。

【做法】将桃花与白芷一起放入酒罐中，加白酒密封浸泡30天后即成。每周1~2次，每次饮服10~20毫升，同时倒少许于手掌中，两手对擦，待手热后轻轻来回揉擦面部患处。

【功效】养血润燥，通络宣散。对面色晦暗、黑斑或产后面黯等有奇效。

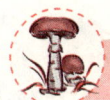 ## 益母草：活血清热，解毒祛斑

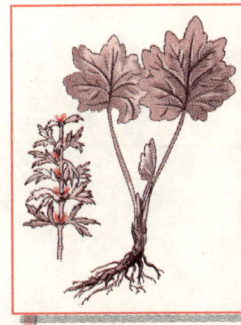

小档案

【性味归经】微寒，苦、辛。归肝、心、膀胱经。

【功效主治】活血散瘀，调经消水。治疗月经不调、胎漏难产、产后血晕、水肿、尿血、泻血、痢疾等症。

【食用禁忌】孕妇、脾虚腹泻、大便稀者忌用。

对女人养颜的好处

益母草之所以"益母"，是因为其"有益于妇人不浅"。对妇女月经不调、胎漏难产、胞衣不下、产后血晕、瘀血腹痛、崩中漏下、尿血、泻血、去死胎、行瘀生新、下乳等症有很好的治疗效果。

实际上，益母草的作用不止如此，它在美容养颜方面也屡建奇功。据《新修本草》记载，武则天长年使用调制后的益母草粉擦洗脸和双手，以至于她活到80岁的时候，仍然保持花容月貌。现代医学研究表明，益母草中含有丰富的益母草碱、月桂酸及芸香苷等美肤成分，具有极佳的清热解毒、除痘祛斑功效，特别适合痘痘肌肤定期敷用。

排毒养颜膳食方

益母草红豆粥

【原料】益母草30克，红豆100克，黄酒50毫升。

【做法】益母草洗净，用纱布包好，与红豆同放沙锅内，加水适量炖煮，待红豆烂熟后取出药包，加入黄酒搅拌即成。吃豆饮汤，每日1次。

【功效】气血双补，美容养颜。治疗血虚所致的面色萎黄、产后恶露不绝。

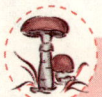
玫瑰花：降脂减肥，润肤养颜

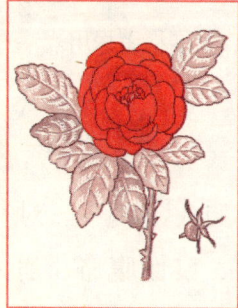

小档案

【性味归经】甘、微苦，温。归肝、脾经。

【功效主治】理气解郁，和血散瘀，色泽悦目。治疗贫血、慢性胃炎、肝炎、跌打损伤、月经不调、乳痈等症。

【食用禁忌】玫瑰花活血散瘀的作用比较强，月经量过多的人在经期最好不要饮用。

对女人养颜的好处

玫瑰花不仅象征爱情,还有诸多保健、美容功效。《本草纲目》记载玫瑰花"柔肝理胃,行气和血,芳香诸品,殆无其匹"。《食物本草》记载玫瑰花"主利肺脾、益肝胆,食之芳香甘美,令人神爽"。《本草纲目拾遗》记载玫瑰花"和血行血,理气,治风痹"。

现代医学研究表明,由于玫瑰花朵香气的挥发性较强,能消除因内分泌功能紊乱而引起的面部暗疮等症。取玫瑰花10朵,晒干,研末成粉,与纯净水适量充分搅匀,成糊状后均匀涂到脸上。15～20分钟后洗去。坚持护肤,能美白、祛斑。

排毒养颜膳食方

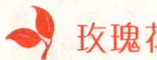 玫瑰花茶

【原料】玫瑰花15克。

【做法】取玫瑰花泡水,气虚者可加入大枣3～5枚,肾虚者可加入枸杞子15克。还可以根据个人的口味,调入冰糖或蜂蜜。代茶频饮。

【功效】活血化瘀,补益肝脾,润肤养颜。

【备注】玫瑰花最好不要和茶叶泡在一起喝,因为茶叶中有大量鞣酸,会影响玫瑰花疏肝解郁的功效。

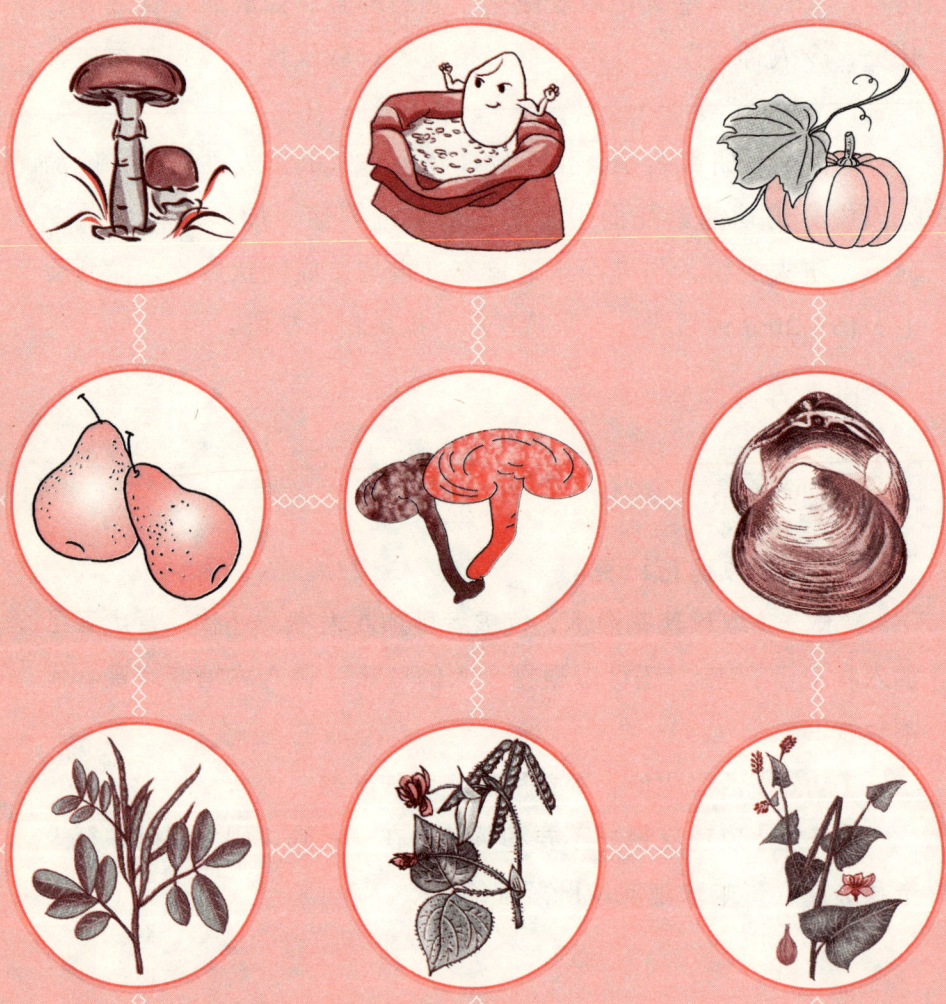

第六章

排毒养颜也要四季轮回

《内经素问》里说："人以天地之气生，四时之法成。""天食人以五气，地食人以五味。"这都说明人体要依靠天地之气提供的物质条件而获得生存，养生也要顺乎自然，应时而变。自然气候，春萌夏荣，秋收冬藏，人生活在这样的自然秩序中，自然界的四季变化会对人的身心健康产生影响，容颜也会随着季节的变化出现问题。顺应天时排毒养颜，健康与美丽才能永驻。

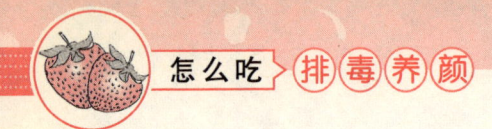 怎么吃 排毒养颜

第一节 春季：水润面容明媚春花

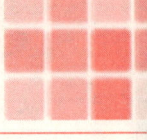

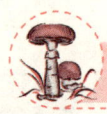 **春季怎么吃排毒补水**

春天的3个月，可以称之为是承上启下吐故纳新的时节，此时天地自然的生发之气都已经萌生，万物可谓是一片生机勃勃的景象。然而，风为春天主令。风善行而多变，若是太过，则成风邪，带走皮肤、呼吸道表面的水分，出现皮肤干燥、瘙痒、皲裂、脱皮、干纹等缺水表现。此时唯有加强肌肤养护工作，才能还你明媚、水润的面容。

春天是一年中最具希望的季节，连《黄帝内经》对春天的描写也多了几分诗情画意："春三月，此谓发陈。天地俱生，万物以荣。"意思是，春季是万物更新、草木返青的季节，和煦的春风染绿了柳梢，催开了百花，也唤醒了人体的生机，人体功能逐渐变得活跃。但由于春季风沙大，浮尘、花粉漫天飞扬，易使皮肤过敏，引起各种斑疹，甚至染上皮炎、湿疹、荨麻疹之类的皮肤病。

唐代药王孙思邈曾言："春日宜省酸增甘，以养脾气。"春季可适量吃些大枣、蜂蜜之类滋补脾胃的食物，少吃过酸或油腻、糯米团饼等不易消化的食品。还要多吃青笋、香椿、青菜、青豆、

菠菜、韭菜、荠菜等青色食品，对身体和皮肤的保养意义重大。

出现皮炎、湿疹等反应性皮肤病后，坚持适量食用大豆、蜂蜜，对减轻和治疗过敏症状会有帮助。还可单独服用枸杞子，以清热解毒，祛斑防疹。或者使用北芪、当归、熟地黄、大枣等调养肌肤。其中，北芪能够补气，温脾胃，排毒，利尿，用北芪煮水喝，能够起到固表敛汗、排毒养颜的作用，而大枣具有养脾和胃、益气补血的功效，可以促进气血生化，气血充足则面色红润，皮肤润泽，肌肉结实。

春季护肤品应该调整为强效保湿且刺激性较小的低油产品，因为冬季护肤品对于春季的皮肤来说太油腻了。但当脸上出现起癣、斑疹等过敏症状时，则要避免使用护肤品，在医师指导下，用一些如氯苯那敏（扑尔敏）、氯雷他定（开瑞坦）等抗过敏药物，可平复严重过敏；过敏受到控制后，再使用一些平和不刺激的面霜，还一定要记得用隔离霜。此外，春天皮肤的新陈代谢十分活跃，空气中的花粉、灰尘和细菌很容易侵入皮肤，所以女性应增加洗脸次数，最好每天早中晚各一次，且洗脸时应该用温水或冷水，千万不要用很热的水。还应注意遮蔽紫外线，如外出时宜搽些防晒霜、戴帽子、撑遮阳伞等。

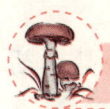

春季排毒养颜菜

蚝油炒春笋

【原料】春笋500克，蚝油、盐、酱油、麻油、鸡精、食用油各适量。

【做法】①春笋洗净斜切成条；②锅内倒食用油，待油六成热时放入蚝油、春笋、盐、酱油，搅拌均匀，加麻油调味即成。

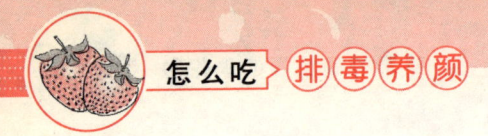

【功效】滋阴益血,清热化痰,祛脂瘦身。

香椿炒鸡蛋

【原料】香椿250克、鸡蛋2个,盐适量。

【做法】①香椿洗净,放入开水中焯一下,捞出沥干水;②将沥干水的香椿和鸡蛋液搅拌均匀,加适量的盐炒熟即可。

【功效】滋阴润燥、润肤养颜。

春季排毒养颜汤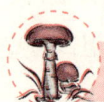

春笋鲫鱼汤

【原料】鲫鱼1条(约400克),春笋200克,蘑菇30克,黄酒30毫升,姜片、盐、胡椒粉、葱花各适量。

【做法】①鲫鱼洗净,去鳞、鳃,在鲫鱼身上抹上盐和黄酒腌20分钟;②锅内加油烧热,爆香姜片,将鲫鱼略煎一下,再加适量水、春笋和蘑菇;③烧沸后转小火煮30分钟,起锅后放盐、胡椒粉、葱花即成。

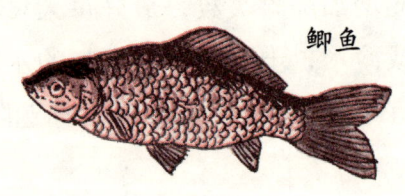

鲫鱼

【功效】清热化痰,开胸利膈,除烦解渴。

桃仁莲藕汤

【原料】桃仁10克,莲藕250克,盐少许。

【做法】①桃仁洗净,稍浸泡;②莲藕切成小块,一起放进瓦煲内加入清水2000毫升（约8碗量）；③大火煲沸后，改为小火煲1.5小时，加盐少许调味，饮汤食莲藕。

【功效】活血、散瘀。治疗女性产后恶露排出不畅及闭经等症。

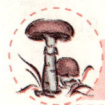 春季排毒养颜羹

 百合红枣银杏羹

【原料】百合、白果各50克，红枣10枚，牛肉300克，生姜两片，盐少许。

【做法】①将新鲜牛肉用滚水洗干净之后，切薄片；②白果去壳，用水浸去外层薄膜，再用清水洗净；③百合、红枣和生姜分别用清水洗干净；红枣去核；生姜去皮，切两片；④瓦煲内加入适量清水，先用猛火煲至水沸，放入百合、红枣、白果和生姜片，改用中火煲百合至将熟，加入牛肉，继续煲至牛肉熟，即可放入盐少许，盛出即食。

【功效】有补血养阴、滋润养颜、润肺益气、止喘、涩精的功效。

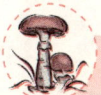 春季排毒养颜粥

 竹笋粥

【原料】竹笋50克，粳米适量。

【做法】①将竹笋洗净切碎，粳米淘净加清水适量煮为稀粥；②待沸时调入竹笋及调味品等，煮至粥熟即成。每日1剂。

【功效】清热化痰，滋阴益血。适合痰热内蕴型肥胖、咳嗽痰多、大便秘结者食用。

山丹桃仁粥

【原料】桃仁（去皮）6克，丹参15克，山楂30克，粳米50克。

【做法】将丹参煎熬去渣取汁，再放山楂、桃仁及粳米，加水适量，大火煮沸，小火熬成粥。每次2次分食。

【功效】活血化瘀，润肠通便，可润肤养颜。

薏苡仁红豆粥

【原料】薏苡仁20克，红豆粉30克，冰糖5克。

【做法】将薏苡仁和红豆粉放入锅中，加水适量，待粥熟后加入冰糖，待其溶化后熄火，放凉后食用。

【功效】润泽肌肤，美白补湿。

粳米大枣粥

【原料】粳米60克，大枣10枚。

【做法】将大枣加入粳米中，煮至粥烂枣熟即可。

【功效】大枣中含有丰富的维生素E，常吃大枣粥，可使人面色红润、神采焕发。

春季排毒养颜茶

麦冬菊花茶

【原料】麦冬、菊花、银花、钩藤各6克。

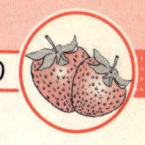

【做法】将以上4味用沸水冲泡，加盖闷5~10分钟。代茶温饮，每日1~2剂。

【功效】清热解毒，降压明目，滋阴生津。适用于肝阳偏盛、阴津不足所致的头晕头痛、口干咽燥、大便不畅等症。现代多用于治疗高血压。

薏苡仁绿茶

【原料】薏苡仁100克，绿豆200克，绿茶5克。

【做法】将薏苡仁、绿豆和600~800毫升的水一起煮，至水剩下一半时，加入绿茶，继续加热1分钟就可以熄火，每日3次。

【功效】祛除体内湿气，为身体排毒，滋养容颜。

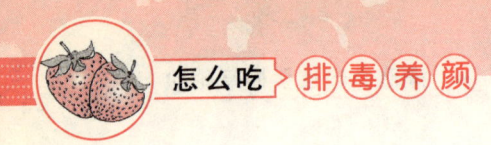

第二节 夏季：冰肌玉肤清凉仲夏

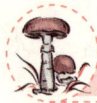 **夏季怎么吃排毒降暑**

夏季的3个月，可以称得上是"蕃秀"（万物繁荣秀丽之意），此时自然天地之气交相融汇，万物采纳自然之精华而开花结果，长势旺盛。根据中医学"天人相应"理论，人体阳气外发，伏阴在内，气血运行旺盛，活跃于机体表面，脸上容易出汗、出油，清洁工作做得不好，一不小心，痘痘、粉刺就会不期而至。要想让肌肤乖乖"听话"，不妨采用本草清凉新方法。

烈日炎炎的夏季，要想保持皮肤清洁，必须坚持"清热排毒"原则。而冬瓜、西瓜、黄瓜、苦瓜等可以有效补充夏天水分的流失，对治疗疮肿、痱子过多、粉刺等症有一定的功效。特别是苦瓜，镇静和保湿肌肤效果极佳。脸上敷上冰过的苦瓜片，能立即解除肌肤的干燥，使肌肤白嫩水润。绿豆、番茄、芹菜、生菜等，也有除烦解暑、清热泻火的功效，建议多食。这个季节要少吃膏脂厚味及辛辣上火的食物，多吃杂粮，如荞麦等帮助肠道代谢。此外，常用枸杞子配伍菊花、金银花、绿茶作为饮品，恰似一缕凉风，给身心燥热的你带来心的舒爽。

注意：如果长了粉刺，甜食、脂肪含量高的食物及有刺激性

第六章 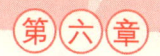排毒养颜也要四季轮回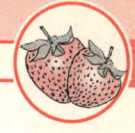

的食物最好少吃。

夏日炎炎，脸部分泌物增多，每天清洁汗污及油脂是必不可少的，但一天中洗脸的次数不要超过3次。过度清洁容易破坏皮肤表层形成的天然保护膜，皮肤会分泌更多的油脂来自我保护，脸就会变得更油。同时，洗脸应该用温水，使毛孔张开，清除其中的污垢后，再用冷水冲洗，以收缩毛孔。

气温居高不下时，多喝温开水是最简单、最管用的护肤方法，不但可以加速新陈代谢的速度，把多余的废物赶出体外，还能让肌肤表层的水分膜随时保持润泽感及弹性，加上无热量，不必担心发胖。另外，晨起喝一大杯水，对机体既是一次水分补充，又是一种有效的净化，不仅对新陈代谢有好处，对皮肤补水也大有益处。

特别提醒的是，夏天虽然热，但阳气在表而阴气在内，内脏反而是冷的，需要保护体内的阳气，不要因为贪凉而伤害了体内的阳气。夏季可适当多吃红色食物，如红薯、红豆、番茄等，因为红色食物大多富含β胡萝卜素、番茄红素、氨基酸、铁、锌、钙等，可提高人体免疫力，增加人体抵抗组织中细胞的活力，常吃对心脏和小肠有益。

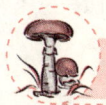## 夏季排毒养颜菜

 ### 盐渍三皮

【原料】西瓜皮200克，冬瓜皮300克，黄瓜400克，盐、味精各适量。

【做法】将西瓜皮刮去蜡质外皮，冬瓜皮刮去毛质外皮，黄

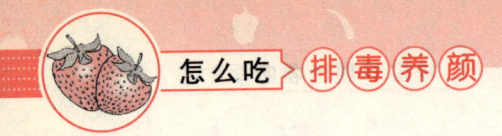

瓜去瓤，均洗净，入沸水中氽一下，切条放碗中，加盐、味精腌1~2小时即可。当小菜食，随量食用。

【功效】清热利湿，美肤抗皱，还可用于治疗肥胖症。

糖醋藕片

【原料】莲藕250克，白糖、醋、盐、鸡精各适量。

【做法】莲藕去皮，洗净，切成厚片，放入开水中焯一下，捞出沥干水分，装盘；放入白糖、醋、盐、鸡精拌匀即可。

【功效】清热除烦、祛湿健脾。

夏季排毒养颜汤

绿豆冬瓜汤

【原料】冬瓜200克，绿豆150克，姜片10克，葱段30克，精盐3克。

【做法】①冬瓜去皮，去瓤，洗净，切成3厘米见方的块；②绿豆淘洗干净，备用；③锅置火上，放入适量清水，将葱段、姜片、绿豆放入，大火熬煮20分钟，转中火煮至豆软，放入切好的冬瓜块，煮至冬瓜块软而不烂，撒入盐，搅匀皆成。

【功效】健脾和胃，滋肾养肝。

黑木耳红枣汤

【原料】黑木耳30克，红枣20枚。

【做法】将黑木耳洗净，红枣去核，加水适量，煮30分钟左右。每日早、晚餐后各一次。

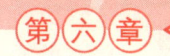 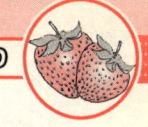

【功效】经常服食,可以驻颜祛斑、健美丰肌,并用于治疗面部黑斑等。黑木耳可润肤,防止皮肤老化;大枣和中益气,健脾润肤,有助黑木耳祛除黑斑之功效。

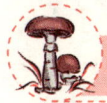

夏季排毒养颜羹

 山楂莲藕羹

【原料】生山楂500克,莲藕120克,雪梨1个,白糖适量。

【做法】①雪梨、莲藕洗净,切片;②山楂洗净,用小刀挖去蒂及籽,加水煮15分钟,碾压成糊浆,再放入白糖,溶化后倒入盛器;③再将雪梨、莲藕切片放入即成。随意食之。

【功效】温经通脉,化瘀止痛。适用于女子寒性痛经症及面色无华者。

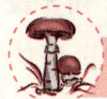

夏季排毒养颜粥

 绿豆西瓜皮粥

【原料】绿豆25克,粳米、西瓜皮各100克。

【做法】①绿豆洗净,用清水浸泡4小时;②西瓜皮洗净,去绿皮、去红瓤,切丁;③粳米淘洗干净;④将粳米、绿豆放入锅中,加适量水,大火烧沸,用小火熬成粥,倒入西瓜皮丁煮沸即可。

【功效】清热防暑,利尿降压。

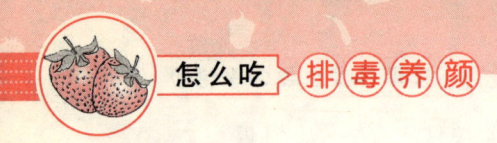

小米绿豆粥

【原料】绿豆10克,小米、玉米渣各60克,南瓜、红枣、花生、食用油各适量。

【做法】①将南瓜洗净去皮,切成小块(到最后都熬烂了);②把其他材料也洗干净,坐锅、加水、点火,等锅开;③除绿豆之外其他的材料都放入锅内,为防止溢出可以在锅里滴一点食用油;④熬约10分钟,再加入绿豆,继续熬,熬到南瓜烂掉、绿豆快要开花就可以了。

【功效】补中益气,和脾益肾,特别适合消化不良、食欲不佳、小产后体弱者食用。

莲藕麦片粥

【原料】麦片20克,胡萝卜30克,猪里脊肉50克,粳米90克,莲藕100克,盐适量。

【做法】①将上述材料分别洗净,然后将莲藕切片,胡萝卜切丝,猪里脊肉切丝;②粳米放入锅中,加水煮开,再加麦片和莲藕片,大火煮沸后转小火,煮至浓稠状;③加入胡萝卜丝和里脊肉丝煮熟,再加盐调味。

【功效】滋补肝肾,益气力。

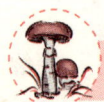

夏季排毒养颜饮

柠檬冰糖汁

【原料】柠檬、冰糖各适量。

第六章 排毒养颜也要四季轮回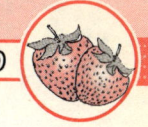

【做法】将柠檬搅汁，加冰糖适量饮用。

【功效】柠檬中含有丰富的维生素C，此外还含有钙、磷、铁和B族维生素等。常饮柠檬汁，不仅可以使皮肤白嫩，防止皮肤血管老化，消除面部色素斑，而且还具有防止动脉硬化的作用。

草莓西瓜牛奶汁

【原料】去子西瓜块、草莓各200克，牛奶100毫升。

【做法】将西瓜块、草莓、牛奶一同放入榨汁机中榨汁即可。

【功效】清热解暑，滋润皮肤。

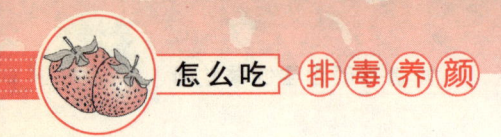 怎么吃 排毒养颜

第三节 秋季：饱满笑颜秋意风华

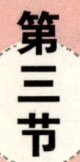 **秋季怎么吃排毒去火**

秋季是收获的季节。秋天的3个月，谓之容平，在这个时令里，多天高风急、地气肃清。而秋天干燥的空气容易带走肌肤的水分，使皮肤有一种紧绷的感觉。这是皮肤水分蒸发加快，皮肤角质层水分缺少的缘故。如果皮肤缺水严重，则会干裂，有碍美容。因此，秋天的皮肤护理特别重要，既防秋燥伤肤又兼具美白，才能保持生机元气，打造饱满容颜。

"燥"是秋季的关键词，干燥的秋季，做好"防燥润湿"工作，才能保持皮肤水润白嫩。饮食方面，要多吃梨、百合、甘蔗、豆浆、银耳等滋阴润肺、生津清热的食物，以补充水分和维生素，或以枸杞子配川贝、百合、玉竹等物以滋润肺腑。也可以配用一些酸性的食品，如山楂等，以达"酸甘化阴"之效。

滋养肺气、经络畅通也是秋季不可忽视的养生养颜之道。皮肤是肺的屏障，秋燥最易伤肤，进而伤肺，反过来又会影响肌肤。疏通经络就要多接近自然、多运动，吸收天地之精华。"运之始畅、化之始通"，呼吸一旦舒畅，以其带动的循环系统、肠胃消化到内分泌系统，都会顺畅，从而形成良好的气血循环。

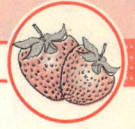

秋季护肤品应尽量选用不含乙醇（酒精）成分的化妆水，滋润而不油腻的日霜及晚霜，有漂白效果的软性面膜等。坚持每天做2次面部清洁，使用护肤霜补充适当的油分和水分，让皮肤洁净与滋润。如果要对付手肘及关节这些最容易干燥的部位，要用柠檬或是橘子皮，轻轻地擦拭肌肤，便可以清除脱皮的烦恼，皮肤会变得光滑；还可用纱布，把柠檬，柚子或橘子皮包起来，放进洗澡的热水中，先浸5分钟，使洗澡的热水中也有维生素C，然后才开始浸浴，这样皮肤一定会粉白柔嫩。

秋季排毒养颜菜

柚子鸡

【原料】柚子2个，雄鸡1只（约1000克），米酒、生姜、葱、味精、盐各适量。

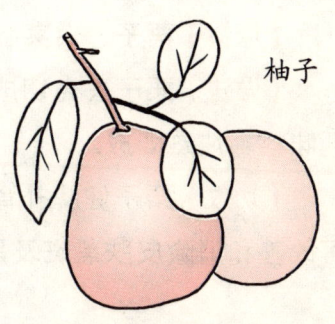

柚子

【做法】①将柚子去皮留肉；②鸡杀后除毛、去内脏；③葱切段，姜切片；④把柚子肉纳入鸡腹中，然后放入搪瓷锅中，加葱、姜、米酒、盐、清水等，隔水炖熟即成。每周服1次，连服3周。

【功效】益气补血，润肺平喘，消食化痰。

番茄炒牛肉

【原料】番茄250克，牛肉60克，油、盐、生姜各适量。

【做法】①番茄洗净，切片；②牛肉洗净，切片，用调料腌

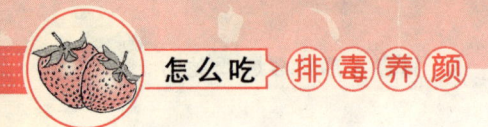

制备用；③生姜刮皮，洗净，切丝；④起油锅，下姜丝和牛肉，炒至七成熟，取出备用；⑤另起油锅，下番茄，用盐调味，加入牛肉炒熟即成。

【功效】清热生津，补益脾胃。

苦瓜炒胡萝卜

【原料】苦瓜、胡萝卜各1个，调味料适量。

【做法】苦瓜去瓤后切片，胡萝卜切成薄片，急火快炒，加调味料调味即成。

【功效】苦瓜含有丰富的维生素C，常食可使面容变白变嫩。胡萝卜含有大量维生素A和维生素C，可使皮肤细腻光滑。

栗子炖白菜

【原料】栗子、白菜各200克，调味料适量。

【做法】栗子去壳切成两半，加水适量煨栗熟透，再加白菜、调味料，炖熟即成。

【功效】栗子健脾补肾，白菜补阴润燥，常食可强身健体，并可改善和消除皮肤黑斑及黑眼圈，使颜面润泽光华。

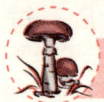 秋季排毒养颜汤

雪梨银耳川贝汤

【原料】雪梨1个，银耳10克，川贝5克，冰糖适量。

【做法】①将雪梨洗净，切成大块；②银耳用温水浸泡，至软后去蒂，洗净，去杂质；③川贝打碎；④一同放入沙锅中，

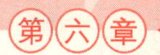 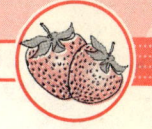

加水煮沸后，改用小火炖40分钟。出锅前加入冰糖，溶化后即成。每日1剂。

【功效】清热润肺，止咳化痰。治疗秋燥所致的久咳无痰、声哑等症。

 梨藕百合汤

【原料】梨200克，莲藕300克，鲜百合瓣100克，盐适量。

【做法】①梨去皮、去核，切成小块；莲藕去皮，洗净，切块；②将梨块和莲藕块加适量水煲2小时，再加入鲜百合瓣煮沸10分钟，加适量盐调味即可。

【功效】清火去燥，滋润肌肤。

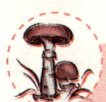 秋季排毒养颜羹

 银耳百合羹

【原料】银耳15克，鲜百合30克，枸杞子5克，冰糖适量。

【做法】①银耳用清水泡发，洗净，撕成小朵；鲜百合洗净，分瓣，枸杞子洗净；②锅内倒适量的水，放入银耳，大火烧开后转小火煮至汤汁浓稠，放入百合、枸杞子略煮，加冰糖煮至化开即可。

【功效】百合对秋燥引起的呼吸道感染、皮肤瘙痒等季节性疾病有一定的防治作用；银耳能滋阴润燥，适合天气干燥的秋季适用。

【禁忌】因风寒引起的感冒且咳嗽者不宜食用百合。

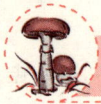# 秋季排毒养颜粥

 银耳雪梨粥

【原料】雪梨50克,水发银耳、粳米各30克。

【做法】①粳米洗净煮粥;②银耳洗净,备用;③雪梨切块;待米烂时加入银耳、雪梨块,小火再煮10分钟即成。

【功效】清燥润肺。治疗秋季肺燥所致的干咳少痰、胸闷等症。

 菊花粥

【原料】菊花3克,糯米100克。

【做法】将菊花、糯米加水适量,小火煮成粥,再加少许蜂蜜调味即可食用。

【功效】可补气血、嫩皮肤、美容颜。

秋季排毒养颜饮

 番茄木瓜蜜汁

【原料】番茄3个,木瓜1个,蜂蜜1匙。

【做法】①用水果刀在木瓜上划若干交叉线,抓住两端翻面,切成木瓜块;②番茄切成块,与木瓜一起放

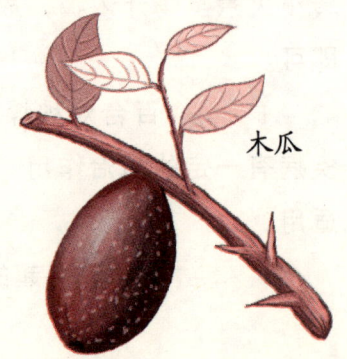

木瓜

第六章 排毒养颜也要四季轮回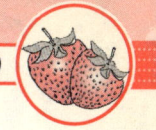

入果汁机中榨汁,加入蜂蜜,形成番茄、木瓜、蜂蜜5∶8∶1的比例,即可食用。

【功效】生津止渴,养颜美容。

柚子香橙蜜汁

【原料】柚子1/2个,香橙1个,蜂蜜1匙。

【做法】将柚子削皮切块,与已经分瓣的香橙,一同放入果汁机中,加水搅拌30秒左右取出,然后加入蜂蜜即成。

【功效】除恶气,通肠胃,祛脂减肥。

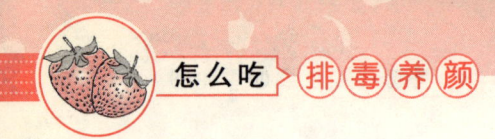

第四节 冬季：紧致抗衰暖冬幸福

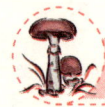 **冬季怎么吃排毒滋补**

中医学认为，冬季3个月草木凋零，冰冻虫伏，是自然界万物闭藏的季节，此时水寒为冰，大地龟裂，人体血管和肌肉处于收缩状态，皮肤的新陈代谢也会出现障碍，出现颜色黯淡、粗糙干裂等情形。面对这样一个时令特点，女性养颜一定要适合气候变化，使精、气、神都藏于内，避寒就暖、养肾保精。

干燥寒冷的冬季，寒气通过口、鼻、肌肤侵犯人体的现象也就变得频繁起来，寒气一旦侵入人体，瘀积于内，就会损耗脾胃所需的阳气，出现机体产热不足或脏腑功能衰退。要想过一个幸福暖冬，要做到早睡晚起，保持充足的睡眠，避免过度、剧烈的体育运动，散步、慢跑等均可养筋健骨、舒筋活络、畅通血脉、增强自身抵抗力。

中医学认为，冬季应以保养肾脏为主，来促进全身的气血循环。而"齿为肾之余"，保护好牙齿就是保护好肾脏，保护好容颜。而牙齿和牙龈在35℃下才能正常代谢，因此冬天刷牙时宜用35℃左右的温水。

冬季天气寒冷，室内外温差较大，每天早上用20℃左右的水

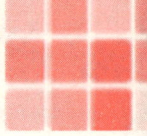

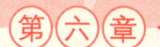 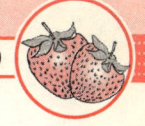

洗脸,可提神醒脑,促进面部血液循环,改善面部组织的营养供应。洗完脸后用一些含水量油脂较多的护肤品并按摩数分钟,以恢复皮肤弹性,使面容红润有光泽。

饮食方面,黑色入肾,属冬天,能增加人体血红蛋白,调节各项生理功能,刺激内分泌系统,祛除内寒,还能滋养皮肤、乌发生发。适当多吃黑桑椹、黑芝麻、黑米、黑豆、何首乌、熟地黄等黑色食物,对于补肾、抗衰老、防病治病大有裨益。常用枸杞子配伍羊肉、肉苁蓉、巴戟天、金匮肾气丸等,有助于人体阳气生发,抵抗自然界严寒。

冬季排毒养颜菜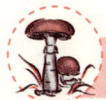

五子炒羊肉

【原料】羊肉250克,枸杞子、菟丝子、女贞子、五味子、桑椹、当归、生姜各10克,肉桂5克,米酒、精盐、花生油、蜂蜜各适量。

【做法】①原料洗净,菟丝子、女贞子、五味子、枸杞子、桑椹纱布包;②羊肉切成片,用当归、生姜、米酒、花生油各适量,炒炙羊肉后,放入沙锅内,放入余料,加水、盐适量,大火煮沸后,小火煎30分钟,取出纱布包,加入适量蜂蜜即成。佐餐当菜,随量食用。

【功效】补肝肾,益气血。

老姜鸡

【原料】土鸡1只,老姜200克,酱油50毫升,盐30克,豉油

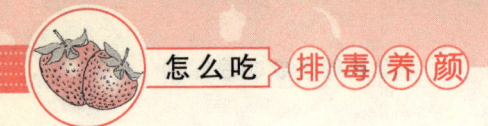

20毫升。

【做法】①将老姜剁碎,加入少量的盐搅拌均匀;②将土鸡处理干净,斩件,用大部分剁好的老姜和盐涂抹在鸡块身上,腌制约30分钟,再将剩下的老姜和豉油一起做蘸点的酱料;③将涂抹好的鸡放入锅中爆香,再放入水,用慢火将其焖熟。或放入蒸锅中蒸约20分钟。吃鸡肉,喝鸡汤。

【功效】开胃提神,温经补血。

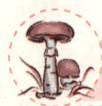冬季排毒养颜汤

 羊肉党参汤

【原料】羊肉250克(切块),党参、黄芪各30克,当归25克,生姜20克。

【做法】将党参、黄芪、当归洗净,用干净纱布包裹,同羊肉、生姜放入锅内,加适量清水煮羊肉至熟烂,调味食用。

【功效】补气养血,强身壮体。也适用于营养不良、贫血、手足冷等症。

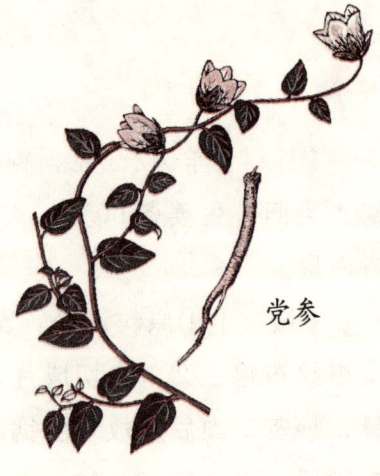

党参

翡翠白菜汤

【原料】白菜叶150克,豆苗50克,猪瘦肉30克,盐、葱末、姜末、植物油、麻油各适量。

【做法】①将白菜叶洗净撕块;②豆苗择洗净;③猪瘦肉洗净切

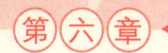

片备用。④炒锅置火上,倒入植物油,将葱、姜爆香,下入猪肉煸炒,下入白菜、豆苗翻炒,倒入水,调入盐煲至熟,淋入麻油即可。

【功效】通利肠胃、排毒养颜。适合便秘者常食。

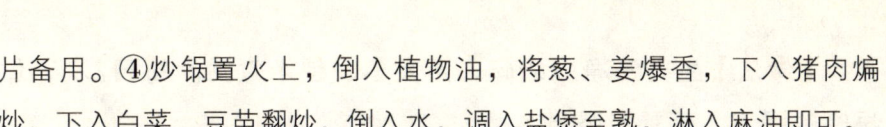

冬季排毒养颜羹

 胡萝卜蔬菜羹

【原料】胡萝卜50克,大白菜、油菜各100克,鲜香菇3克。油、葱末、盐、鸡精、水淀粉各适量。

【做法】①大白菜、油菜、胡萝卜洗干净切末;②鲜香菇洗净,去蒂,在沸水中焯一下,捞出,

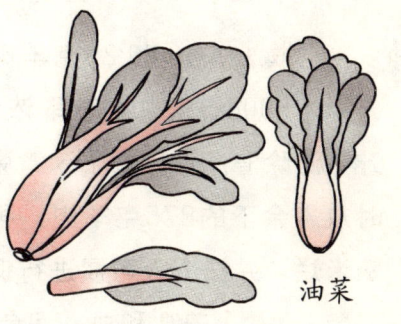

油菜

切末;③锅内倒油烧至七成热,炒香葱末,放入胡萝卜略炒,倒入适量清水至胡萝卜八成熟,放入大白菜和油菜至断生,放香菇末,加盐、鸡精调味,加水淀粉勾芡即可。

【功效】冬季蔬菜种类较少,人们吃的蔬菜相对也较少,容易发生维生素B_2缺乏及口腔溃疡等,大白菜、油菜、胡萝卜、香菇富含维生素B_2,可补充人体所需的维生素B_2。

冬季排毒养颜粥

 生姜大枣粥

【原料】鲜生姜12克,大枣6枚,粳米90克。

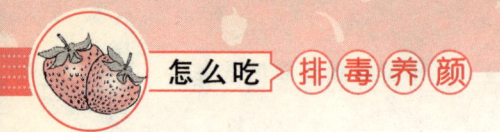

【做法】生姜洗净后切碎，用大枣、粳米煮粥。每日2次，做早晚餐服用，可常年服用。

【功效】祛风散寒，调适经期不适。

药肉粥

【原料】熟地黄、当归（斩碎，微炒）、白芍、黄芪各25克，羊肉1000克，粳米300克，生姜5克。

【做法】①取125克羊肉切细，先以水5000毫升加药煎取浓汁300毫升（滤除渣滓）；②下米煮粥，将熟时放入余下的875克羊肉，再煮至肉熟米烂，并按个人习惯进行调味。

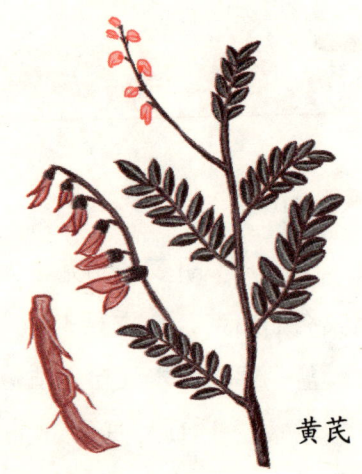

黄芪

【功效】养血和血，润色美肤。适用于面色无华或面色暗淡、产后贫血等症。

熟地粥

【原料】熟地黄10克，粳米100克，白糖适量。

【做法】①将熟地黄择净，切细，用清水浸泡片刻，水煎成汁；②粳米淘洗干净，放入熟地黄汁中，再加少许清水，熬煮成粥，待熟时调入白糖，再煮片刻即成。每日1剂。

【功效】补益气血，益精明目。治疗虚损羸瘦，久服能润肤美颜。

冬季排毒养颜茶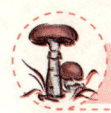

生姜糖醋茶

【原料】茶叶、生姜各3克,醋1小勺,红糖10克。

【做法】将上述材料放入茶杯,用沸水冲泡,盖上盖闷5分钟即可。每日3剂,随时热服即可。

【功效】辛温解表,适用于风寒感冒初起,头痛、流清涕。

葱姜糖茶

【原料】红茶5克,葱白5段,生姜5片,红糖10克。

【做法】将上述原料用300毫升沸水冲泡,盖上盖闷10分钟。每日2剂,热服。

【功效】疏风散寒,适于风寒感冒轻症,鼻塞流清涕、打喷嚏等。

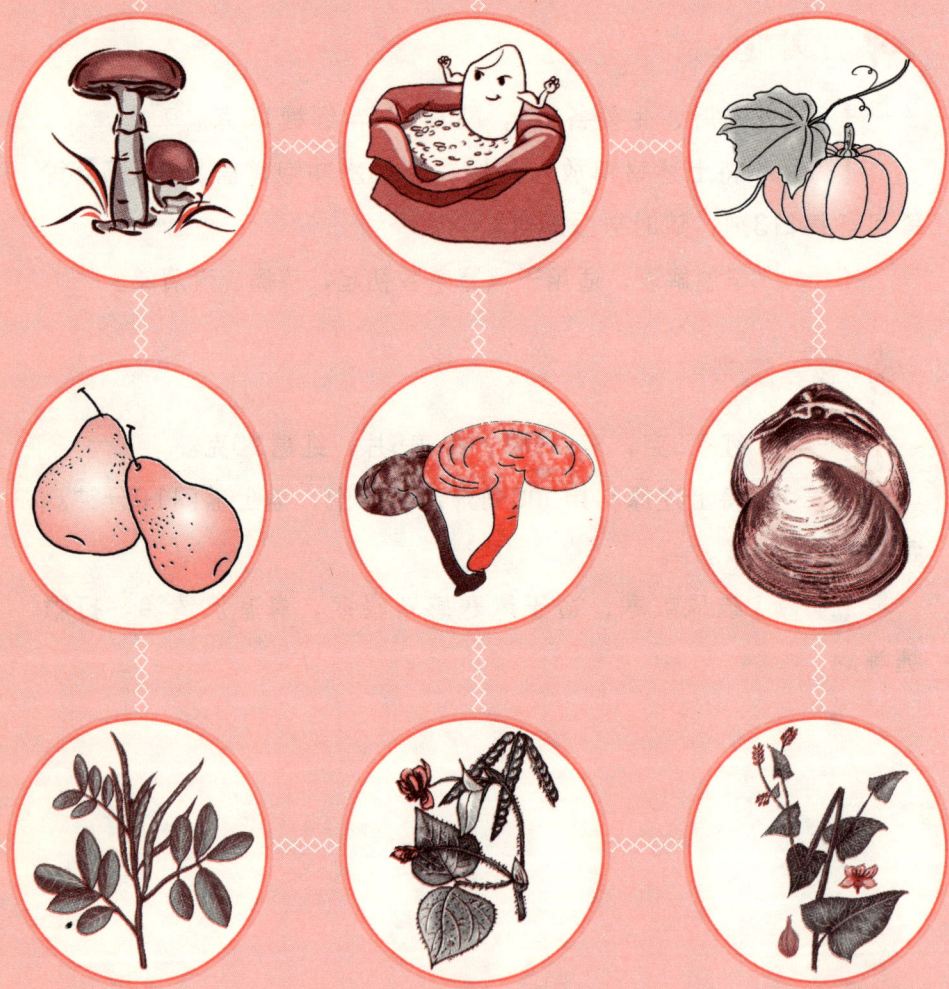

第七章

不同肤质的排毒养颜方略

"盈盈楼上女,皎皎当窗牖;娥娥红粉妆,纤纤出素手。""羞露娇容溢幽香,冰肌玉肤不须妆。"……无数诗人把女性的肌肤之美同面容之美赋予了同等的地位,护肤自然成了女性永恒的话题。肌肤是人体与外界接触最密切的地方,也是最容易受伤的地方。外界的毒素,内部的阴阳失调,都会使女性的肌肤干燥、粗糙等,而女性要想保持娇嫩的肌肤,光靠化妆品只能是昙花一现。只有内外兼修,由内而外的自然之美、冰肌雪肤才会魅力永存,美丽常在。本章我们为不同肤质的人群提供了对应的排毒养颜方略。

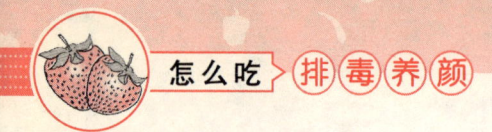

第一节 油性肤质：清洁控油兼顾补水

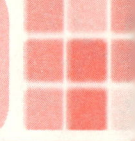

什么是油性肤质

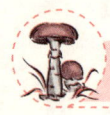

油性肤质的人面部皮肤毛孔较大，脂肪较多，具有油亮光泽。尤其是夏天，满脸油光光的，化妆后经常出现的是一块彩色"油田"，而卸妆后肌肤干涸得像苍白干裂的河床。油性肤质一般可分为以下三种类型：

1. 内外交困

油性皮肤的皮脂腺出油能力更强大一些。在油性皮肤当中，有一部分人的皮肤水分含量也很充足，即油多水也多，形成了肌肤"外油内也油"的状况。这类皮肤对细菌的抵抗力较弱。若不注意清洁护理，易生粉刺、痘痘，皮肤变得粗糙老化。

锦囊：做好深度清洁来保持皮肤清爽平衡。但要防止过于频繁和过强的清洁，如果损害了皮肤表面的皮脂膜，会造成"越油越洗，越洗越油"的恶性循环。

2. 外油内干

大多数油性皮肤都是属于"外油内干"型——油脂分泌过度而皮肤内部缺水。皮肤为了缓解缺水的状况会分泌出更多的油脂

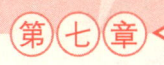
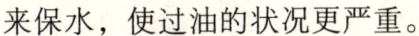

来保水，使过油的状况更严重。

锦囊：主要工作是补水。选择不含油分、质地较清爽的保湿护肤品，如乳液类及凝露类产品，避免使用厚重的乳霜类产品。

3. 变化无常的油性皮肤

随季节和环境变化，夏天油光满面长痘痘，冬天却会干燥、紧绷，容易产生皮肤问题。

锦囊：除了清洁和保湿，还需要调整油脂分泌过度的状态，从根本上改善肤质。所以要根据情况更换合适的护肤品，同时还需要加强补水工作。

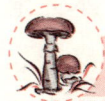 ## 护肤细节宜知道

对于容易出油的女性来说，要抵制"油光满面"，需要80%的内在调养加上20%的外在保养，此外还需要天天有个好心情，才会真正地改善皮肤。油性皮肤多为"体内湿重"。而不同的饮食调养能够对皮肤造成影响，在不影响营养平衡的情况下，油性肤质的人宜多选用具有凉性、平性的食物，如冬瓜、丝瓜、白萝卜、胡萝卜、竹笋、大白菜、小白菜、卷心菜、莲藕、黄花菜、荸荠、西瓜、柚子、椰子、银鱼、鸡肉、兔肉等。少吃辛辣、温热性及油脂

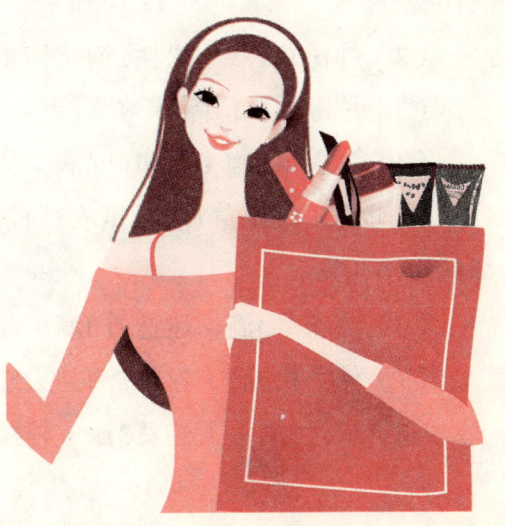

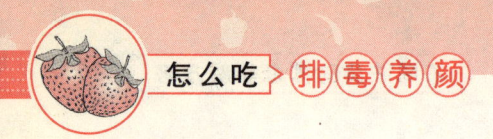

多的食品，如奶油、奶酪、奶油制品、蜜饯、肥猪肉、羊肉、狗肉、花生、核桃、桂圆肉、荔枝、核桃仁、巧克力、可可、咖喱粉等。

在护肤品的选择方面，油性肤质的女性最好选择质地清爽、不含油脂，同时兼具高度保湿效果的产品。很多人认为油性肤质不会有干燥的问题，其实不然。油性肤质最需要的是补水，而不是控油。也只有补水才可以帮助表面控油。油分多了，那么水分相对来说分泌量就会减少，这也是为什么油性肤质的人易变成油性缺水性肤质的关键所在了。

进行洗脸护肤的例行程序时，为了均衡油脂分泌，清洁及收敛毛孔，应先用化妆棉轻轻擦拭整脸，再用手拍打至化妆水完全吸收。对于容易堆积角质的油性肌肤来说，这个动作能让皮肤表面看起来更明亮。最后使用保湿精华液滑动、按摩至产品完全被吸收即可。

几款油性肌肤美女的祛油组合：

（1）鼠尾草1滴 + 薰衣草1滴 + 佛手柑1滴 + 杜松1滴 + 葡萄籽油10毫升。

（2）柠檬草1滴 + 松树2滴 + 檀香木2滴 + 葡萄籽油10毫升。

（3）柠檬香茅2滴 + 天竺葵1滴 + 薰衣草2滴 + 荷荷芭油10毫升。

（4）薰衣草6滴 + 苦橙叶6滴 + 依兰1滴 + 苹果籽油10毫升。

（5）快乐鼠尾草1滴 + 薰衣草1滴 + 佛手柑1滴 + 杜松1滴 + 葡萄籽油10毫升。

（6）薰衣草3滴 + 迷迭香3滴 + 葡萄籽油5毫升。

（7）佛手柑5滴 + 丝柏5滴 + 天竺葵3滴 + 荷荷芭油25毫升。

（8）依兰3滴 + 天竺葵3滴 + 柠檬2滴。

第七章 不同肤质的排毒养颜方略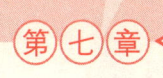

对症养颜膳食方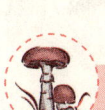

丝瓜炒鸡蛋

【原料】丝瓜250克,鸡蛋2枚,大葱、盐、麻油各适量。

【做法】①将鸡蛋加少许盐搅拌均匀;②丝瓜洗净,切块;大葱切段;③锅内加油烧热,下葱段,放入丝瓜块炒熟,倒入蛋液翻炒、搅匀,再淋入麻油即可。

【功效】祛风化痰,润肌美容。

丝瓜瘦肉汤

【原料】鲜丝瓜250克,猪瘦肉200克,盐适量。

【做法】①鲜丝瓜切块;②猪瘦肉切片;③加水适量共煮汤,煮熟后用盐调味,佐餐食用。

【功效】清热利肠,解暑除烦,瘦身祛脂。

凉拌柠檬藕

【原料】莲藕200克,柠檬半个,蜂蜜、精盐各适量。

【做法】①莲藕去皮,切薄片,加少许精盐,焯熟放凉;②柠檬挤汁,加适量蜂蜜调和;柠檬皮切丝;③将调好的柠檬汁淋在藕片上,放入柠檬丝做装饰,待入味即成。

【功效】补益肝肾,润肺祛火,润肤。

柠檬海带减肥茶

【原料】海带100克,鲜柠檬汁100毫升,冰糖少许。

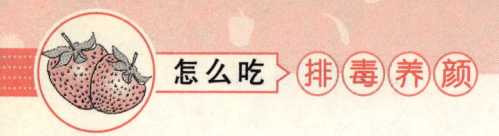

【做法】将海带洗净后切条,放入锅里,加清水、柠檬汁煮沸,放凉后加少许冰糖调味饮用。

【功效】生津健脾,祛脂瘦身。

甘草生姜茶

【原料】甘草150克,生姜500克,丁香、沉香各25克。

【做法】将所有材料洗净,共捣成粗末,和匀备用。每次15～25克,清晨煎服或泡水代茶饮,每日数次。

【功效】补脾养血,安神解郁。久服令人容颜白嫩、皮肤细滑、皱纹减少。

绿豆甘草汤

【原料】绿豆100克,生甘草10克。

【做法】将绿豆用水浸泡,待其变软后与甘草同煮45分钟,即可取汁饮用。

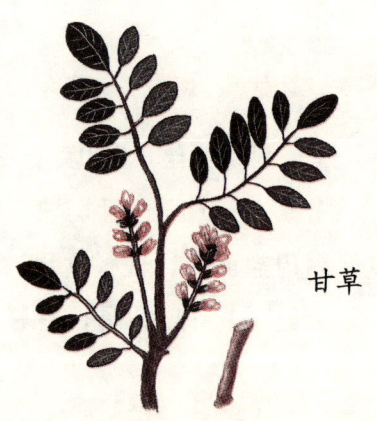

甘草

【功效】清热解毒、利湿。女性常食,可使肌肤柔嫩,美白抗皱。

苦瓜苋菜粥

【原料】苦瓜、苋菜各100克,粳米80克,生甘草5克。

【做法】①将苦瓜洗净,去瓤,切小块备用;②将苋菜洗净,切碎备用;③将粳米淘洗干净,放入锅内,倒入适量清水,置大火上煮沸后,放入苦瓜丁、苋菜、生甘草(切片),改小火继续煮至

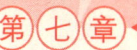 第七章 不同肤质的排毒养颜方略

米开花即成。

【功效】清热解毒，祛斑除癣。

 二瓜拌菊花

【原料】鲜苦瓜、鲜黄瓜各100克，鲜菊花20克，生姜10克，醋、精盐、麻油、味精各适量。

【做法】将苦瓜、黄瓜切成细丝，入沸水片刻捞出，生姜切成细丝，菊花撕成花瓣。四味合一处，加醋、盐、麻油、味精适量，搅拌均匀即可，做菜常食。

【功效】清暑热，解毒祛斑。

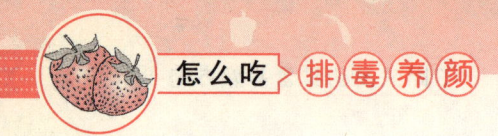

第二节 干性肤质：补足水分才能抗衰老

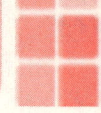

什么是干性肤质

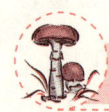

女人是水做的，水灵灵的皮肤，水汪汪的眼睛，水润润的嘴唇……这样的女人才是令人销魂的，才有细细品味的价值。可是干性肤质的女性身体新陈代谢缓慢，皮脂腺功能减退，经常出现皮肤表面干燥、暗沉、无光泽，脸蛋儿上像穿了小一号的鞋子紧巴巴！女人要美，一定要"保湿"，才能永远如水般滋润。

干性肤质的人皮肤表面干燥，皮脂和水分不足，秋冬季尤为明显。皮肤因为油脂量少会失去光泽，也因为水分减少，皮肤表层显得粗糙。干性肤质的人，脸上看起来总是紧绷、脱皮、粗糙、干涩、易生皱纹、细纹和斑点，不易长痘。下面这些题目可以帮助干性肤质的人辨识一下肌肤的干燥程度。

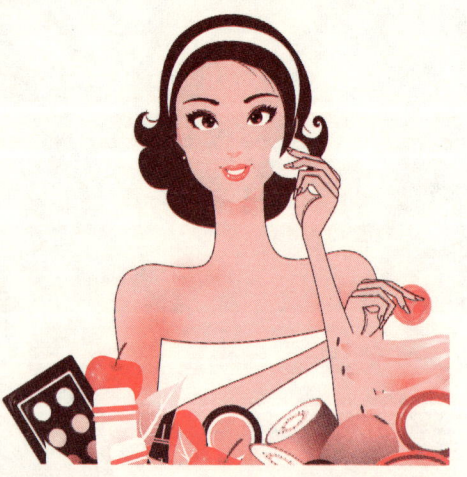

（1）脸部肌肤虽然没有皱纹，但摸起来却非常粗糙。

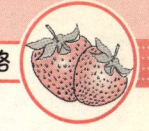

第七章 不同肤质的排毒养颜方略

（2）用非常滋润的洗面乳洗脸后依然紧绷绷。

（3）一年四季总发生过敏。

（4）不知从什么时候起眼角、额头或嘴角出现细细的皱纹。

（5）粉会浮在皮肤表面。眼影干燥，毫无光泽感，肌肤不舒服。

（6）不爱喝水，不爱吃水果和蔬菜。

（7）绝对的肉食主义者。

（8）总是没有擦隔离霜的意识，从来不做防晒和深层保养。

（9）嘴唇干得要裂开了，手和脚也经常脱皮。

（10）寒体质，但夏天不耐热冬天不耐冷。

以上题目，"是"得1分，"否"得0分，统计一下自己的得分，看看你的肌肤"干旱"的程度。

1～3分　肌肤稍微干燥。

4～8分　肌肤中度干燥。

9～10分　肌肤极度干燥。

护肤细节宜知道

外在保养方面注意补水和保湿。由于干性肌肤缺水现象最为明显，在经历长时间干燥后，易形成细小皱纹，因此，帮肌肤补充足量水分，是维持肌肤健康的基本守则。干性皮肤要先补水，帮助细胞喝饱水分，再来进行保湿，才能帮助皮肤长效留住水分。除了要以保湿型化妆品充当"保养前导者"之外，还要每周敷1次保湿面膜，利用面膜软化干燥角质层，让后续产品精华更容易被吸收。此外，由于干性肌肤本身油脂分泌就不多，如果频繁洗脸，会让干燥的情况更为严重。因此，每天洗脸最好不要超过两次，且最好以清水洗脸。

内调方面，主要是注意饮食的调养，要多吃含硫酸软骨素丰富的食物，如一些动物的表皮、鱼头、鸡等，这是因为影响皮肤外观的主要因素是真皮，而真皮由富含弹性的纤维组成。硫酸软骨素就是构成弹性纤维的重要物质之一，可使肌肤更加紧致、细腻。此外，还可多吃豆类、蔬菜、水果、海藻等碱性食品。具有活血化瘀及补阴作用的中草药也能让干性皮肤更加滋润，如桃花、当归、莲花、玫瑰花、枸杞子、百合等。饮食的调养能让干性肤质的女性在"润物细无声"中使皮肤滑嫩、红润、富有光泽。

几款干性肌肤美女的保湿精油组合：

（1）薰衣草1滴＋佛手柑1滴＋茉莉2滴＋甜杏仁油10毫升。

（2）洋甘菊2滴＋橙花2滴＋玫瑰1滴＋甜杏仁油10毫升。

（3）乳香1滴＋德国洋甘菊1滴＋薰衣草1滴＋天竺葵1滴＋玫瑰1滴＋榛果油10毫升。

（4）天竺葵3滴＋花梨木3滴＋甜杏仁油5毫升。

对症养颜膳食方

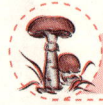 牛奶烧饼

【原料】面粉2500克，牛奶2升，酥油500克，小茴香30克，精盐、食用碱各少许。

【做法】①将牛奶、酥油与适量的碱水混匀加面粉和面，制成软硬相宜的面团备用；②小茴香微炒，研细末，与适量精盐混匀

备用；③将适量茴香盐撒入面团制成烧饼，放入烤箱烤熟即成。

【功效】补虚益气，暖胃和脏。适用于消瘦、肌肤干燥不润、便秘者。

全麦牛奶粥

【原料】全麦片、白糖各50克，牛奶150毫升，精盐少量。

【做法】麦片加水150毫升，浸泡30分钟以上，用小火煮15～20分钟，加牛奶、1小撮盐，再煮15分钟，加入白糖搅和后即可食用。温服。

【功效】养心安神，润肺通肠，补气养血。

猕猴桃汁

【原料】猕猴桃、草莓各1个，柑橘、蜂蜜各适量。

【做法】把猕猴桃去皮，切成块；草莓洗干净，浸泡盐水10分钟。将猕猴桃、草莓和柑橘加适量水一起倒入果汁机中榨汁，倒入杯中加适量蜂蜜即可。

【功效】猕猴桃含丰富的维生素、矿物质，经常饮用此汁能润肤淡斑，增加抵抗力。

红枣蜂蜜膏

【原料】鲜红枣1000克，蜂蜜500克。

【做法】将红枣洗净去核，取肉捣烂，加适量水用小火煎，过滤取汁，加入蜂蜜，于火上调匀取成枣膏，装瓶备用。每次服15毫升，每日2次。

【功效】养心安神。治疗失眠。常食可润肤。

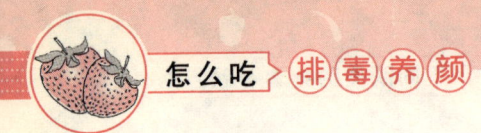

猕猴桃姜汁汤

【原料】猕猴桃鲜果50～100克，姜汁数滴。

【做法】将猕猴桃鲜果加水浓煎汁，加姜汁数滴，慢慢饮服，日饮3次。

【功效】生津开胃，除烦解渴，润肤美白。

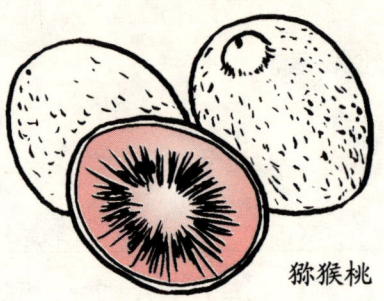

猕猴桃

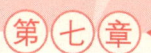 第七章 不同肤质的排毒养颜方略

第三节 中性肤质：日常保养千万不能马虎

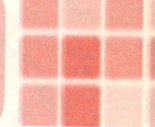

什么是中性肤质

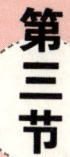

中性肤质的人皮肤比较湿润，水分较多，既不干也不油，光滑柔软，皮脂较少，是最理想的皮肤类型。但皮肤季节变化较大，冬季偏干，夏季偏油。30岁后变为干性皮肤。这类肌肤的补水同样重要，否则再好的肌肤都会老化。

中性皮肤的基本特征：皮肤角质层的水分和皮脂分泌量保持平衡状态，特点是皮肤厚薄适中，纹理细腻，毛孔细小，光滑柔软，富有弹性，对外界刺激不太敏感，这种类型皮肤常见于青春发育期。

日常生活中，如何知道自己的肤质情况呢？这里做几项测试，让你对自己的肤质有一个粗略的判断。

（1）你洗脸后，不觉干涩、紧绷。

（2）你的皮肤纹理看起来细

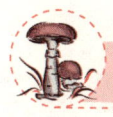

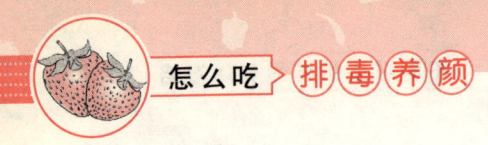

致、有柔嫩感。

（3）你常长青春痘、粉刺。

（4）体重有明显增加或下降趋势。

（5）你的皮肤在夏天不会严重出油。

（6）你的皮肤几乎不会过敏。

如果以上情况跟你基本吻合，或者是有4项确认符合，可以初步确定你就是中性肤质。

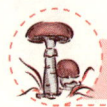 护肤细节宜知道

中性肤质的女性在洗脸时，先用保湿型化妆水直接用手轻拍肌肤表面，一定要拍打到化妆水完全被吸收为止，接着用一些含微量油脂的保湿精华液，从脸的中央由下往上滑动、按摩，滑动到产品完全被肌肤吸收为止。

饮食方面，中性肤质的女性可选用桃花、桃仁、当归、莲花、玫瑰花、枸杞子、女贞子、百合、桑椹等具有活血化瘀及补阴类中药保养肌肤。少吃鸟兽类、鱼贝类等酸性食品，如狗肉、鱼、虾、蟹等。

几款中性肌肤美女的滋润精油组合及保养：

（1）薰衣草1滴＋佛手柑1滴＋茉莉2滴＋甜杏仁油10毫升。

（2）洋甘菊2滴＋橙花2滴＋玫瑰1滴＋甜杏仁油10毫升。

（3）乳香1滴＋德国洋甘菊1滴＋薰衣草1滴＋天竺葵1滴＋玫瑰1滴＋榛果油10毫升。

（4）天竺葵3滴＋花梨木3滴＋甜杏仁油5毫升。

（5）薰衣草5滴＋花梨木5滴＋玫瑰2滴＋荷荷芭油25毫升。

（6）天竺葵4滴＋茉莉2滴＋薰衣草8滴＋无香乳液50毫升。

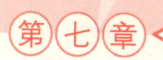

第七章 不同肤质的排毒养颜方略

（7）檀香20滴＋薰衣草20滴＋天竺葵10滴＋乳化剂10滴＋芦荟萃取液（蒸馏水）100毫升。

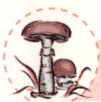 **对症养颜膳食方**

海蜇荸荠汤

【原料】海蜇头、生荸荠各100克。

【做法】①海蜇头用清水漂去咸味，生荸荠洗净去皮，两物同入锅中，加清水煎煮至熟；②服时可将两者取出蘸酱油食之，汤可饮服。经常服用效佳。

【功效】清热生津，化痰消积。经常食用，还能缓解痘痘、色斑等肌肤问题。

香菇荸荠豆腐汤

【原料】荸荠60克，香菇30克，嫩豆腐400克，葱花9克，油、盐、胡椒粉、味精各适量。

【做法】①将香菇洗净，温水发开去蒂切丝（保留菇水）；②豆腐切成小块状；③葱切碎；④荸荠洗净削皮，并切成小片；⑤取香菇、荸荠、豆腐一起置入锅中煮汤，汤沸后加入油、盐、胡椒粉、味精，再放入葱花煮片刻即可，佐膳服用。

【功效】清热生津，利咽化痰，润肤。治疗发热烦渴、痰热咳嗽、津液不足等症。

椰汁糯米粥

【原料】椰汁120毫升，糯米200克，冰糖10克。

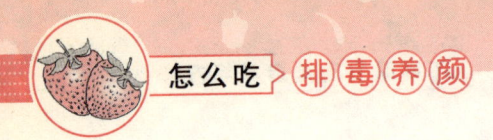

【做法】将糯米淘洗干净,放入锅中,加适量水熬煮,待米粒软烂后加入冰糖,继续煮10分钟,待冰糖完全溶化后熄火,加入椰汁调匀,待温食用。每天1次。

【功效】健脾开胃,排毒祛斑。

椰子雪梨银耳汤

【原料】雪梨200克,椰子1个,银耳、木耳、冰糖、煮熟的青豆、枸杞子各适量。

【做法】①银耳、木耳用沸水泡开,择洗干净;椰子取果肉,果壳待用,椰果肉和雪梨切成均匀的块;②将切好的椰果肉、雪梨块同银耳、木耳、冰糖一起加满水用小火熬制1小时;③将炖好的汤盛入椰子壳中,撒上青豆、枸杞子即可。

【功效】生津利水,补益脾胃,排毒养颜。

糖醋带鱼

【原料】带鱼250克,白糖180克,植物油18毫升,醋21毫升,酱油3毫升,葱花适量,料酒6毫升。

【做法】①带鱼用刀刮去银鳞,去掉内脏及肚子里面的黑色薄膜,洗净,再斩去头尾和鳍,切成4厘米长鱼段;在鱼段两面划十字刀(刀深至鱼骨),用部分料酒和酱油等浸泡切好的鱼块约30分钟;②热油锅,炸鱼块。要随炸随翻动,使其两面都呈金黄色;③捞出,滤去余油。将油少许放入锅内,先煸葱花,急倒入炸好的鱼块,再倒进料酒,盖上盖,焖几分钟,以去腥味。④加入白糖、醋等,再煨几分钟,使糖醋味进入鱼肉内即成。佐餐食用。

【功效】补虚益肾,消食和胃,润肤养颜。

第七章 不同肤质的排毒养颜方略

瘦肉卷心菜粥

【原料】卷心菜100克，粳米150克，猪肉末50克，精盐、味精各适量。

【做法】①卷心菜洗净切丝；②粳米洗净后放入锅中，加水，大火烧沸后，改小火慢煮；③另起锅，加油烧热，依次放入卷心菜、猪肉末，用精盐略炒，加味精，备用；④待粳米熬至烂熟时，加入炒好的卷心菜猪肉末拌匀，稍煮片刻即成。

【功效】益气养阴，健脾化湿，润肤祛脂。

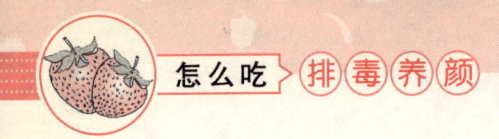

第四节 混合性肤质：皮肤防燥尤为重要

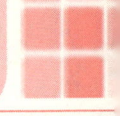

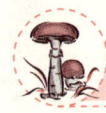 什么是混合性肤质

所谓混合性肤质，是指前额、鼻翼及下巴3个部位的油脂分泌特别多，毛孔粗大，甚至有黑头、粉刺、暗疮，而其他部位如面颊的皮肤较为干燥。也就是说，同时存在着两种不同特质的皮肤。当受到外界刺激时，还会出现局部微红、红肿，甚至皮肤出现痘、疱及刺痒等症状。这些问题解决不好，暗疮、毛孔粗大、肤质粗糙、面色暗沉等一系列问题都会不请自来。

日常生活中，可以采用下述问题来自我测试混合性肌肤，若你的答案超过4个"是"，你便属于混合性皮肤。

（1）皮肤不太粗厚也不太薄，不易生皱纹。

（2）在保养后，常常在局部会长几颗面疱。

（3）脸常感觉干燥，额头、鼻子、下巴部位易生粉刺。

（4）鼻区常油油的，眼睑下有长雀斑，有时会干痒。

（5）秋冬季节局部皮肤会脱皮，比较耐晒，缺水时易过敏。

（6）化妆3小时后额头、鼻头、鼻侧有浮粉、脱妆现象。

（7）若熬夜或在生理期间会长一两颗痘痘，眼部周围的皱纹特别明显。

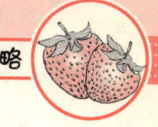

第七章 不同肤质的排毒养颜方略

（8）毛细孔只在鼻侧、鼻头、额际略为明显，化过妆后不易脱妆。

（9）夏天时，偶尔不擦护肤品，也不会明显感觉不适。

（10）洗脸2~4小时后额头、鼻子、下巴部位出现面油，其余部位正常。

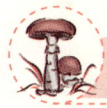

护肤细节宜知道

混合性肤质：以控制T型区（额头、鼻子、下巴）分泌过多的油脂为主，收缩毛孔；并滋润干燥部位。选用性质较温和的洁面用品，定期深层清洁T型部位，使用收缩水帮助收细毛孔。选用清爽配方的润肤露（霜）、面膜等进行日常护养，注意保持肌肤水分平衡。要特别注意干燥部位的保养，如眼角等部位要加强护养，防止出现细纹。

对于混合性肤质女性来说，易出现局部出油而又经常干燥脱皮的现象，要特别注意滋阴防燥。洗脸时，先以保湿型化妆水打开肌肤运输渠道，再用保湿乳液放在掌心预热推开，然后以手掌按揉两颊皮肤。

因此，除了保湿乳液外，保湿面膜也是必不可少的。面膜对肌肤的好处很多，比如滋润面部、深层洁肤、促进血液循环等。最好每周使用保湿面膜敷1次脸，或是用化妆棉蘸化妆水，直接敷在干燥脱皮的部位来保湿。

当皮肤出现脱皮时，可先涂抹更多精华液，再湿敷化妆棉，静待3分钟后拿掉化妆棉，再以掌心推开乳霜，按压脱皮处。此法持续1周后，再使用低敏系列的产品，慢慢地让皮肤自行恢复健康。

对症养颜膳食方

苹果粥

【原料】苹果干粉30克，粳米50克。

【做法】①把未熟透的苹果切成四瓣晒干，碾成细粉，过筛即成苹果干粉；②取粳米50克，先加水如常法煮粥，将熟时和入苹果干粉即成。

【功效】生津止渴，解暑除烦，润肤美白。

苹果胡萝卜饮

【原料】苹果1个，胡萝卜1根。

【做法】苹果、胡萝卜洗净，去皮，均切成2厘米见方的小块，加1/2杯纯净水后，榨汁饮服。

【功效】生津止渴，安神除烦，祛斑。

芹菜豆腐干

【原料】芹菜250克，豆腐干300克，葱、姜、蒜及花生油各适量。

【做法】①将芹菜洗净切丝；豆腐干切丝；②将锅置大火上，倒入花生油，烧至七成热，下姜、葱、蒜炒出香味后，加入芹菜丝和豆腐干丝翻炒至熟即可食用。

第七章 不同肤质的排毒养颜方略

【功效】清肝降火，降压调脂。适合皮肤粗糙及经常失眠、头疼的人多食。

🌿 蒸芹菜花

【原料】芹菜500克，面粉1000克，大葱200克，大蒜3头，盐、味精、酱油、胡椒粉、姜、虾米各适量。

【做法】①将芹菜洗净切成小丁，大葱、大蒜切成碎末后与芹菜、盐、味精、酱油等调料品拌匀；②将面粉加入拌成散团。上笼蒸30分钟即可。

【功效】健脑醒神，降压，润肤。

🌿 茯苓板栗粥

【原料】茯苓15克，板栗25克，大枣10个，粳米100克。

【做法】加水先煮板栗、大枣、粳米；茯苓研末，待米半熟时徐徐加入，搅匀，煮至栗子熟透。可加糖调味食。

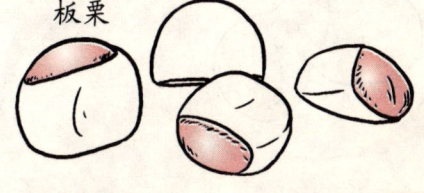

【功效】健运脾胃，活血润肤，强筋骨。

🌿 板栗桂花羹

【原料】板栗300克，白糖100克，生粉50克，糖桂花少许。

【做法】①板栗加清水略煮，再去壳去皮，栗肉上笼蒸熟，待栗肉冷却后切成粒状；②锅内加清水、栗肉泥、白糖，用大火烧沸后，转用小火，略焖，再用生粉勾薄芡即成。

【功效】益脾胃，生气血，润容颜。

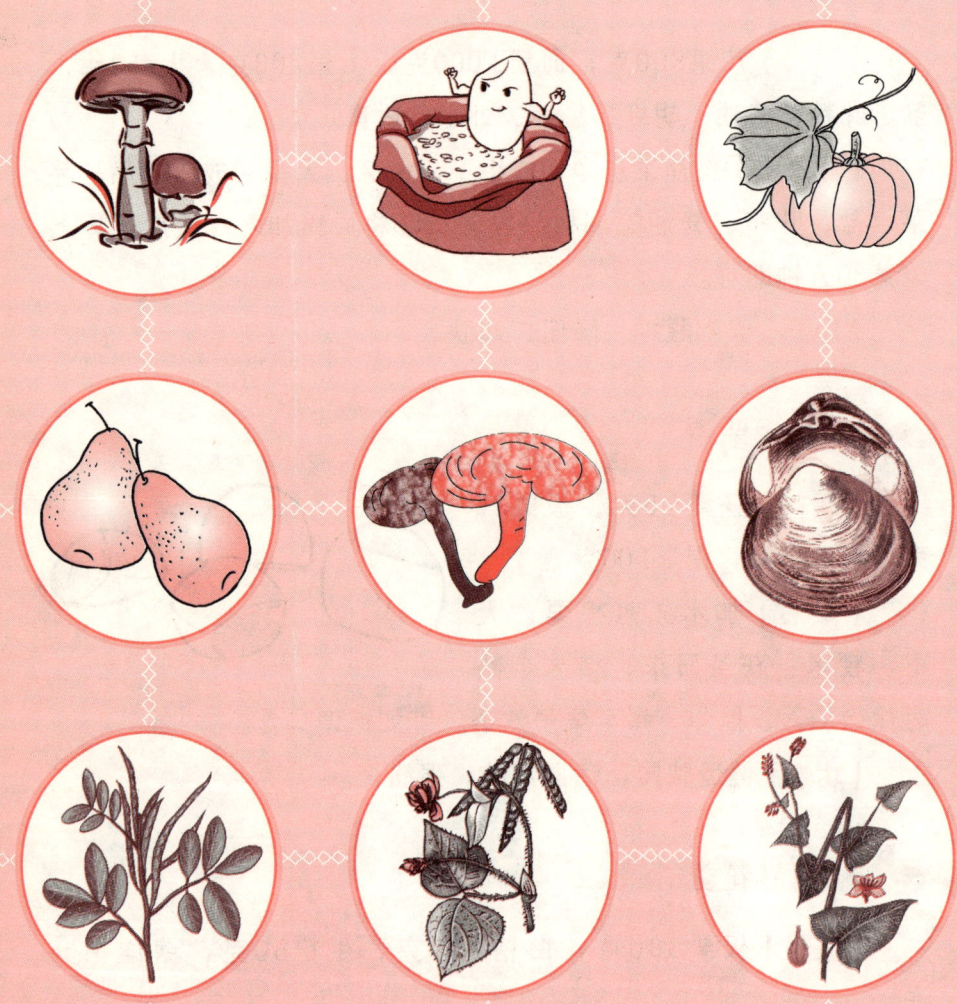

第八章

常见"中毒"症状的对症饮食调养

　　侵入人体的毒素和人体代谢产生的毒素经消化道吸收以及血液循环的作用，会抵达身体的各个脏器。如果体内发出了积毒的信号，人们没有及时主动地排毒，体内积聚的毒素会让身体形成一种肉眼看不见的慢性炎症。如肥胖是身体内的毒素让脂肪细胞出现了病变，糖尿病是身体内的毒素让胰腺出现了病变等。因此，如果身体出现了类似"中毒"的症状，就要开始警觉，而排毒是关键，饮食调理是行之有效的方法，对症饮食，才能成就健康。

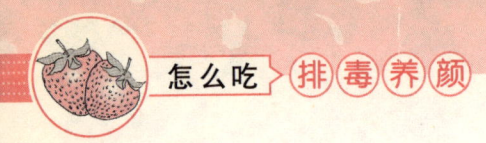

第一节 感冒

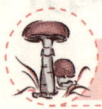 **引发感冒的原因**

感冒是常见的一种疾病，引发感冒的原因也有多种。但有的感冒是因为人体内毒素的累积，增加了人体各个排毒器官的负担，从而导致人体免疫力下降，这时各种细菌、病毒都可以成为感冒的病原体。这种内外夹攻之毒就易使人出现感冒症状。

感冒总体上分为普通感冒和流行性感冒。

普通感冒是由多种病毒引起的一种呼吸道常见病，其中30%～50%是由某种血清型的鼻病毒引起，普通感冒多发于初冬，但其他季节也可能发生，不同季节的感冒的致病病毒并非完全一样。普通感冒症状一般较轻、病程短、传染性小，3～5日可以痊愈。

流行性感冒是由流感病毒引起的急性呼吸道传染病。病毒存在于患者的呼吸道中，在患者咳嗽、打喷嚏时经飞沫传染给别人。流感的传染性很强，由于这种病毒容易变异，即使是患过流感的人，当下次再遇上流感流行，仍然会感染，所以流感容易引起暴发性流行，一般在冬春季流行的机会较多。流行性感冒起病急，患者的病情轻重不一，流感还能加重潜在的疾病，或者引起继发细菌性肺炎等。

第八章 常见"中毒"症状的对症饮食调养

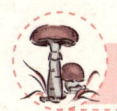
可对抗感冒病毒的食物

1. 番茄

番茄含有丰富的B族维生素、维生素C、β胡萝卜素,能帮助白细胞提高抵抗病毒感染的能力。

2. 坚　果

人体内缺微量元素硒会导致免疫功能下降,而坚果的含硒量较高,硒对呼吸道感染还有预防作用。

3. 辣　椒

辣椒中含有一种能增强人体抗体的特殊物质,还可以使呼吸道畅通,辅助治疗感冒。

4. 酸　奶

酸奶富含的乳酸菌,可提高人体免疫力,还可维护肠道菌群的生态平衡,防止便秘,每天喝一杯酸奶能有效预防流感。

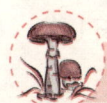
感冒排毒食疗方

 白菜根葱根汤

【原料】大白菜根3个,大葱根3根,白糖少许。

【做法】白菜根洗净切片,将白菜根和大葱根放入约500毫升的水中煎约30分,加白糖少许趁热服。

【功效】适用于风寒感冒。

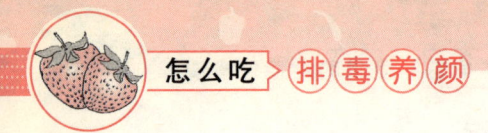

姜糖饮

【原料】生姜（切片）15克，红糖30克。

【做法】将姜片、适量水一起放入锅内，煮沸2分钟，再入红糖煮1分钟，即可趁热饮用。饮后盖被取汗。

【功效】辛散发汗，解表散寒。适用于风寒感冒。

银花茶

【原料】银花20克，绿茶6克，白糖50克。

【做法】水煎，趁热分2次服。

【功效】辛凉发散，清热除烦。用于风热感冒发热烦渴等症。

【附注】方中银花辛凉发散，清热解毒；茶叶甘苦微凉，解烦渴，利小便；白糖甘平，润肺生津。全方清热解表，适用于外感风热表证。

西瓜番茄汁

【原料】西瓜、番茄各适量。

【做法】将西瓜取瓤去籽，用纱布绞取汁液；番茄用沸水烫一下，去皮及籽，用纱布绞取汁液。合并汁液，代茶饮用。每日1剂。

【功效】清热解毒，祛暑化湿。适用于暑湿感冒。

【附注】西瓜清热祛暑，辛凉化湿；番茄降火生津、益气和中。两者结合，功效倍增，是治疗暑湿感冒的佳品。

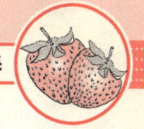

第八章 常见"中毒"症状的对症饮食调养

第二节 哮喘

引发哮喘的原因

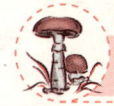

哮喘是因气管和支气管对各种刺激物的刺激不能适应，而引起的支气管平滑肌痉挛、黏膜水肿、分泌物增加，从而导致支气管管腔狭窄。

哮喘二字虽连称，但疾病不同，哮是喉中有痰，喘则胁肩呼吸急促，与哮各异，普通的哮症多兼有喘，而喘者有不兼哮者，故种类多，大都是因气管狭窄，肺部弹力不够与支气管痉挛，或黏膜肿胀导致。

天气骤变，空气潮湿或是气压低时，最易诱发哮喘，患者异常敏感，发作时间并无规律，有的是夏发，有的是冬发，也有四季常发。

此外，能让哮喘发作的毒素，可能存在于饮食中，如食物中添加的化学物质、加工食品中大量的糖、人造脂肪等，都会成为引发哮喘的因素。

哮喘可分为虚实两大类，又将实症分为寒热两类。寒类表现为咳痰清稀不多，痰呈白色泡沫状，胸闷气窒，口不渴喜热饮，舌苔白滑，脉多浮紧，或兼恶寒、发热等；热类表现为痰黄稠厚，难以咳出，身热而红，口渴喜饮，舌质红，苔黄腻，脉滑

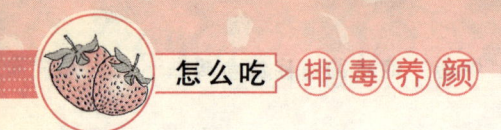

数，有的兼有发热等症状。虚症多为肺虚或肾虚。肺虚则呼吸少气，言语音低，咳嗽声轻，咳痰无力；在气候变化或特殊气味刺激时诱发。肾虚则元气摄纳无权，呼吸气短，动辄易喘等。

发病时，应当先除邪治标，寒症用温化宣肺，热症用清热肃肺，佐以化痰，止咳，平喘之药；病久兼虚，当标本兼治。未发作时，应当用益气、健脾、补肾等法扶正培本。

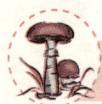 **可对抗哮喘的食物**

1. 大　蒜

大蒜味辛，性温、寒性支气管哮喘者宜食。大蒜中的辣素"硫化丙烯"，具有很强的杀菌能力，经常食用可预防流感，防止伤口感染。

2. 冬　瓜

冬瓜有清热排毒、消痰的作用，在夏季服食尤为适宜，热性支气管哮喘者宜食。

3. 丝　瓜

丝瓜味甘，性凉，用丝瓜做菜肴或捣汁内服，有清热化痰、凉血解毒的功效，热性支气管哮喘者宜食。

4. 南　瓜

南瓜具有补中益气、清热解毒、消痰止咳的功能，寒性支气管哮喘者宜食。

5. 鹌鹑蛋

鹌鹑蛋的营养价值很高，其所含的卵磷脂含量比鸡蛋高三四

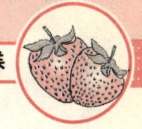

第八章 常见"中毒"症状的对症饮食调养

倍，对支气管哮喘有很好的疗效。

6. 银杏

银杏又叫白果，有祛痰、止咳、润肺、定喘的功效，哮喘者宜吃，但不宜多吃，且要熟吃。

7. 柚子

柚子有健胃、理气化痰、润肺清肠的作用，热性哮喘者食之更适宜。

8. 燕窝

燕窝能养阴润燥、益气补中，消痰涎，补虚扶正，体弱的哮喘者最宜服食。

9. 豆腐

豆腐能清肺热、止咳、消痰，但只适宜肺热型哮喘者服用，寒性哮喘者不宜食用。

10. 梨

梨有润肺清心、消痰止咳、滋阴润肺的功效，热性哮喘者宜食。

11. 萝卜

萝卜有清热解毒、健胃消食、化痰止咳等功效，适宜热性哮喘者服用。

12. 其他

热性哮喘者还宜食荸荠、百合、西洋参、胖大海等；寒性哮喘者还宜食生姜、葱白、羊肉、黄芪、人参等温补散寒食品；年老体弱者还宜食用老母鸡、猪肺、莲藕、菠菜、刀豆、栗子、核桃、枇杷等补肺益肾、降气平喘的食物。

哮喘排毒食疗方

沙锅杏仁豆腐

【原料】优质豆腐120克，杏仁15克，麻黄3克，盐、味精、麻油各适量。

【做法】①先将杏仁、麻黄洗净，共装入纱布袋，用线将口扎紧；②然后将豆腐切成3厘米见方块和药袋一起放入沙锅，加适量水，先用大火烧开，后改用小火，共煮1小时；③捞出药袋，后加入盐、味精、麻油调味即成。食豆腐、喝汤，一天分两次食用。连服3日为1疗程。

【功效】润肺滑肠，发汗定喘。适于受凉发作者食用，疗效显著。

【附注】豆腐味甘性平，可补虚润燥，清热化痰；杏仁味苦性温，能祛痰理气，止咳平喘；麻黄味辛微苦，可开宣肺气，发汗解表，利水平喘。三者结合，功效倍增，是治疗肾阳虚哮喘的良方。

鱼腥草丝瓜汤

【原料】鱼腥草、丝瓜各50克。

【做法】将丝瓜切片，鱼腥草寸段，用常法加调料制成汤，即可食用。

【功效】宣肺清热，化痰止喘。

【附注】鱼腥草性微寒，能清肺

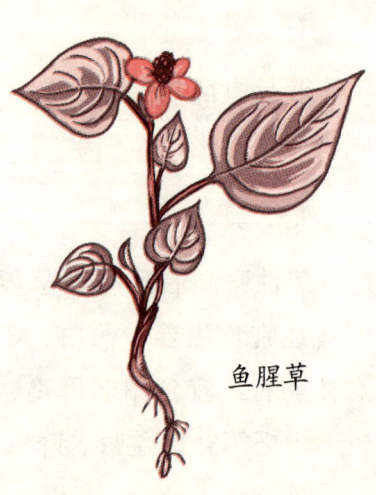

鱼腥草

第八章 常见"中毒"症状的对症饮食调养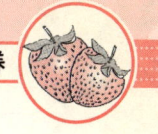

热并解毒，通利小便；丝瓜甘凉，能清热化痰，对哮喘有很好的疗效。

 萝卜汁炖豆腐

【原料】白萝卜1000克，豆腐500克，白糖50克。

【做法】①将生白萝卜洗净，去皮，榨汁，装入杯中待用；②豆腐切成小块，在开水锅中氽一下捞出；③将豆腐、白萝卜汁同放入锅内，上火煮开5分钟。加入白糖，再烧开即可食用。

【功效】清热润肺，止咳平喘。

【附注】豆腐有清肺热、止痰饮之功效；萝卜也有清热生津、化痰止咳等功效；白糖有清热生津、止咳等作用。三者合用对治疗老年哮喘有效。

 蚕豆炖花生仁

【原料】蚕豆150克，花生仁100克，红糖适量。

【做法】①将蚕豆洗净，泡胀；②花生仁洗净；③沙锅中放入蚕豆、花生仁，加水上火煮沸后，改用小火炖烂，加少许红糖即可食用。

【功效】润肺化痰，利水消肿。

【附注】蚕豆有健脾开胃、利水消肿的作用，花生仁能润肺化痰、润肠通便。两者合用，适用于哮喘者。可减轻其咳嗽、气短等症状。

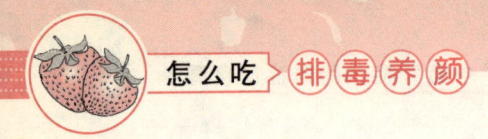

第三节 慢性支气管炎

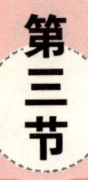

引发慢性支气管炎的原因

慢性支气管炎是指气管、支气管黏膜及其周围组织的慢性非特异性炎症。其主要症状是长期咳嗽、咳痰或伴有气喘等反复发作,每年持续3个月,连续2年以上。早期症状轻微,多于冬季发作,春夏缓解。晚期因炎症加重,症状可常年存在。其病理学特点为支气管腺体增生和黏膜分泌增多。病情呈缓慢进行性进展,常并发阻塞性肺气肿,严重者常发生肺动脉高压,甚至肺源性心脏病。

引起慢性支气管炎的重要原因是病毒和细菌的重复感染,致病毒素来自于吸烟、大气污染、过敏因素等。

慢性支气管炎患者的饮食原则

对慢性支气管炎有治疗作用的食物是果蔬汁,新鲜的果蔬汁不仅能化痰止咳,还能补充维生素和矿物质,对疾病的康复十分有益。如:慢性支气管炎患者可以经常将白萝卜、鲜莲藕、雪梨切碎绞汁,加蜂蜜调匀服用,对治疗慢性支气管炎的热咳、燥咳

第八章 常见"中毒"症状的对症饮食调养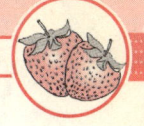

症状十分有效。

此外，慢性支气管炎患者要忌食过咸、生冷、辛辣、油腻及烟酒等刺激性食物，以免使症状加重。同时，在患者的急性发作期或痰多、舌苔厚腻时忌急于进补人参、黄芪、鹿茸等补品，否则不仅起不到进补的功效，反而会使病情加重。

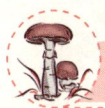 **慢性支气管炎排毒食疗方**

 三汁蜂蜜饮

【原料】生萝卜、鲜莲藕、梨、蜂蜜各适量。

【做法】生萝卜、鲜莲藕、梨切碎绞汁，加适量蜂蜜调匀饮用即可。

【功效】对慢性支气管炎的热咳、燥咳疗效显著。

 海带拌白糖

【原料】海带250克，白糖适量。

【做法】海带洗干净后，切成细丝，用开水浸泡2次，每次约40分钟，捞出海带，拌适量白糖，早晚佐餐吃，连吃7~10日。

【功效】对慢性支气管炎痰黄不易咳出者有疗效。

 柚子蒸冰糖

【原料】柚子1个，冰糖或蜂蜜各适量。

【做法】切开柚子，取内层白瓤，切碎放入碗中，加入适量冰糖或蜂蜜，碗加盖盖严，放蒸锅上蒸至熟烂。早晚各喝一小匙，喝时加少许热黄酒。

【功效】对慢性支气管炎有很好的排毒疗效。

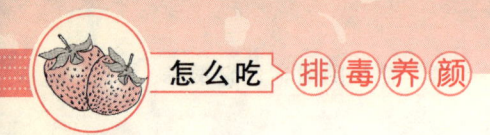

第四节 胃痛

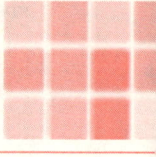

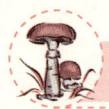 引发胃痛的原因

胃痛又称胃脘痛，是指上腹胃脘部出现疼痛为主的病症。历代医籍中称为"心口痛""心下痛"。

中医学认为胃为五脏六腑之大源，胃主受纳腐熟水谷，胃痛发生的常见原因有邪寒客胃、饮食伤胃、肝气犯胃和脾胃虚弱等。本病位于胃腑，但与肠、肝、脾等脏器密切相关，常可相互累积致病。总之，胃痛发生的病机分为虚实两种，实证为气机阻滞，不通则痛；虚证为胃腑失于温煦或濡养，失养则痛。

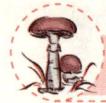 胃痛患者的饮食原则

胃痛患者要养成良好的饮食习惯。多食清淡，少食油腻及刺激性食物，五味不能有所偏嗜，三餐定时进食，节制饮食，吃饭时要细嚼慢咽。平时少吃或不吃零食，以减轻胃的负担。饮食宜软、温、暖，少吃坚硬、粗糙的食物。另外，还要注意四季饮食温度的调节，脾胃虚寒者应忌食生冷食物。

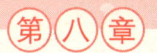 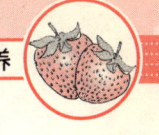

第八章 常见"中毒"症状的对症饮食调养

饮食注意营养平衡。平时多吃富含维生素的食物，以保护胃黏膜并提高其防御能力，促进局部病变的修复。

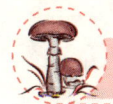

胃痛排毒食疗方

干姜鸡块汤

【原料】公鸡1只（约1000克），干姜、草果各6克，陈皮、胡椒各3克，姜片、酱油、料酒、精盐、葱段、醋各适量。

【做法】将公鸡宰杀，去毛及内脏，洗净，斩为大块，放入沙锅内，加入上述各料及清水适量，大火烧沸，撇去浮沫，改用小火炖至烂熟即成。

【功效】鸡肉温中益气；干姜、草果、陈皮、胡椒皆为温热之品，可散寒行气止痛。

陈皮炒肉丝

【原料】胡萝卜200克，陈皮10克，瘦猪肉100克，植物油、精盐、黄酒、香葱适量。

【做法】①胡萝卜切细丝，猪肉切丝后加精盐、黄酒拌匀，陈皮浸泡至软切丝；②先炒胡萝卜至八成熟后出锅，再用油炒肉丝、陈皮丝3分钟，加入胡萝卜丝、少许精盐、黄酒同炒至香，添水焖烧七八分钟，撒入香葱即成。

【功效】舒肝健胃，宽胸理气。

【附注】胡萝卜、陈皮、香葱皆性温味甘辛，利胸膈，畅脾胃，舒肝调气。本品红绿相间，色鲜味美，富有营养。适于肝气犯胃所致胃痛患者佐餐。

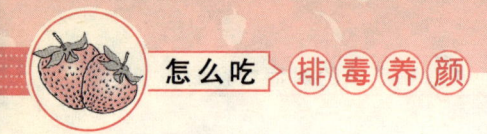

牛肉香菇汤

【原料】熟牛肉、香菇、粳米各100克，葱、姜、精盐、味精各少许。

【做法】①香菇用温水浸泡；牛肉切薄片；②将香菇、牛肉、粳米一同加水煮粥，待粥将离火时加入葱、姜、盐、味精，调味即成。每日1剂，当菜吃。

【功效】和胃调中，理气止痛。适用于慢性胃炎、反胃呕吐等所引起的胃痛。

桂花莲子羹

【原料】桂花（糖腌）3克，莲子50克，红糖1匙。

【做法】莲子用开水泡胀，剥皮去心。加水适量以小火慢炖约2小时，至莲子酥烂，汤糊成羹，再加入桂花、红糖煮约5分钟。可做早点或点心吃。

【功效】温中散寒，暖胃止痛。

【附注】方中桂花与莲肉相配，能温补脾胃，畅气消胀，又富有营养。夏秋季节常食此方颇为适宜。

第五节 糖尿病

引发糖尿病的原因

糖尿病是一种常见的代谢性内分泌疾病,是胰岛素绝对或相对分泌不足所引起的包括糖、蛋白质、脂肪、水及电解质等代谢紊乱,病情严重时导致酸碱平衡失常。其特点为血糖过高。

糖尿病患者的典型症状为三多一少,即多食、多饮、多尿和消瘦。糖尿病晚期常出现严重并发症,如糖尿病酮症酸中毒、昏迷、感染、心血管病变、肾脏病变、神经病变、眼病变等。

根据临床特点,糖尿病主要分为二型:1型(脆性或青幼年型糖尿病)亦称胰岛素依赖型;2型(稳定性或老年型糖尿病)亦称非胰岛素依赖型。此外,还有胰源性糖尿病、内分泌性糖尿病、药源性及化学性糖尿病等。临床上1型和2型占绝大多数,属原发性糖尿病,有明显遗传倾向。另外类型则大部分属继发性糖尿病,受后天因素影响较大,如胰源性糖尿病,是由于胰腺切除、胰腺炎等引起的胰岛素分泌不足所致。总之,遗传、饮食和生活方式造成体内血黏度过高是糖尿病发病的根源。

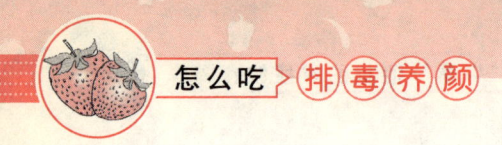

有降糖作用的食物
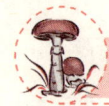

1. 山 药

山药中含有的黏蛋白能减慢糖类吸收速度，可有效控制饭后血糖急速上升。此外，山药中还含有分泌胰岛素必不可少的镁、亚铅，促进血液中葡萄糖代谢的维生素B_1、维生素B_6等。

2. 苦 瓜

苦瓜清热解毒，它所含的新鲜汁液，含有苦瓜苷和类似胰岛素的物质，具有明显的降低血糖的作用。但脾胃虚寒者不宜多食。

3. 南 瓜

南瓜富含的钴，参与人体内维生素B_{12}的合成，是人体胰岛细胞所必需的微量元素，对轻微型糖尿病患者有很好的疗效。

4. 洋 葱

洋葱能有效抑制高黏度血液的氧化，防止血糖的上升，所以糖尿病患者每天应吃适量的新鲜洋葱。

5. 黄 鳝

黄鳝具有补五脏、填精血的作用。现代药理研究表明，黄鳝所含的黄腊素A和黄腊素B两种物质，有降低血糖的作用。日本人已从黄鳝体内提取出这两种物质制成降糖药物——糖尿清，用于治疗糖尿病，疗效不错。

6. 银 耳

银耳具有滋阴调燥、生津养胃的作用，不仅营养丰富，而且有较高的药用价值，被人们誉为"菌中明珠"。银耳热能较低，又含

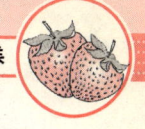

第八章 常见"中毒"症状的对症饮食调养

有丰富的食物纤维，糖尿病患者食之有延缓血糖上升的作用。

糖尿病排毒食疗方

🌿 素炒南瓜丝

【原料】嫩南瓜500克，菜油100毫升，精盐、泡海椒各5克，酱油、豆瓣各15克，葱白、水淀粉各10克。

【做法】①将嫩南瓜洗净，切成约5厘米长的丝，放入精盐2克，拌匀码味；泡海椒和葱白切成同样长的丝；豆瓣剁细；②菜油下锅，烧至七成热，放入豆瓣烧香，再放入南瓜丝和泡海椒、葱白丝炒匀，放入精盐、酱油、水淀粉，收浓起锅即可。

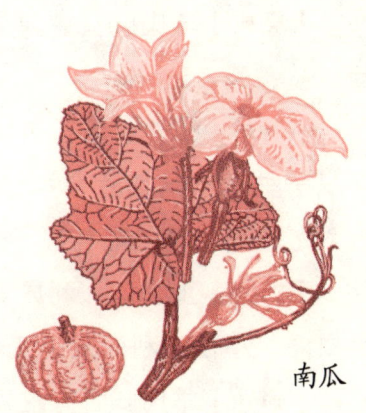

南瓜

【功效】南瓜性温味甘，有补中益气，解毒杀虫，消炎止痛等功效。现代医学研究证实，南瓜中所含的成分可促进人体内胰岛素的分泌，改善糖尿病患者的症状。

🌿 香菇烧豆腐

【原料】嫩豆腐250克，香菇100克，盐、酱油、味精、麻油各适量。

【做法】①将豆腐洗净切成小块；②在沙锅内放入豆腐、香菇、盐和清水。中火煮沸改小火炖15分钟，加入酱油、味精，淋上麻油即可食用。适量服食，不宜过热。

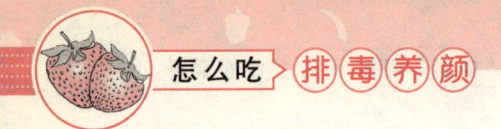

【功效】清热益胃，活血益气。

【附注】豆腐味甘性凉，益气和中，生津润燥，清热解毒；香菇有益气活血、理气化痰之功效。此方对烦热、消谷善饥兼见瘀血型糖尿病患者尤为适宜。

瓠子面条

【原料】羊肉50克，草果5个，瓠子6个，白面100克，生姜、葱、盐、醋各适量。

【做法】①先将瓠子去瓤皮，再将羊肉、草果熬成汤，去渣；将瓠子与羊肉均切片合拌；②用面粉做成面条，用肉汤煮熟后，放入葱、姜、盐、醋与瓠子、熟肉调合食之。

【功效】止消渴，利尿。主治因水饮停蓄，津液不能上润而致之口渴、小便不利而又中气偏虚之症。

【附注】羊肉味甘，性温，益气血，温阳御寒，滋养强体；瓠子亦称瓠瓜、扁蒲，性寒味甘，清热解毒，止渴除烦，利水通便。此方是糖尿病患者的有效食疗之方，应坚持食用。

绿茶蒸鲫鱼

【原料】鲫鱼500克，绿茶适量。

【做法】将鲫鱼去鳃、内脏，留下鱼鳞，腹内装满绿茶，放盘中，上蒸锅清蒸透即可。每日1次，淡食鱼肉。

【功效】补虚，止消渴。适用于糖尿病口渴多饮不止以及热病伤阴。

【附注】鲫鱼味甘，性平，有和中开胃、活血通络、健脾益气、利水通便之效，对糖尿病症状有很好的疗效。

第六节 高血压

容易诱发高血压的因素

高血压病属于中医的"中风""眩晕""头痛"等范畴，多见于中老年人，是一种以动脉血压高于正常的常见病。正常人的血压随年龄升高而升高，在不同生理情况下有一定波动。高血压多是由体内有毒废物累积产生的，如过多的脂肪和胆固醇这些有毒废物累积，会黏在动脉壁上成为沉淀物，从而使血压产生异常。

高血压分为原发性与继发性两种。继发性高血压是指由某些明确疾病引起的，如急性或慢性肾炎引起的肾性高血压，只占高血压患者的5%~10%；原发性高血压占90%以上，其与家族遗传有关，也与饮食不当如食盐过多、高脂肪饮食有关。同时与情绪变化、缺少体力活动等因素有关。

可对抗高血压的食物

1. 富含钙的食物

医学研究人员在调查中发现，每日食钙量少于0.5克的孕妇，与食钙量大于1克的孕妇相比，前者高血压的发病率高于后者10~20倍。对一般人群调查结果显示，每日食钙量小于300毫克者，高血压的发病率是每日食钙量大于1200毫克者的2~3倍。我国流行病学也证实，人群平均每日钙摄入量与血压水平呈显著负相关。也就是说，日钙摄入量多者血压低，少者则反之。人群日均摄钙量每增加100毫克，平均收缩压水平可下降2.5毫米汞柱（0.3千帕），舒张压水平可下降1.3毫米汞柱（0.17千帕），因此，研究人员指出，钙摄入减少是高血压的发病原因之一。

含钙较多的食物有奶及奶制品、大豆及豆制品、鱼、虾皮、蟹、蛋、黑木耳、黑芝麻、紫菜、海带、雪里蕻等，以上这些含钙丰富的食物在日常生活中均应注意适当摄入。

2. 富含钾的食物

研究发现，钾对血压有独立于钠及其他因素的作用。钾对血压的影响主要是钾可增加尿中钠的排出，使血容量降低，血压下降。含钾高的饮食还可预防中风。高血压的典型特征是动脉管壁增厚。当给予足量的钾后，即使是高血压患者，动脉壁也不再增厚。故钾对血管具有保护作用，可防止动脉壁受高血压的机械性损伤，从而降低了高血压患者中风的发生率。富含钾的食物有香蕉、苹果、冬瓜、南瓜、土豆、杏仁等。

3. 富含维生素C、维生素E的食物

维生素C具有保护血管，防止出血的作用，维生素E能够软化血管，防止动脉硬化，因此常食富含维生素C、维生素E的食物对高血压患者有好处。

维生素C和维生素E都可以通过膳食进行补充。富含维生素C的食物有番茄、南瓜、苹果、猕猴桃、辣椒、胡萝卜、橘子、柚

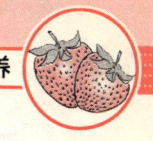

子、红薯、芹菜等。富含维生素E的食物有果蔬、坚果、瘦肉、乳类、蛋类、压榨植物油等。果蔬包括猕猴桃、菠菜、卷心菜、菜塞花、莴苣、甘薯、山药。坚果包括杏仁、榛子和核桃。压榨植物油包括葵花子油、芝麻油、玉米油、橄榄油、花生油、山茶油等。此外,红花、大豆、棉籽、小麦胚芽、鱼肝油都有一定含量的维生素E,含量最为丰富的是小麦胚芽。

4. 富含镁的食物

从生理学角度讲,镁能降低血压是由于其能稳定血管平滑肌细胞膜的钙通道,激活钙泵,排出钙离子,泵入钾离子,限制钠进入到细胞内。此外,镁能减少应激诱导的去甲肾上腺素的释放,起到降低血压的作用。

含镁高的食物有很多,如:蔬菜有慈姑、茄子、油菜、萝卜等;水果有柠檬、橘子、葡萄、香蕉等;谷类有鲜玉米、糙米、小米、小麦胚芽等;豆类有豌豆、黄豆、蚕豆;水产类有海参、鲍鱼、紫菜、墨鱼、沙丁鱼、鲑鱼、蛤蜊等。另外,榛子、松子、西瓜子也是高镁食品。而脂肪类食物、富强面粉、白糖则含镁较少。

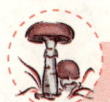

高血压排毒食疗方

香菇鸡汤

【原料】香菇40克,鸡汤6碗,米酒1汤匙,姜、葱、精盐各少许。

【做法】将香菇浸软,洗净去蒂。用1/4只鸡,加姜、葱熬成6碗上汤。鸡汤放入蒸碗内,加香菇和米酒、盐,用玻璃纸封口,

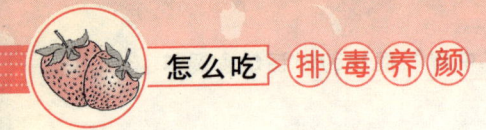

蒸1小时左右即可。

【功效】去胆固醇，治高血压、动脉硬化。

【附注】香菇能降血压和减少胆固醇。适用于高血压病、动脉硬化、高血脂等。

鲜芹菜汁

【原料】鲜芹菜250克。

【做法】将鲜芹菜洗净，放入沸水中烫2分钟，切碎绞汁。每次服1小杯，每日2次。

【功效】降血压，平肝，镇静，解痉、和胃止吐、利尿。适用于眩晕头痛、颜面潮红、精神易兴奋的高血压患者。

麻油芹菠菜

【原料】新鲜菠菜、芹菜各250克，麻油30毫升，精盐、味精各适量。

【做法】将菠菜、芹菜去老叶及根，洗净切段，放沸水中烫2分钟，捞出，放小盆中加入麻油、精盐及味精，拌匀即可食用。

【功效】滋阴清热，平肝熄风。适宜于高血压病，证见头晕头痛、面赤口渴、心烦易怒、大便秘结等的辅助食疗。

【附注】菠菜与芹菜要鲜嫩。不宜同时食黄鳝。

菊槐茶

【原料】菊花、槐花、绿茶各3克。

【做法】将上3味放入瓷杯中，以沸水冲泡，盖上盖浸泡5分钟即可。每日1剂，不拘时频频饮之。

【功效】平肝祛风，清火降压。适用于高血压头痛、头胀、眩晕等。

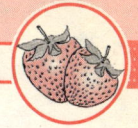

第八章 常见"中毒"症状的对症饮食调养

第七节 高脂血症

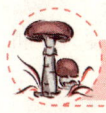 高脂血症的主要危害

由于脂肪代谢或运转异常使血浆一种或多种脂质高于正常称为高脂血症,在中医学中无此病名,但其症状散见于"眩晕、中风、脑痹"等病症中,属"痰浊""痰痹"范畴。

高脂血症是以脏腑功能失调、膏脂输化不利而致以痰浊为主要致病因素的疾病。在临床上患者有的因脾虚痰瘀阻络而肢麻;有的因肝肾不足聚痰生瘀而致头痛眩晕;有的因心脾不足痰瘀阻痹胸阳而致胸痹;有的因脾肾两虚痰瘀阻窍而成痴呆。这些患者通过化痰浊、行痰瘀治疗均有一定疗效。

高脂血症患者多为老年人,尤其是久病或肥胖嗜食油腻者。高脂血症对身体的损害是隐匿、逐渐和全身性的。它的直接损害是加速全身动脉粥样化,而动脉要给全身的重要器官供血、供氧,一旦动脉被粥样斑块堵塞,就会对人体造成严重的后果。

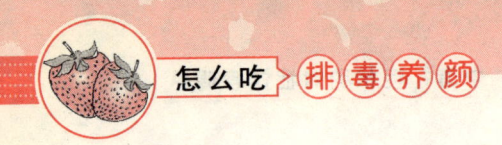

有降脂作用的食物

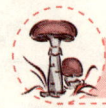

1. 苹 果

苹果能减少血液中的中性脂肪含量,可以改善肠道内菌群平衡,每天吃一个苹果可预防高脂血症。

2. 茄 子

茄子富含维生素P,可软化血管,增强血管弹性,降低毛细血管的脆性及渗透性,能降低胆固醇,还能防止高脂血症引起的血管损害,可辅助治疗高脂血症、高血压、动脉硬化等症。

3. 绿 豆

绿豆既是清暑佳品,又能降低血脂,保护心脏。但绿豆性凉,脾胃虚弱者不宜多食。

4. 黄 瓜

黄瓜中所含的膳食纤维能促进肠道排出食物残渣,从而减少人体对胆固醇的吸收。

5. 山 楂

山楂所含的三萜类药物成分,具有显著的扩张血管、降低血压、促进胆固醇的排泄,从而降低血脂的作用。

第八章 常见"中毒"症状的对症饮食调养

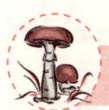

高脂血症排毒食疗方

荷叶茶

【原料】干荷叶9克（鲜荷叶30克）。

【做法】将干荷叶搓碎（鲜者切碎），煎水代茶频饮。

【功效】活血益脾，降脂消肿。

【附注】荷叶性平味苦涩，善升清利湿，助脾胃，分清浊，散瘀血，除油腻，故而用来祛脂减肥。适于高血脂、高血压和肥胖症等。

玉米粉粥

【原料】粳米100克，玉米粉适量。

【做法】将粳米洗净加水500毫升煮至米开花后，调入适量玉米粉糊，使粥成稀糊状，稍煮片刻即可。

【功效】调中养胃，降脂健身。

【附注】玉米味甘，性平，善调中养胃，又能降脂。玉米为粥，既可补中开胃，又有良好的降脂作用，可作为高脂血症和心血管疾病患者的常用膳食。

山楂桃仁露

【原料】新鲜山楂1000克，桃仁60克，蜂蜜250毫升。

【做法】①将鲜山楂洗净，用刀背拍碎，同桃仁共入锅中，水煎2次，去楂取汁备用；②将煎好的汁盛入盆内，加入蜂蜜，加盖，隔水蒸1小时，离火冷却，装瓶即可。每日2次，每次1勺，早、晚饭后用开水冲服。此方宜长期服用。

【功效】健脾胃，消积食，降血脂，降胆固醇，降血压，还能增加心肌供血。适用于高脂血症、冠心病患者经常服用。

双耳炒豆腐

【原料】木耳、银耳各15克，优质鲜豆腐300~500克，豆腐乳3~5克，鲜肉汤适量，胡椒粉、香菜、油、盐、味精各少许。

【做法】①先将双耳泡发，洗净，去除杂质，在油锅中略爆炒；②香菜洗净切碎；③豆腐洗净切成2厘米见方小块后，先放入油锅和豆腐乳煎炒，随之加入双耳、鲜汤、香菜、胡椒粉、盐及味精煮透即可。

【功效】滋补气血，降血脂、降血压。适宜经常食用。

第八章 常见"中毒"症状的对症饮食调养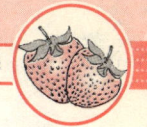

第八节 动脉硬化

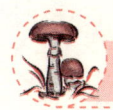 **引发动脉硬化的原因**

高血脂会使脂质在血管内膜下大量沉积，这种现象就称为动脉硬化。该病最常见的是动脉粥样硬化，即动脉血管壁增厚，失去弹性而变僵硬，胆固醇与其他脂肪类物质沉积在动脉管壁上，使动脉腔变得狭小，组织器官缺血，血管壁变硬，发脆易破裂出血。较易发生的部位是主动脉、脑动脉和心脏的冠状动脉。

40岁以上的男性和绝经后的女性易发生动脉粥样硬化，除了不良饮食和生活习惯外，高血压、高血脂、高血糖也是引起动脉粥样硬化的重要因素。

该病治疗方法主要在于调整脂肪代谢和神经血管功能。适当的体力活动、少吃动物性脂肪和不吸烟为重要防治措施。

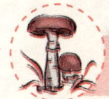 **动脉硬化患者的饮食原则**

（1）降低胆固醇的摄入量。动物内脏中含有大量的胆固醇和脂肪，所以应少吃动物内脏。

（2）减少动物脂肪和蛋白质的摄入量。少吃猪肉、牛肉，适

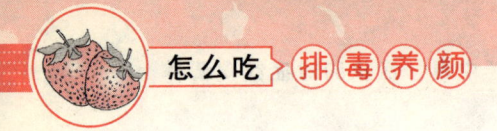

当吃鸡肉或鱼肉。

（3）烹调油多用植物油，少用动物油。

（4）不食奶油、糖果。多吃标准粉，少吃精粉。这样可降低热量摄入，减少肠道对脂肪和胆固醇的吸收。

（5）适量多吃水果、蔬菜，这样动脉硬化患者既不会缺营养，也不会提高血液中的胆固醇。

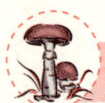

可延缓动脉硬化的食物

1. 谷类、豆类

能降低胆固醇的谷类、豆类食物有燕麦、荞麦、玉米、黄豆、绿豆、豆制品等。

2. 蔬菜类、水果类

能降低胆固醇的蔬菜有茄子、芹菜、胡萝卜、黄瓜、大蒜、生姜、洋葱等；能降低胆固醇的水果有猕猴桃、山楂、刺梨等。

3. 菌类、海藻类

能降低胆固醇的菌类有香菇、木耳、银耳、蘑菇等，海藻类有海带、紫菜等。

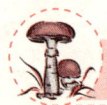

动脉硬化排毒食疗方

木耳拌黄豆芽

【原料】黄豆芽300克，水发黑木耳200克，麻油、精盐、味精各适量。

第八章 常见"中毒"症状的对症饮食调养

【做法】①将黄豆芽洗净，放入开水锅中，焯至断生，不能焯烂，以保持脆嫩，捞出；②黑木耳择洗干净，切丝，放入开水锅中焯透、变脆；③黄豆芽和黑木耳丝均放入盘内；再放麻油、精盐、味精等拌匀即可。

【功效】黄豆芽味甘，性凉，有清热利湿等功效，可用于治疗胃中积热、水肿疼痛、小便不利诸症。黑木耳味甘，性平，有补气益智、活血润燥、凉血止血等功效，可用于治疗动脉硬化、高血压、冠心病等症。

爆炒三鲜

【原料】芹菜250克，玉米笋150克，香菇20克，植物油、盐、调料各适量。

【做法】将香菇泡好，芹菜摘洗干净，切成段与玉米笋一同入锅，以植物油爆炒，待熟时加上调料，翻炒几次即可。

【功效】调中开胃，降压祛脂。

【附注】芹菜甘凉，清热利水，降压祛脂；玉米笋（又名珍珠笋、小玉米）味甘，性平，调中开胃，降脂化浊；香菇甘平无毒，益胃降脂。此方对动脉硬化、高脂血症有一定的疗效。

清炖香菇

【原料】鲜香菇150克。

【做法】先将香菇洗净，去根，放入炒锅内，加入植物油和精盐炒过后，再加入适量清水，用小火煎煮成汤。

【功效】香菇营养丰富，味甘，性平，有降脂作用，可防治动脉粥样硬化。此汤适合高血脂、高血压、动脉硬化及冠心病患者食用。

冬青山楂茶

【原料】毛冬青25克，山楂30克。

【做法】将上述原料洗净，水煎代茶饮。

【功效】活血化瘀，消积化痰，清热解毒，消肿止痛。

【附注】毛冬青味甘微苦，性平无毒，具有清热解毒、活血通脉之功；山楂消食化积、活血化瘀。药食合用，共施消积化痰、健胃行气、活血散瘀之功。此方长期饮用，对动脉硬化及心血管疾病有很好的疗效。

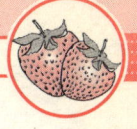

第八章 常见"中毒"症状的对症饮食调养

第九节 肥胖症

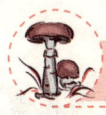
引发肥胖症的原因

肥胖症是指由于人体新陈代谢失调而导致脂肪组织过多所造成的病症。一般认为体重超过正常标准的20%为肥胖。肥胖可发生于任何年龄，中年人居多。肥胖症患者一般出汗多、善饥多食、腹胀、便秘、心慌、气短、嗜睡、不爱活动、不能平卧，还伴有下肢轻度水肿，女性患者则多伴有月经失调、闭经、不育等症状。

肥胖可分为单纯性肥胖和继发性肥胖。单纯性肥胖是无明显病因的肥胖，属非病理性肥胖，是由于吃进太多产生脂肪的食物或是遗传因素、环境因素造成的。继发性肥胖是继发于某些疾病的，例如皮质醇增多症、胰岛素瘤、甲状腺功能低下症、多囊卵巢综合征等，是由于内分泌、激素调节失衡引起的。

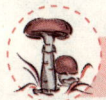
可防治肥胖的食物

肥胖属于痰浊瘀血、虚损等范畴，严格控制饮食至关重要。除了要吃喝有度外，还要多吃一些能帮助减少多余脂肪被吸收的

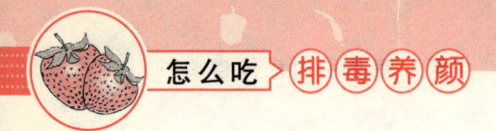

食物，吃一些富含膳食纤维和脂肪含量低的食物，如苹果、豆芽等。在采取各种减肥措施时，需注意全面补充各种维生素。

1. 苹果

苹果富含果胶，能促进胆固醇代谢，促进脂肪排出，从而达到减肥的效果。

2. 番茄

番茄中含有果胶、番茄红素、膳食纤维等，可以降低热量的摄入，促进肠胃的蠕动。

3. 香菇

香菇可降低胆固醇、三酰甘油的浓度，可以防止体内因积聚过多的三酰甘油而导致的肥胖。

4. 韭菜

韭菜中含有丰富的膳食纤维，从而促进肠胃道蠕动，使肠道能排出过剩的营养成分和过多的脂肪和毒素，有利于预防肥胖。

5. 白萝卜

白萝卜含的热量很低，它还含有一种能促使脂肪进行新陈代谢的物质，从而防止和减少脂肪在皮下的聚集。

6. 黄瓜

黄瓜中有一种叫丙醇二酸的物质，这种物质能抵制体内的糖类转化成脂肪，从而减少脂肪在体内堆积。

7. 冬瓜

冬瓜中的水分含量高，热量低，且几乎不含脂肪，可以帮助去除体内多余的脂肪，预防肥胖和减肥的效果都不错。

 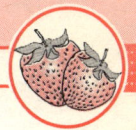

第八章 常见"中毒"症状的对症饮食调养

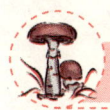

肥胖症排毒食疗方

荷叶减肥茶

【原料】鲜荷叶、山楂各5克，生薏苡仁3克。

【做法】沸水沏饮。

【功效】化食导滞、降脂减肥。适用于高血脂、肥胖症。

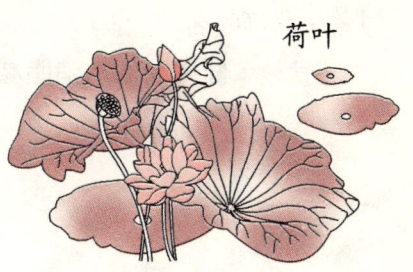

荷叶

豆苗豆腐减肥

【原料】豆腐、豌豆苗尖各500克。

【做法】将水煮沸后，把豆腐切块下锅；亦可先用菜油煎豆腐一面至黄，再加水煮沸；然后下豌豆苗尖，烫熟即起锅，切勿久煮。佐餐服食。

【功效】补气，通便，减肥。适用于气虚便秘的肥胖症。

醋拌黄瓜减肥

【原料】嫩黄瓜5条，醋20毫升，精盐、白糖、味精、麻油各适量。

【做法】将黄瓜洗净去瓤，切长条，腌20分钟，沥干水分，用精盐、味精、醋、麻油和少量白糖拌匀。当凉菜食。

【功效】清热利水，减肥。适用于单纯性肥胖。

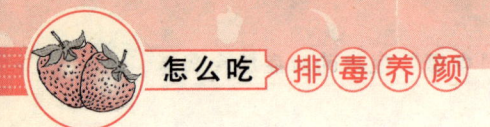

冬瓜薏苡仁粥消脂

【原料】冬瓜150克，薏苡仁50克。

【做法】将冬瓜切成小块，与薏苡仁加水共煮，至熟为度。每日1次，顿食。

【功效】健脾利湿，消脂减肥。适用于肥胖症和减肥健美。

第八章 常见"中毒"症状的对症饮食调养

第十节 便秘

引发便秘的原因

便秘是指大便秘结不通,粪便在肠内停留过久并超过48小时以上,粪质干燥而硬,以致排出困难。但因每个人的排便习惯不同,故必须根据个人的排便习惯是否通畅才能对有无便秘作出正确的判断。

造成便秘的原因有多种,最根本的原因是肠道受到的刺激不充分,蠕动减少,没有足够的动力将粪便推向直肠,不能引起便意。

根据有无器质性病变,可将便秘分为器质性便秘和功能性便秘两种。器质性便秘可由多种器质性病变引起,如结肠、直肠及肛门病变,老年营养不良、全身衰竭、内分泌及代谢疾病等均可引起便秘;功能性便秘则多由功能性疾病如肠道易激综合征、滥用药物及饮食失节、排便、生活习惯等所致。

一般来说,短期便秘对人体的影响不大,但便秘长期得不到纠正,直肠内的有毒废物不能及时排出,血液也会被毒化,而且肠内的废气、毒素还会被吸收再入血,不可避免地会引起很多疾

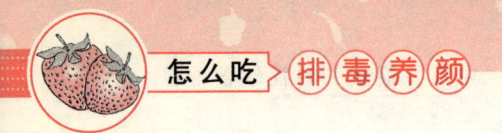

病。有些人不把便秘当回事,其实,便秘可以引起早衰、营养不良、肥胖、肠癌及某些精神障碍等疾病。老年人便秘还会诱发和加重心绞痛、脑溢血、肺气肿、痔疮、肛裂等症。

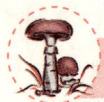 有利于排便的食物

便秘患者可多饮水、多吃富含粗纤维和B族维生素的食物。因为这些食物可促进胃肠道蠕动,缓解病情,此外便秘患者应忌烟酒和辛辣食物,这些食物会加重病情。便秘患者还可常食以下食物:

1. 圆白菜

圆白菜含有丰富的维生素C和膳食纤维,具有美容、预防便秘、消除致癌物质的功效。

2. 生菜

生菜富含水分、膳食纤维、多种维生素和矿物质,能改善肠胃血液循环,促进脂肪和蛋白质的消化和吸收,清除血液中的垃圾,排出肠道中的毒素,从而防治便秘。

3. 茼蒿

茼蒿有健胃的功效,可以增进食欲,改善消化吸收,对便秘也有很好的帮助。

4. 苹果

苹果中含有大量的果胶,果胶是水溶性纤维,能活化肠内有用的细菌,保护肠壁,调整肠胃功能,能使大便变得松软,便于排泄。此外,苹果中含的有机酸还能刺激肠蠕动,预防便秘。

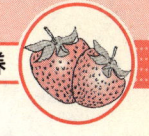

第八章 常见"中毒"症状的对症饮食调养

5. 竹笋

竹笋富含B族维生素,是低脂肪、低糖、多纤维的食物,其富含的烟酸、膳食纤维等,对促进肠道蠕动、消除积食、防止便秘有很好的作用,还能预防消化道肿瘤。

6. 蜂蜜

研究证明,蜂蜜对胃肠功能有调节作用,可使胃酸分泌正常。动物实验证实,蜂蜜有增强肠道蠕动的作用,可显著缩短排便时间,对习惯性便秘有良好功效,且无任何不良反应。早晚饮一杯蜂蜜水有助于排便。

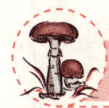 便秘排毒食疗方

 百合冬瓜汤

【原料】鲜百合30克,冬瓜肉120克,鸡蛋1个,姜丝、葱末、精盐、味精、麻油各适量。

【做法】①将百合去杂洗净,撕成小片;冬瓜肉洗净,切片;鸡蛋打入碗内,搅拌均匀,备用;②锅内加水适量,放入百合、冬瓜片、姜丝、葱末,大火烧沸,改用小火煮10分钟,兑入鸡蛋汁,调入精盐、味精、麻油即成。每日1~2剂,连服7~10天。

【功效】清热解毒,利尿消肿,润肠通便。

【附注】百合味甘,性平,有清热润肺止咳、宁心安神、通利二便等功效;冬瓜有清热解毒、利尿消肿、止渴除烦等功效;两者与具有滋阴润燥、养血息风之功效的鸡蛋同煮食,共奏清热解毒、利水消痰、清心安神之功。适用于各种便秘,对大肠积热之便秘效果尤佳。

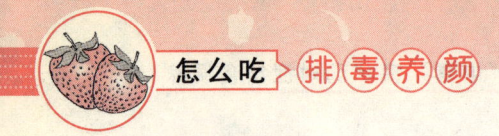

芝麻拌菠菜

【原料】菠菜500克，熟芝麻仁25克，麻油20毫升，精盐5克，味精2克。

【做法】①菠菜切去根，掐去老叶，用水洗净；②锅内倒入水，烧开，下入菠菜略烫一下，捞出，用凉开水浸凉，沥干水分；③将菠菜切成4厘米长的段，放入盘内，加入精盐、味精、麻油，撒上芝麻，拌匀即成。每日1剂，连服5天。

【功效】补益肝肾，润肠通便。

【附注】菠菜味甘，性凉，有养血止血，敛阴润燥，下气通肠等功效。《儒门事亲》谓其："凡人久病大便涩滞不通及痔漏之人宜常食菠菜、葵菜之类，滑以养窍，自然通利。"芝麻味甘，性平，有补益肝肾，润肠和血等功效。此方对病后便秘、老年肠燥便秘有很好的疗效。

红薯粥

【原料】新鲜红薯250克，粳米100~150克，白糖适量。

【做法】将红薯（以红紫皮黄心者为最好）洗净，连皮切成小块，加水与粳米同煮为粥，待粥将熟时，加入白糖适量，再煮2~3沸即可。随意趁热服食。

【功效】健脾养胃，益气通便。适用于便秘、大便带血及少乳等症。

香蜜茶

【原料】蜂蜜65毫升，麻油35毫升。

【做法】将麻油兑入蜂蜜中，加沸水冲调即可。每日早、晚各服1次。

【功效】润肠通便。适用于习惯性便秘。

第八章 常见"中毒"症状的对症饮食调养

第十一节 黄褐斑、雀斑

色斑产生的原因

面部的色斑可分为黄褐斑和雀斑两种。

黄褐斑也称为肝斑，是发生在颜面的色素沉着斑，为淡褐色或黄褐色斑，边界较清，形状不规则，对称分布于眼眶附近、额部、眉弓、鼻部、两颊、唇及口周围等处，多对称呈蝴蝶状，故又名"蝴蝶斑"。

雀斑为常染色体显性遗传性色素沉着斑点，呈斑点状或芝麻状褐色或浅褐色的小斑点。一般幼年时就有，女性多于男性，无其他症状。雀斑数量多少不定，各个之间互不融合。针尖至米粒大的褐色小斑点，因其形状、颜色如雀卵，故名雀斑。雀斑好发于颜面、颈部、手臂等日晒部位，面部多散布在两颊及鼻梁。最好发的部位是双颊部和鼻梁部，也可泛发至整个面部甚至颈部，是影响面部美观的最为常见的原因之一。

色斑产生的原因主要有以下几种：

（1）遗传原因。常染色体遗传是雀斑产生的主要原因。多从5岁左右儿童开始，青春期加重，女性居多，春夏重，秋冬轻。淡褐色至黄褐色针尖到米粒大小的斑点，对称分布在面部（特别是

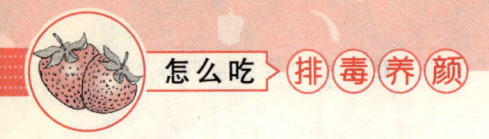

鼻部）。

（2）紫外线照射。日光中的紫外线照射是面部色斑形成的重要原因，这也是夏季需要防晒的重要原因。当皮肤接受过多日光照射时，表皮就会产生更多的黑色素颗粒，而且，紫外线的照射也会引起黄褐斑，并使普通雀斑颜色加深。

（3）内分泌原因。内分泌失调是女性产生色斑的一个重要原因，经期和妊娠期的体内性激素水平的变化，可以影响黑色素的产生。另外，内分泌不稳定时通常引起情绪不稳定，也会间接引起色斑形成。

（4）生活习惯问题。压力、偏食、睡眠不足等不良生活习惯也会令黑色素增加。所以睡眠时间不稳定的人，皮肤的代谢率也减缓，皮肤无法取得充足的养分，从而会使黑色素生成。

防治黄褐斑、雀斑的食物

富含维生素C和维生素E的食物对减退色素、消除色斑有作用，如柑橘、柠檬、番茄、猕猴桃、新鲜的绿叶蔬菜等。

1. 番 茄

番茄中含有丰富的番茄红素、维生素C，可抑制和减少黑色素的形成，对保养皮肤、消除雀斑有很好的功效。

2. 猕猴桃

猕猴桃中的维生素C能有效干扰黑色素的形成，预防色素沉着，保持皮肤白皙。

3. 柠 檬

柠檬是高碱性食品，具有很强的抗氧化作用，它含的一种物质能有效防止皮肤中的色素沉着，从而保持皮肤白嫩。

4. 大 豆

大豆富含维生素E，能防止皮肤中的色素沉着，抵制皮肤衰老。

5. 牛 奶

牛奶中含维生素C、铁等，能使皮肤保持光滑，改善皮肤细胞活性，保持皮肤润泽细嫩。

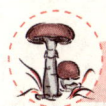

防治色斑的排毒食疗方

红枣黑木耳汤

【原料】红枣20枚，黑木耳30克，白糖适量。

【做法】①黑木耳洗净，用清水浸泡至软，捞出控净水，去蒂，撕成小块；红枣洗净，去核；②锅内放适量清水，放入撕好的黑木耳、去核的红枣，煮30分钟至黑木耳熟烂，调入白糖调味即可。

【功效】黑木耳具有抗氧化和消除自由基的作用，可消减黑色素沉积，防止皮肤老化；它的含铁量也很丰富，能养血驻颜，可令肌肤红润，有光泽。红枣也具有养血的效果，和黑木耳搭配，可强化黑木耳的祛黑斑功效。

黄瓜粥

【原料】黄瓜1根，大米200克，姜2片，盐适量。

【做法】①黄瓜洗净，去头尾，去心，切成薄片；大米淘干净；姜洗净，切成末；②锅内加适量清水，放大米、姜末，大火烧

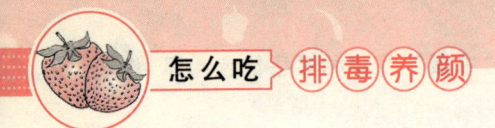

开，转小火，熬煮至米粒熟烂；③放入黄瓜片，煮至汤汁浓稠，加入盐调味即可。

【功效】黄瓜含有丰富的钾盐、胡萝卜素、维生素C、维生素B_1、维生素B_2、磷、铁等营养成分，能消除雀斑、增白皮肤，一天喝两次热黄瓜粥，可起到润泽皮肤、祛斑、瘦身的作用。

凉拌菠菜

【原料】菠菜250克，蒜3瓣，盐、鸡精、醋、芝麻酱、麻油各适量。

【做法】①菠菜洗净，用开水焯一下，捞出晾凉，切成5厘米的段；②蒜去皮，在碗中捣碎，再放入芝麻酱、醋、盐、鸡精、适量麻油拌匀；③将调好的调味料淋入菠菜中，拌匀即可。

【功效】菠菜中的维生素C、维生素E及叶酸能抑制黑色素在皮肤内沉积，可有效防治面部蝴蝶斑。此外，将菠菜捣烂敷脸也可有效消除黑色素和各种斑点，保持皮肤光洁。

红绿百合汤

【原料】红豆30克，绿豆50克，干百合15克，白糖适量。

【做法】①将红豆、绿豆分别淘洗干净，浸泡3小时；百合洗净，用温水浸泡30分钟；②锅内倒适量水烧开，放红豆煮沸，转小火煮20分钟，再放绿豆煮25分钟，加百合稍煮，再加白糖调味即可。

【功效】绿豆有去毒消炎等作用，红豆有清热解毒的功效，此汤不仅可去斑，还可美白。

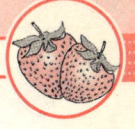

第八章 常见"中毒"症状的对症饮食调养

第十二节 痤疮

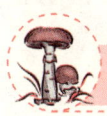 痤疮产生的原因

痤疮俗称"粉刺",是一种毛囊、皮脂腺的慢性炎症性皮肤病。因皮脂腺管与毛孔的堵塞,引起皮脂外流不畅所致。人在青春期,常伴有皮脂溢出,油脂和细菌也容易附在上面,引发皮肤起痘,故痤疮也叫青春痘。青春期过后,大多自然痊愈或减轻。

皮脂腺分泌是痤疮形成的一个主要原因。脾胃有湿热、大肠有燥热、体内缺微量元素锌以及遗传等因素也可能导致痤疮的产生。

痤疮的特征为:颜面、胸背部黑头或白头粉刺、丘疹、脓疱、结节、囊肿及瘢痕等皮肤损害。

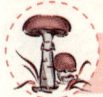 防治痤疮的食物

痤疮患者大多内热,故宜多食清凉、生津祛热的食物,此外,多食清淡易消化的食物,忌食辛辣刺激性食物、高脂肪食物、海腥食物、高糖食物。

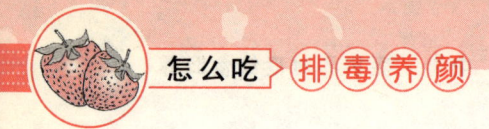

1. 苦 瓜

苦瓜有排毒清火作用，对体内有热毒的痤疮患者有很好效果。

2. 菠 菜

菠菜中含的维生素A对防止皮肤干燥有好处；菠菜中铁和维生素C的含量都高，具有清火的作用，可缓解痘痘的发生。

3. 苹 果

苹果中锌的含量高，锌可以调节和控制皮脂腺的分泌，防止皮肤毛囊的阻塞，从而防止痤疮的发生。

4. 金针菇

金针菇含有丰富的维生素A、维生素C、维生素E。维生素A可以调节细胞代谢和皮肤汗腺功能，防止代谢产物对皮肤的侵袭；维生素C、维生素E都是抗氧化成分，可保持皮肤的清洁，有利于防止痤疮的发生。

5. 鲫 鱼

鲫鱼含有丰富的B族维生素，能促进细胞进行生物氧化，参与脂肪、蛋白质、糖类的代谢，对预防痤疮很有效。

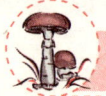 痤疮排毒食疗方

茄汁炒藕片

【原料】鲜莲藕300克（切片），番茄100克（绞汁），调料适量。

【做法】先将莲藕片用菜油煸炒，然后加入调料，将熟时加入

番茄汁即可。

【功效】清热除湿，凉血益阴。

【附注】鲜莲藕味甘性寒，清热除湿，凉血散瘀；番茄味酸、甘而微寒，清热养阴生津。该方是治疗痤疮属湿热上蒸证的常用食疗方。

肉炒三瓜片

【原料】瘦猪肉50克，苦瓜、丝瓜、黄瓜各100克，调料适量。

【做法】原料先切片。将猪肉煸炒至半熟，依次将苦瓜片、丝瓜片、黄瓜片下锅同炒，每味下锅时间相距1分钟，待下黄瓜片时，加入调料即可。

【功效】清热除湿，凉血消肿。适用于痤疮属湿热上蒸型，皮疹红肿，或有脓疱，口臭口干者。

绿豆百合粥

【原料】绿豆100克，百合50克，粳米或糯米适量，冰糖适量。

【做法】将绿豆洗净加水煮至开裂后，加入粳米或糯米煮成粥。加入百合煮片刻，放入冰糖调匀即可。当点心吃，每日分2次服完。

【功效】清热解毒，利水消肿。适用于湿热蕴结型痤疮，皮疹红肿，脓疱，口臭口干，舌红者。

海带绿豆汤

【原料】海带、绿豆各15克，甜杏仁、玫瑰花各9克，红糖适量。

【做法】玫瑰花用纱布包好；甜杏仁用沸水浸泡去皮；海带温水泡发好切成丝。将以上各原料与绿豆放入锅内，加适量清水煮至绿豆开花软烂即成。拣去玫瑰花，吃绿豆粥。

【功效】活血化瘀，消除粉刺。适用于痤疮。

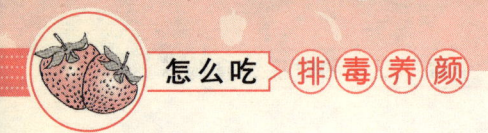

第十三节 失眠

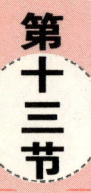 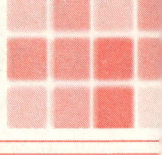

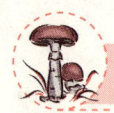 **容易诱发失眠的因素**

失眠指经常或很长一段时间不能正常睡眠，大脑和机体各个部位得不到很好的休息，从而引起身体衰弱、胃肠功能失调、神经衰弱，人体抵抗力下降，容易患各种疾病。导致失眠的原因主要有：

1. 心理因素

压力是导致失眠的主要原因。压力会让人在心理上有所顾忌、担忧，被生活和工作中出现的问题所困扰，使身心状态都难以得到缓解调整，这样就容易引起失眠。

2. 身体不适

任何一种身体不适症状，都有可能会引发失眠，外在明显的疾病如身体有疼痛、气喘、呼吸困难等病症都易引起失眠。

3. 作息因素

在日常生活中，因不良作息习惯引起身体生物钟的紊乱，也是造成失眠症状出现的原因。

第八章 常见"中毒"症状的对症饮食调养

4. 环境因素

外界环境对睡眠的干扰是非常大的，噪声、光照都会影响睡眠，如果床不够舒适、枕头的高度不适中等，也容易干扰睡眠，改换睡眠环境也可能引起失眠。

有安神作用的食物

1. 百合

百合性微寒味甘，含脂肪、淀粉、蛋白质等营养成分，有宁心安神、清热凉血的作用，对失眠多梦有很好的疗效。

2. 酸枣仁

酸枣仁为酸枣的种子，有滋养心脾、补胆益肝的功效，可补血养肝、益心安神，并能抑制中枢神经系统，有较恒定的镇静作用，其水溶性成分有催眠作用，是治疗失眠的良药。

3. 莲子

莲子中含有脂肪、蛋白质、糖类、钙、铁等多种营养成分。有养心安神、益肾健脾的功效。莲子心有清心安神、降压的作用。对有内热的失眠者有很好的疗效。

失眠排毒食疗方

苦丁肉桂茶

【原料】苦丁茶5克，肉桂2克，夜交藤3克。

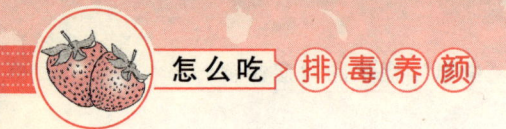

【做法】将苦丁茶、肉桂、夜交藤碾成粗末，用过滤纸压边包裹，置茶杯中，开水冲入，加盖闷10分钟，即可饮用，随冲随饮，味淡为止。

【功效】调和阴阳，清心安神。

【附注】此为保健茶，可常服。苦丁味甘性寒，清心除烦，安神利尿；肉桂引火归原，交通心肾；夜交藤安神镇静，善治失眠。诸药为茶，可使心火下降，肾水上济，水火相交，阴阳调和，失眠自愈。

山楂饮

【原料】山楂100克，白糖50克。

【做法】山楂炒热，不使焦苦，加入白糖，掺入清水，熬煮20分钟，临睡前温服。

【功效】消食、和胃、安眠。山楂和中消导，宽中快膈；白糖健脾和中。因停食、消化不良而致"胃不和，卧不安"，辗转反侧，难以入睡者，饮之最宜。

红枣葱白汤

【原料】红枣20枚，葱白7根。

【做法】将红枣洗净，用水泡发，煮20分钟，再将葱白洗净加入，连续用小火煮10分钟。吃枣，喝汤，睡前服，连服数天。

【功效】补益心脾，养血安眠。适用于心脾失眠、多梦易醒、醒后难以入眠、心悸健忘、面色少华、神疲乏力。